Contemporary Endoscopic Spine Surgery
Cervical Spine

现代颈椎内镜外科学

原　著　[美] Kai-Uwe Lewandrowski

　　　　[哥伦比亚] Jorge Felipe Ramírez León

　　　　[美] Anthony Yeung

主　译　石华刚　邓轩赓　侯　伟

副主译　顾　韬　宋偲茂

中国科学技术出版社

·北 京·

图书在版编目（CIP）数据

现代颈椎内镜外科学 /（美）凯文·莱万多夫斯基 (Kai-Uwe Lewandrowski) 等原著；
石华刚，邓轩赓，侯伟主译 . — 北京：中国科学技术出版社，2025.4
书名原文：Contemporary Endoscopic Spine Surgery: Cervical Spine
ISBN 978-7-5236-0718-3

Ⅰ . ①现… Ⅱ . ①凯… ②石… ③邓… ④侯… Ⅲ . ①颈椎—脊柱病—内窥镜检—
外科学 Ⅳ . ① R681.5

中国国家版本馆 CIP 数据核字 (2024) 第 089563 号

著作权合同登记号：01-2024-2477

First Published in English under Bentham Books Imprint © 2021 Bentham Science
Publishers, UAE. Email: subscriptions @ benthamscience.net.
1500 Copies of Chinese Edition published under license from Bentham Science
Publishers by China Science and Technology Press Co., Ltd.

策划编辑	丁亚红　孙　超
责任编辑	丁亚红
文字编辑	韩　放
装帧设计	佳木水轩
责任印制	徐　飞

出　　版	中国科学技术出版社
发　　行	中国科学技术出版社有限公司
地　　址	北京市海淀区中关村南大街 16 号
邮　　编	100081
发行电话	010-62173865
传　　真	010-62179148
网　　址	http://www.cspbooks.com.cn

开　　本	710mm×1000mm　1/16
字　　数	254 千字
印　　张	14.5
版　　次	2025 年 4 月第 1 版
印　　次	2025 年 4 月第 1 次印刷
印　　刷	北京盛通印刷股份有限公司
书　　号	ISBN 978-7-5236-0718-3/R·3257
定　　价	180.00 元

译者名单

主　译　石华刚　邓轩赓　侯　伟
副主译　顾　韬　宋偲茂
译　者（以姓氏笔画为序）
　　　　王　琪　王中昱　孙育良　李庆龙　杨志强　陈　星
　　　　陈思伶　周　杰　赵　龙　梅国龙　曹　敏　崔　伟
　　　　蒋文斌　蔡宗霖　潘谕浩

内容提要

　　本书引进自 Bentham Books 出版社，是一部用于学习和提高脊柱微创外科手术技术水平的实用教科书。全书共 16 章，回顾了颈椎内镜的过去、现在和未来，合适的麻醉方案，颈椎内镜手术入路的选择、适应证和临床结果，同时概述了复杂的脊髓型颈椎病内镜减压术、椎弓根切除术、椎体切除术和椎间融合术等更先进的内镜复杂手术技术，还讨论了内镜辅助微创椎板成形术治疗脊髓型颈椎病和颈椎结核病灶清创与置管化疗病例的系列报道，以及颈椎内镜手术的后遗症、治疗失败、并发症及其处理等内容。本书简明扼要，条理清晰，汇集了目前颈椎内镜手术相关领域的新近研究成果，可以很好地满足国内脊柱微创外科医生学习和进阶的需要。

译者前言

近年来，颈椎疾病的发病率逐年上升，常导致患者四肢神经功能障碍、生活质量下降，也造成了严重的社会经济负担。在保守治疗无效时，外科手术是解决颈椎疾病的有效治疗手段。随着脊柱微创手术的发展与进步，脊柱内镜手术的开展愈来愈普遍，颈椎内镜手术已经越来越广泛应用到颈椎疾病的治疗中。该技术利用人体的自然解剖间隙作为手术入路，不需要广泛剥离椎旁肌肉及软组织，可以更精准到达手术病灶，具有手术创伤小、出血少、术后恢复快等优势。不过，与腰椎内镜手术相比，颈椎内镜手术学习曲线相对陡峭，手术难度大，脊柱外科医生需要承担更高的手术风险。如何准确把握颈椎内镜手术的适应证，规避手术风险，保证患者安全，对于正在从事或即将从事颈椎内镜工作的脊柱外科医生而言尤其重要。

Contemporary Endoscopic Spine Surgery: Cervical Spine 一书由 Kai-Uwe Lewandrowski（美国亚利桑那州图森市高级脊柱外科中心）、Jorge Felipe Ramírez León（美国哥伦比亚市波哥大特区雷纳索菲亚诊所–Colsanitas 诊所脊柱微创中心）与 Anthony Yeung（美国新墨西哥州阿尔伯克基市新墨西哥大学医学院）教授组织全球多名资深脊柱内镜专家编写。该书简明扼要，条理清晰，全面细致地介绍了当前颈椎内镜手术的起源、适应证选择、围术期管理、并发症防治及具体的手术技巧，是一本难得的学习和提高脊柱微创外科手术技术的教科书，可以很好地满足国内脊柱微创外科医生学习和进阶的需要。因此，我们组织医院相关学科的人员翻译了本书。在翻译过程中我们本着忠于原书的理念，尽可能保留原书风格，并对原书的少量错漏进行了修订，但由于中外术语规范及语言表述习惯有所不同，中文版中可能遗有疏漏之处，恳请各位脊柱微创外科同道批评指正。

四川省骨科医院脊柱外科　石华刚　邓轩赓　侯　伟

原书前言

　　颈椎内镜手术在微创脊柱外科中正获得越来越多的关注。微型光学和外科手术接入技术的进步已经使得脊柱内镜微创手术应用到颈椎。然而，由于具有较高的神经和血管损伤风险，以及气管、食管或喉返神经的损伤等具有严重不良预后的并发症，使许多脊柱外科医生仍对利用颈椎内镜技术治疗常见的颈椎病变持犹豫态度。尽管如此，随着内镜技术被接受传统训练的脊柱外科医生在脊柱其他领域越来越多地认可，同时相关培训活动的广泛开展和面对患者尚未解决的需求，脊柱外科医生对颈椎内镜技术的兴趣被再次激发。

　　在各位撰稿人的共同努力下，完成了这本题为 Contemporary Endoscopic Spine Surgery: Cervical Spine 的以临床为中心的医学专著，为读者提供当前最先进的颈椎内手术新进展。本书主要面向对使用微创内镜技术治疗，包括椎间盘突出症、椎管狭窄、脊柱肿瘤和感染等常见疾病感兴趣的骨科脊柱和神经外科医生。为此，我们收集了大量最新且与临床相关的主题，包括合适的麻醉方案、颈椎内镜手术入路的选择、适应证和临床结果，以及复杂的脊髓型颈椎病内镜减压术和椎弓根切除术、椎体切除术和椎间融合术等更先进的内镜复杂手术技术。

　　文章的选择是根据当前颈椎内镜技术的发展趋势。这一趋势是基于颈椎常见退行性疾病低成本、安全、高效解决方案的需求。患者及其他利益相关者（包括医疗政策制定者和付款人）正在就更好价值导向的脊柱医疗展开辩论，要求脊柱外科医生减轻负担，降低风险，缩短康复、重返工作岗位和脊柱手术后重新融入社会的时间。Contemporary Endoscopic Spine Surgery: Cervical Spine 的写作正是基于这些目标。希望本书能给读者带来丰富的理论知识，同时在临床实践操作颈椎内镜技术中给予帮助。

Kai-Uwe Lewandrowski
Discipline of Anesthesiology
Faculty of Medicine of Ribeirão Preto
São Paulo
Brazil

Jorge Felipe Ramírez León
Fundación Universitaria Sanitas
Clínica Reina Sofía-Clínica Colsanitasii
Centro de Columna-Cirugía Mínima Invasiva
Bogotá, D.C.
Colombia

Anthony Yeung
University of New Mexico
School of Medicine
Albuquerque
New Mexico

Hyeun-Sung Kim
Department of Neurosurgery
Nanoori Gangnam Hospital
Seoul
Republic of Korea

Xifeng Zhang
Department of Orthopedics
First Medical Center
PLA General Hospital
Beijing 100853
China

Gun Choi
Neurosurgeon and Minimally Invasive Spine Surgeon
President Pohang Wooridul Hospital
South Korea

Stefan Hellinger
Department of Orthopedic Surgery
Arabellaklinik
Munich
Germany

Álvaro Dowling
Endoscopic Spine Clinic
Chile

业界推荐

国际脊柱创新发展学会（ISASS）

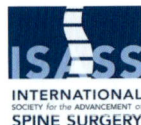

ISASS 的前身为脊柱置换学会，其植根于寻求保留椎间活动度的治疗方案来替代椎间融合术。学会成立之初，一直肩负实现其作为一个以外科医生为中心的全球科学和协会/机构的使命。ISASS 旨在提供一个独立的场所，用来讨论和解决涉及椎间活动度保留、椎间稳定性、手术技术创新、微创技术、生物学等专题方面的基础和临床研究方面的问题，以恢复和改善脊柱的运动和功能。ISASS 是一个拥有强大的骨科、神经外科、脊柱外科医生和科学家的国际会员组织。致力于推进脊柱手术的发展和创新，如内镜下脊柱手术的开展。*Contemporary Endoscopic Spine Surgery* 的各位撰稿人均是 ISASS 的成员、作者、审稿人或是季刊 *The International Journal of Spine Surgery*（IJSS）的编辑代表之一。*Contemporary Endoscopic Spinal Surgery* 的作者已经成功汇总了详尽且时新的参考文献。这是当下寻求外科医生教育和科学研究社会使命的一个典型例子。我很荣幸代表 ISASS 推荐这一全面、综合的著作。

Domagoj Coric

美国伊利诺伊州国际脊柱创新发展学会（ISASS）主席

巴西脊柱外科协会（SBC）

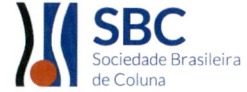

SBC 成立于 1994 年 10 月 12 日，是一个非营利性科学组织，其主要目标是通过对骨科和神经外科的基础研究和临床研究来推进脊柱外科发展。SBC 积极参与巴西脊柱外科医生的资格认证和继续教育。引以为傲的是，它为其专业成员带来了新技术发展和诊疗方法最新的高等级科学证据。SBC 通过每季度发行包括内镜技术介绍在内的专栏和在线课程，来实现自我使命。*Contemporary Endoscopic Spine Surgery* 的作者为我们提供了一部全面翔实的参考书，该书对 SBC 协会用于新一代脊柱外科医生的脊柱内镜技术教学至关重要。*Contemporary Endoscopic Spine Surgery* 的作者所提出的采用脊柱内镜技术治疗颈椎和腰椎疾病的方案和有效性，已通过专家评审和验证。我很荣幸代表 SBC 推荐本书。

Cristiano Magalhães Menezes

巴西圣保罗巴西脊柱协会（SBC）主席

中华医学会骨科分会脊柱微创专业委员会（COA-MISS）

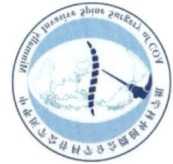

中华医学会骨科分会（COA）脊柱微创专业委员会（MISS）成立于 2003 年，是中华医学会最具特色的分会之一，旨在促进中国骨科尤其是脊柱外科微创技术的发展。学会通过组织全球讨论，并鼓励我们的成员参与国际活动和合作，以提高外科医生的教育水平。鉴于此，我很高兴代表 COA-MISS 分会推荐 *Contemporary Endoscopic Spine Surgery*。书中的许多撰稿人都来自中国，他们为本书做出了巨大努力、贡献和奉献。他们与世界各地的读者分享和更新了最新的脊柱内镜手术技术。我相信 *Contemporary Endoscopic Spinal Surgery* 可以成

为脊柱外科医生的教科书。它应该被用作医学院继续教育课程的高级课程教材。总之，我很高兴也很荣幸代表 COA-MISS 推荐本书。

杨惠林

中华医学会骨科分会（COA）脊柱微创学组组长

苏州大学附属第一医院骨科主任 / 教授

美洲微创脊柱外科学会（SICCMI）

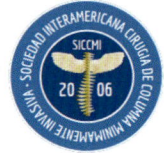

SICCMI 成立于 2006 年，与 *Contemporary Endoscopic Spine Surgery* 作者追求的目标相似，即脊柱微创手术（MIS）的不断发展和主流化。SICCMI 成员加入了南美洲、加勒比地区、中美洲和北美洲等国家组织的脊柱微创手术相关学会。其许多核心成员开展了脊柱内镜手术，其中某些成员对本书做出了巨大的贡献。此外，本书中有 4 名编辑也是 SICCMI 中重要成员。本书内容翔尽且全面，涵盖了颈椎和腰椎及先进技术应用。*Contemporary Endoscopic Spine Surgery* 将作为 SICCMI 推广脊柱内镜手术技术的核心教程。我很高兴代表 SICCMI 推荐该书。

Manuel Rodriguez

美洲微创脊柱外科学会（SICCMI）主席

墨西哥美英考德雷（ABC）医疗系统神经外科学系

世界脑图谱和治疗学会（SBMT）

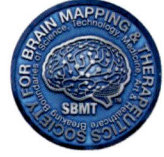

作为一个非营利组织，SBMT 致力于将新技术转化为以拯救生命为目的的诊断和治疗手段，提高对病患的诊疗水平。*Contemporary Endoscopic Spine Surgery* 是在教育和科学探索方面取得卓越成就的成功案例之一。来自世界各地的作者齐聚一堂，向读者呈现最新的脊柱内镜手术技术及其临床证据等级。SBMT 是由富有活力和创新性的外科医生所主导的团体，其中一些外科医生参与撰写了 *Contemporary Endoscopic Spine Surgery* 也证明了其领导地位。他们跨越了文化和地理障碍，开展了多学科合作。他们的努力代表了 SBMT 使命的核心原则之一，即用技术进步来识别和弥补患者诊疗中的不足。我很高兴代表 SBMT 推荐该书。

Babak Kateb

美国加利福尼亚 SBMT 首席执行官兼科学总监

伊比利亚–拉丁美洲专栏协会（SILACO）

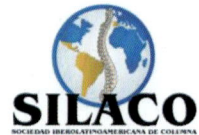

SILACO 始于 1991 年，在阿根廷布宜诺斯艾利斯举行的第一届西班牙裔美国人大会的脊柱侧弯研究学会会议。届时起该协会通过汇集脊柱亚专业人员，促进脊柱疾病治疗和预防的研究。伊比利亚－拉丁美洲大会每半年举行一次，其科学活动的重点是通过美洲、西班牙和葡萄牙成员之间的关系，将外科医生教育提升到最高学术标准。*Contemporary Endoscopic Spine Surgery* 便是这种通力合作的成果之一，它将全世界的作者都聚集在一起，向读者介绍最新的脊柱内镜手术技术。SILACO 已将 *Contemporary Endoscopic Spine Surgery* 纳入其核心

课程，并计划将其作为继续教育课程的教材。我很高兴代表 SILACO 推荐该书。

Jaime Moyano

SILACO 主席

厄瓜多尔整形外科和创伤学会杂志编辑

墨西哥内镜协会（SOMEEC）

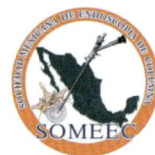

SOMEEC 是将具有不同培训背景、对内镜手术有着浓厚兴趣的脊柱外科医生团结在一起的主要学术组织。在会议上，成员和国际教师相互介绍最新的临床研究以促进脊柱内镜手术的发展。*Contemporary Endoscopic Spine Surgery* 的 2 位资深主编一直是本协会活跃的国际支持者。我很高兴向读者推荐本书，它将作为 SOMEEC 继续医学教育项目的核心部分。

Cecilio Quinones

墨西哥内镜协会（SOMEEC）前任主席

韩国脊柱外科内镜研究学会（KOSESS）

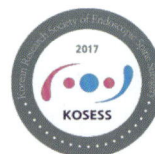

KOSESS 成立于 2017 年。学会成立的目的是将韩国的脊柱内镜外科医生聚集在一起，通过高质量的临床研究推进脊柱内镜外科的发展，正如 *Contemporary Endoscopic Spine Surgery* 的许多作者来自韩国。我很高兴代表学会推荐本书。

Hyeun-Sung Kim (Harrison Kim)

韩国脊柱外科内镜研究学会（KOSESS）主席

韩国微创脊柱外科学会（KOMISS）

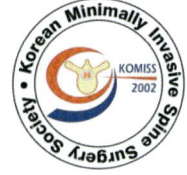

自 2002 年成立以来，KOMISS 在开发新的临床应用技术方面发挥了主导作用，采用微创且更有效的疗法推进医疗发展。韩国微创脊柱手术的优势体现在其在世界最高学术水平舞台上的竞争力。这反映在许多韩国作者通过对脊柱内镜手术的开创性临床研究为 Contemporary Endoscopic Spine Surgery 做出大量贡献。我为他们的成就感到自豪，并祝贺他们代表 KOMISS 在该书中展示了韩国在全世界微创脊柱手术方面的卓越成就。我很高兴代表 KOMISS 推荐本书。

Dae Hyun Kim

韩国微创脊柱外科学会（KOMISS）主席

哥伦比亚国家医学院（NAMC）

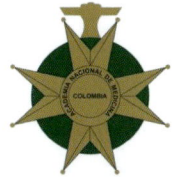

在回顾了目录和一些具有代表性的章节之后，我很高兴代表 NAMC 董事会推荐 Contemporary Endoscopic Spine Surgery 系列丛书。Kai-Uwe Lewandrowski、Jorge Felipe Ramírez León 和 Anthony Yeung 发表了非常有趣且具有科学影响力的文章。我谨代表国家医学院，对你们的科学研究献身精神表示钦佩和敬意，你们的献身精神使这项伟大的工作登峰造极。它符合我们国家医学院要求的高标准，同时也支持我们最受尊敬的成员之一 Jorge Felipe Ramírez León 博士主导参与这项工作。

Gustavo Landazabal Bernal

哥伦比亚国家医学院（NAMC）秘书长

国际椎间盘内治疗学会（IITS）

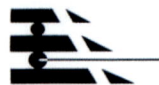

International Intradiscal Therapy Society

IITS 成立于 1987 年，最初总部设在比利时的威斯康星州，由 IITS 的第一任执行理事 Eugene Nordby 博士领导。成员主要是骨科医生、麻醉师、放射科医生和风湿病学家，致力于涉及 FDA 批准和验证的 I 级研究的治疗、科研和教育，以支持椎间盘内治疗。

2013—2017 年，学会开始在国际椎间盘内和经椎间孔治疗协会（IITTSS）的指导下运作，这反映出内脊柱内镜技术对椎间盘内治疗发展的促进作用。学会期待能通过内镜技术、可视化的椎间盘治疗以掌握椎间盘内治疗的最新进展。

失去药企支持后的最初一段时期，IITS 与其他国际组织一起支持关于椎间盘内治疗的研讨会。IITS 通过发布时事讯息，向其会员、其他医疗保健专业人士，以及公众提供关于椎间盘突出症和其他椎间盘内病变的最安全、最具成本效益的治疗方法。

椎间盘已被证实为临床上常见背痛的主要初始来源，IITS 作为一家 501c3 的非营利组织，专注于内镜辅助下的椎间盘内治疗，这是一种微创的、可视引导的椎间盘源性疼痛治疗，包括椎间盘外和复杂的椎间孔减压和稳定技术。Contemporary Endoscopic Spine Surgery 的 2 位资深主编曾在国际脊柱组织担任顾问、全职教授、副教授和主任。我很高兴地认可他们最新的著作，并将纳入 IITS 正在进行的课程计划。

Anthony Yeung
美国亚利桑那州凤凰城沙漠国际椎间盘内治疗学会（IITS）执行董事

拉丁美洲矫形和创伤学会（SLAOT）

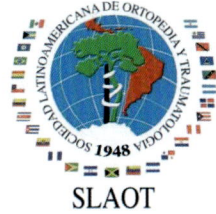

SLAOT 是一个非营利性的自治科学组织，由骨科医生和骨科护理专业人员组成。SLAOT 将具有不同科学兴趣的专业人士聚集在一起，以促进最高水平的专业持续发展和教育。SLAOT 对 *Contemporary Endoscopic Spine Surgery* 很感兴趣，因为它使用了前沿技术，并讨论了临床脊柱内镜手术的医疗方案。我很高兴代表学会推荐 *Contemporary Endoscopic Spine Surgery*。

Horacio Caviglia

拉丁美洲矫形和创伤学会（SLAOT）主席

目　录

第 1 章 颈椎内镜的过去、现在和未来
Cervical Endoscopy: Historical Perspectives, Present & Future

Kai-Uwe Lewandrowski Jin-Sung Kim Stefan Hellinger Anthony Yeung 著

摘 要

脊柱内镜技术最初主要用于治疗包括腰椎间盘突出症在内的腰椎退行性疾病。随着内镜技术的进步，脊柱内镜的适应证不断扩大，并应用于治疗椎管狭窄等病变。基于激光和射频技术的应用，颈椎内镜手术可实现可视化，以提高可靠性。此外，镜下磨钻和咬骨钳等工具的使用，也使得包括前路颈椎椎间盘切除术和后路椎间孔成形术在内的颈椎内镜技术开展逐渐增多。外科医生通过颈椎内镜技术实现颈椎管减压、椎间稳定性重建等操作，实现了通过微创手术技术从传统住院手术治疗到门诊手术治疗的转变，最终获得更好的临床疗效和更高的患者满意度。本章将对颈椎内镜技术的重要发展史进行介绍，并对本书 *Contemporary Spinal Endoscopy: Cervical Spine* 进行介绍。

关键词

颈椎，减压，退变，椎间盘突出症，内镜，历史沿革，撞击，激光，微创，开放，射频，狭窄

　　近年来，脊柱内镜手术获得快速发展并成为一项主流技术[1]。近 2 年发表的临床研究主要是关于腰椎内镜技术[1-97]。相对于腰椎内镜技术，颈椎内镜技

术具有致命的血管损伤、气管或食管穿孔或在脊髓神经周围操作导致脊髓损伤等高风险特点[116-119]，因此要求外科医生具备更熟练的临床技能。目前较少外科医生能很好地完成颈椎内镜手术[9, 44, 46, 48, 98-115]。因此，为拓展颈椎内镜技术的应用、规范外科医生的继续教育[5, 9, 120-122]，*Contemporary Endoscopic Spinal Surgery: Cervical Spine* 获得出版[98, 99, 111, 113]。了解内镜技术的发展史和先驱的宝贵经验，对推进颈椎内镜技术的发展具有贡献意义，也是包括临床适应证的拓展、手术风险的规避，以及在未来更好地将相关技术的进步融入日常临床实践中的前提[67]。本书将有助于指导年轻脊柱外科医生更好地掌握颈椎内镜技术。

一、发展趋势

通过重新利用现有技术在新的手术途径，许多历史观点已被重新审视。同样，我们也见证了脊柱内镜早期手术技术的复苏。与时尚行业一样，通过融合不同的设计元素或材料创造新产品和营销策略以新的形式重新出现，脊柱外科医生同样容易接受脊柱内镜的流行趋势，以克服现有的治疗颈椎退行性疾病手术的不足。工业上，整合现有的医疗技术，并经常借助其他商业领域（如航空航天或汽车工业）的转化技术使其现代化，通过采用小型化、自动化和系统集成的创新机制，开发先进的手术技术、仪器和设备、提高性能、可靠性和耐用性。其他行业广泛使用的新型设备也进入了医疗应用[123]。例如，带有触摸屏的小型高清（high-definition HD）视频显示器、高速高清录制设备[124, 125]、机器人技术[126-131]和导航技术[132-134]，以及 3D 显示及目镜[9]供外科医生在手术期间佩戴，来改善手眼协调性并克服其他方面的不足。

二、颈椎内镜的未来

先前的脊柱内镜系统可保障完成 200～500 次简单的椎间盘切除术，而现在可开展更复杂及更高级别的脊柱手术包括使用冷激光[52, 135-139]或双极射频[44, 82, 140-143]等设备治疗椎间盘退变早期的疾病，以及完成椎间盘退变晚期所致的椎管狭窄和不稳所需的减压术及重建手术。通过内镜放置内植物，包括椎间融合器和椎弓根螺钉系统，代表了现代脊柱内镜手术技术的进步[51, 60, 63, 77, 80, 92, 144]。随着手术技术的发展，临床上对脊柱内镜的质量和耐用性的需求也不断提高，这也加剧了行业内的竞争。传统的德国内镜设备制造商正面临来自中国、韩国和日本等亚洲各国制造商的冲击。近年来，亚洲各国制造商的相关技术和知识已具备相当竞争力，在保证质量的情况下，制造和购买成本更低。某种程度上，亚洲脊柱内镜、射频和电动减压设备的进步甚至超过了欧洲竞争对手。

三、目标

目前脊柱内镜技术的创新是否意义重大，是否能在不增加患者和医疗系统成本的情况下以更低的成本改善患者预后尚不能明确。这通常需要在手术室进行研究，所有这些研究都需要临床测试、配套资源，最重要的是需要时间。作为内镜技术发展的追求者和受益者，脊柱外科医生常缺乏时间对相关技术创新的意义进行评估。因此，本章的作者试图通过回顾历史文献及先驱的贡献，审视颈椎内镜的新趋势，以帮助有志于从事脊柱内镜医生在日益复杂的外科手术领域快速自我定位。

四、培训困境

随着脊柱内镜技术的主流化，许多北美洲和欧洲国家及国际脊柱外科医生组织都在努力学习并采纳[100]，并试图阐明相关临床治疗指南，以及如何制订有效的培训方案和核心课程[100]。目前，世界其他地区（尤其是北美洲和欧洲）的许多年轻脊柱外科内镜医生不得不依赖厂家赞助周末尸体操作训练和其他短期教学课程。虽然他们中的一些人很幸运能够得到经验丰富的行业专家（key opinion leader，KOL）的指导，但通常情况下绝大多数人都是自学者，自学就不得不经历内镜的学习曲线，并且许多人发现内镜的学习曲线较其他手术来说更为陡峭[122]。

五、术式转变

脊柱手术的最终目标是神经根减压和重建稳定性。既往，脊柱手术需要充分显露和广泛的软组织剥离，这可能会破坏正常脊柱运动单元关键结构的完整性并导致退行性疾病的发生。关于稳定性重建和运动节段保留之间的平衡，目前尚无定论。但另外，由于针对的是导致疼痛的主要因素，脊柱内镜技术备受推崇，且其优势被长期的随访及临床证据支持。由于广泛的手术显露，包括椎板切除术在内的传统开放式脊柱手术存在术后不稳定和硬膜外粘连、软组织失营养和椎旁肌肉失神经支配导致肌肉力量下降和慢性疼痛综合征等不良结局[145-149]。据报道，颈椎术后10年随访期，邻椎病的累计发生率高达25%[150-152]。这并不是一个小数目，这要求脊柱外科医生寻找替代方法，来实现每1例脊柱外科手术的2个核心目标：神经根减压和重建稳定性[153]。

六、优势

从患者的角度来看，减少失血和手术时间、快速康复及尽早恢复工作是目前公认的优势[154-156]。随着互联网、社交媒体、博客，以及在线教育培训的出现，患者了解到更多与疾病相关的知识，也变得更挑剔，并希望他们的问题可以通过创伤更小的方法来处理。从患者角度来看，脊柱内镜是一种简单、直观的解决方案。从外科医生角度来看，这些优势同样重要，因为它们可以减轻患者负担并提高患者满意度。减少失血、并发症[66]和感染率[66]，更快地重返工作岗位[11]并重新融入社会[157, 158]，减少了麻醉药品的使用时间[159-161]，这些都是脊柱内镜的优势。

七、更新理念

自 2013 年主编的 *Spinal Endoscopy*[162] 出版以来，已有数篇高等级临床研究发表，同时有大量关于脊柱内镜的研究发表[85, 163, 164]，尤其来自亚洲和中国的研究发表[141]。然而，在北美洲和欧洲，尽管同行评议的关于内镜下减压术的安全性、有效性和等同性的期刊文章大量增加，但脊柱内镜仍未被纳入诊疗指南当中。由于腰椎内镜手术接受和利用程度的区域性差异[1]，手术方式从以前占主导地位的经椎间孔入路转变为现在更流行的椎板间入路[104, 105, 110, 111, 115, 165, 166]。对于颈椎，全内镜下颈椎前路和后路手术也已开展[99, 103, 106, 109, 116, 167, 168]，但由于手术医生较少，参考性并不明确。外科医生在选择内镜入路的差异，也反映了向更复杂的颈椎手术转变。从历史上看，脊柱内镜是由单纯的椎间减压而发展起来的一种方法，但现在其成为世界上最常用的微创脊柱外科技术，适应证也更广。

八、历史

最先报道经皮颈椎椎间盘切除术的是 Tajima（1989）[169] 和 Gastambide（1993）[170]，作者报道了在透视引导下切除颈椎椎间盘的中央部分而保留后纵韧带，进而实现了间接减压。1993 年，Algara 等研发了一种自动经皮颈椎椎间盘切吸术[171]。1994 年，Herman 也报道了非内镜自动椎间盘切吸术[172]。Bonati[173]、Sieber（1993）[174] 和 Hellinger（1994）报道了经皮激光颈椎椎间盘消融术。Lee 等介绍了经皮手动和激光椎间盘消融术联合使用，推广了"激光联合脊柱内镜"的概念[175]，该系统基于直射 Ho:YAG 激光器，通过 3mm 柔性光缆提供照明和冲洗。1994年，Zweifel发表了实验性激光椎间盘手术，指出Ho:YAG激光是最安全有效的组织消融激光，同时最大限度地减少对周围组织的热损伤[176]。

另一项技术突破是引入了具备1.9mm工作通道的4mm（0°）内镜（图1-1和表1-1）。韩国首尔沃里杜尔脊柱医院的外科医生改进了内镜的成像系统和工作管径[177]。Ahn等报道了111例经皮颈前路椎间盘切除术患者，平均随访49.9个月，88.3%的患者症状改善。随后对36例小样本的患者进行椎间盘高度丢失的分析后，认为椎间盘高度丢失不超过11.2%则经皮颈前路椎间盘切除术不会导致矢状位失衡，同时不会发展为节段不稳或自发性融合[178]。

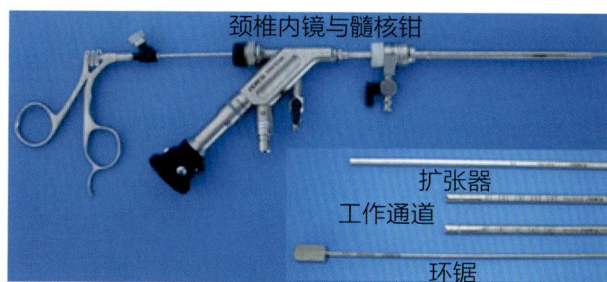

▲ 图 1-1　0° 颈椎前路内镜系统（**Karl Storz Tuttlingen，Germany**）

在拉丁美洲，Ramirez等将激光和射频同时应用于颈椎手术治疗轴性颈椎椎间盘源性疼痛，他们的临床研究将在本书其他章描述。该团队最近发表了他们关于颈前路内镜下椎间盘切除椎管减压术的临床研究。椎间孔成形可用于保守治疗失败的神经根型颈椎病（Cervical radiculopathy，CR）患者，也是开放手术治疗的一种替代方法[99]。他们对293例患者进行回顾性研究发现90.1%的患者在为期12个月随访时获得了Macnab优、良结果，VAS评分降低5.6分。但作者也观察到8例患者出现了并发症，需再次手术。另外2例患者术后即刻进行了翻修手术，其后未出现并发症。Ramirez等看来，由于前路颈椎内镜下椎间盘切除椎管减压术的并发症和再次手术的发生率相对较低，可以作为颈椎前路椎间盘切除椎间融合术（anterior cervical discectomy and fusion，ACDF）的替代方法。

九、激光

通过小纤维束将激光的能量聚焦在一个小范围，对外科医生来说，其在微创手术中具有非常大的吸引力。虽然这些最初的研究大多是在腰椎上进行的，

几何数据和规格	Karl Storz 1992（Leu）	Danek Inc. 1992（Hoodland）	Richard Wolf YESS 1997（Yeung）
工作长度	145mm	210mm	207mm
外径 Ø	6.0mm	6.3mm	椭圆形
工作通道 Ø	3.1mm 适用于 3.5mm Ø 仪器	3.6mm 适用于 3.5mm Ø 仪器	2.7mm 适用于 2.5mm Ø 仪器
光学	棒状透镜系统	光纤电缆	棒状透镜系统
2 个灌注通道	是	是	是
摄像机连接器	是	是	是

表 1-1　1992—1997 年早期孔镜规格比较

但它构成了颈椎应用的基础，值得简要回顾。Peter Ascher 等在透视引导下，将钕钇铝石榴石（Nd:YAG）激光通过 18G 针头引入椎间盘[179]，这种方式在短时间内消融了椎间盘内组织，避免了邻近组织的热损伤，而气化的组织可以通过穿刺针释放。由于该操作十分简便且创口微小，因此非常适合在门诊开展。1991 年，Quigley 等及随后许多作者进行了临床试验，证明了包括 Ho:YAG 在内的不同类型激光器的实用性，并与 Nd:YAG 激光器进行了比较[180]。他们得出结论，Ho:YAG 激光是即刻平衡吸收效率和光纤传输便利性之间的优选方案。1990 年，Davis 等对 40 例使用磷酸钛氧钾（KTP 532nm）激光进行激光椎间盘消融术的患者进行随访发现，其中有 6 例患者因治疗失败需行开放的椎间盘摘除翻修术，其余患者均获得满意疗效，手术成功率达 85%[181]。1995 年，Casper 等[182, 183]描述了侧射 Ho:YAG 激光器的使用，该激光器后来也被 Yeung 等采用[184]。在 1 年的随访中，Casper 等报道了 84% 的成功率[182]。同年，Siebert 等对 100 例接受 Nd:YAG 激光治疗的患者进行为期平均 17 个月的随访，发现成功率为 78%[185]。Ahn 等在最近的一篇文章中总结了当前最先进的技术[186]。虽然此文主要关注腰椎应用，但同样值得回顾一下，激光在介入手术和微创脊柱手术中应用的描述，分为以下 3 类：①开放式显微激光手术；②经皮内镜激光手术；③激光介入手术[187]。因目前缺乏随机临床试验证据，Ann 等鼓励进一步研究以证实临床疗效的确切性[187]。

Mayer 等首次提出将内镜和激光消融联合应用于腰椎手术[188]。随后的大量临床试验也验证了使用激光消融椎间盘突出症的有效性[188]。1999 年，Hellinger 报道了他使用 Ascher 技术治疗的 2500 多例患者，成功率达 80%[189]。2000 年，Yeung 等报道了 KTP 激光治疗的 500 多例患者，成功率达 84%[184]。Deukmedjian 等把这些开创性的技术应用到颈椎上。在他 2012 年的文章中，作者描述了颈椎椎间盘激光修复术的临床结果，并将其推荐为适合门诊应用的一种新的全内镜下经颈前路颈椎椎间盘激光修复的非融合术[190]。作为 ACDF 的替代方案，作者治疗了症状性颈椎椎间盘疾病，包括突出、滑脱、狭窄和纤维环撕裂，该技术从颈椎椎间盘内取出的组织平均体积为 0.09ml。研究共纳入 42 名成年患者，所有患者术后临床症状均改善且无并发症。该技术避免了假关节形成、邻椎病和术后吞咽困难等相关并发症，因此备受推崇。在 2013 年发表的另一项前瞻性研究中，Deukmedjian 报道了 66 例激光治疗患者的临床疗效，研究中 21 例患者进行了单节段手术，另外 45 例患者进行了双节段手术[191]。术后，评估患者头痛、颈部疼痛、手臂疼痛和神经根症状的缓解情况。作者报道了成功率为 94.6%。50% 的患者术前所有颈源性症状均 100% 缓解，只有 4.5% 的患者术前症状缓解率低于 80%。但是一例患者（1.5%）出现了椎间盘突出症复发。

十、射频

高频射频消融已广泛应用于神经外科、脊柱内镜、骨科及疼痛管理。具有低温的（radio frequency，RF）高频射频消融被用于组织解剖（单极）和凝固中（单极和双极）。如今，射频探头已成为脊柱内镜产品组合中不可或缺的组成。随着射频电极进一步小型化和其购置成本的降低，它们现在是激光消融最有竞争力的替代品。与激光消融相比，射频消融还具有方便、安全的特点。通常，射频电极与脊柱内镜的工作通道兼容，用于软组织中的止血、皱缩或消融作用，以将其与突出的椎间盘分离。同样，许多文献报道均来源于其在腰椎手术中的应用。对于其在颈椎手术中的应用情况，作者必须回顾一些先前描述射频电极和软组织相互作用的研究。

组织的射频消融在整形外科手术、口腔颌面外科手术和牙科手术等其他领域也被广泛应用。这些设备已经被引入脊柱手术领域，用于椎间盘组织的热消融。随着进一步小型化和购置成本的降低，与激光相比，它们现在已成为一种具有吸引力的替代手段。虽然目前激光的采购成本可能与购买一个完整的射频系统的费用相当，但射频系统在大多手术室都有配备。在常规临床应用中，手术室高周转率的情况下，大多数人认为带有一次性探头的射频设备更为实用，可以避免许多不必要的麻烦。此外，激光消融可能会给患者、外科医生和手术室相关人员带来额外的安全问题，而射频消融应用则不存在这些问题。

几位作者最近描述了射频电极在颈椎手术的具体应用情况。Pflum 等描述了其在内镜下颈椎前路椎间盘切除术中的应用，该手术通过位于椎间盘中部的工作套管使用小髓核钳钳取髓核，然后置入带工作通道的颈椎关节镜[192]。他们取出内镜，在透视引导下使用电动刨刀和射频电极完成椎间盘切除术。2019 年，Bing 等报道了射频在颈源性头痛治疗中的应用，作者将颈源性头痛(cervicogenic headache，CEH) 定义为单侧头部和颈后部疼痛[193]。他们建议对未达到严格外科手术指征、内侧支射频毁损失败的患者可采用射频消融颈内侧支。作者建议使用诊断性颈内侧支阻滞来验证疼痛程度，如果内侧支阻滞能提供短期疼痛缓解，则行内镜下的内侧支神经切断术。现如今，高频射频配合低温组织消融术被用于脊柱内镜下控制出血、皱缩组织以清晰视野。未来随着颈椎内镜手术技术的发展，射频也将不断更新。

Choi 等探讨了使用脉冲射频通过调节背根神经节（dorsal root ganglion，DRG）治疗 15 例对康复治疗、经椎间孔颈椎硬膜外类固醇注射和物理治疗无效的因颈椎椎间盘突出或椎间孔狭窄导致颈神经根性疼痛患者的短期及长期效果[194]。报道显示：随访 3 个月时，临床症状具有显著改善，其中颈椎功能障碍指数（ neck disability index，NDI ）改善 8.2%，上肢 VAS 评分降低 2.8 分（$P<0.05$）。77.3% 的患者在最终随访时疼痛至少缓解 50%，且在围术期无任何不良反应。因此，作者认为，就短期效果而言，对颈神经根背根神经节进行脉冲射频可能是治疗慢性难治性颈神经根痛的方法。随后，作者进一步对 29 例经颈椎椎间孔硬膜外类固醇注射（transforaminal epidural steroid injection，TFESI）治疗无效而采用脉冲射频通过调节背根神经节治疗的颈神经根性疼痛患者进行长达 1 年的随访[195]，结果显示 72.4%（21/29）的患者临床症状获得改善，其中 51.7%（19/29）的患者满意度较高，表明应用脉冲射频消融 DRG 选择性治疗难治性颈神经根性疼痛是一种有效且相对安全的治疗技术。

十一、新的里程碑式临床研究结果

目前，关于传统开放手术与颈椎内镜手术的随机前瞻性试验的比较研究报道较少。但是，一些研究仍具有意义。Ruetten 等对 175 例颈椎椎间盘突出导致的神经根型颈椎病（主要是椎管外受压）患者开展一项前瞻性、随机、对照研究，并进行为期 2 年的随访，以对比经后路全颈椎内镜与传统显微镜下颈前路手术疗效 [166]。末次随访时，87.4% 的患者上肢疼痛得到完全缓解，仅 9.2% 的患者偶感上肢麻痹。结果表明 2 组患者在临床症状的改善、再次手术率、并发症发生率等方面均无统计学上的显著差异，但经后路全颈椎内镜技术在术后恢复、颈椎节段的运动保留、康复和减少组织创伤方面具有明显优势。因此作者认为，经后路全颈椎内镜技术具有与传统手术类似的手术适应证，是传统手术有效且安全的替代方案。此外，作者对 103 例患者进行为期 2 年的随访研究，以对比颈椎前路椎间盘切除椎间融合术（ACDF）与经前路全内镜颈椎手术（full-endoscopic anterior cervical discectomy，FECD）治疗旁中央型软性颈椎椎间盘突出症的手术疗效 [116]。末次随访时，85.9% 的患者上肢疼痛完全缓解，10.1% 的患者报道上肢偶发疼痛。结果表明两组患者在临床症状改善方面无显著差异。

Yao 等报道了 67 例经内镜行 ACDF 的 5 年临床和影像学随访 [196]。包括日本骨科协会（Japanese Orthopaedic Association，JOA）和 VAS 在内的主要临床结果显示，86.6% 的患者在最终随访中取得了优异的结果。作者采用了前椎间高度（anterior intervertebral height，AIH）和前凸角（lordosis angle，LDA）作为次要影像学结果，其结果显示，AIH 平均比原始高度增加 18.7%（$P<0.01$），同时生理 LDA 也增加。这项标志性研究中 67 例患者均未出现节段性不稳，无术中、术后并发症（如吞咽困难或损伤，气管或食管损伤）。作者报道融合率为 100%。术后 6 年，1 例患者因邻椎病行开放 ACDF 手术。对于所研究的手术适应证（颈椎椎间盘突出引起脊髓型颈椎病或神经根型颈椎病），作者取得了与开放技术相当的结果，就围术期并发症、美观、康复而言，超出了患者的预期。

最近 Wu 等的 Meta 分析比较了神经根型颈椎病内镜下颈椎后路椎间孔成形术（full-endoscopic posterior cervical foraminotomy，FE-PCF）与 MED 内镜下颈椎后路椎间孔成形术（microendoscopic posterior cervical foraminotomy，MI-PCF）的临床疗效、并发症发生率及再次手术率 [197]。他们的分析包含 26 篇文章 2003 例患者（FE-PCF，377 例；MI-PCF，1626 例），但是缺少随机临床试验或高质量的前瞻性队列研究。作者计算了 FE 组 93.6%（CI 90.0%～95.9%）和 MI 组 89.9%（CI 86.6%～92.5%）的综合临床成功率，两组间差异无统计学意义（$P=0.908$）。FE 组并发症发生率为 6.1%（CI 3.2%～11.3%），MI 组并发症发生率为 3.5%（CI 2.7%～4.6%），2 组比较差异无统计学意义（P=0.128）。这些并发症分别为：FE 组短暂性神经根麻痹（12/16，75.0%）和 MI 组硬脊膜损伤（20/47，42.6%）。综合再次手术率，FE 组（4.8%，CI 2.9%～7.8%）和 MI 组（5.3%，CI 3.4%～8.2%）也无统计学差异（P=0.741）。Wu 等认为，他们 Meta 分析的可靠性可能受到低质量临床研究的影响发生了偏倚。在已有研究的基础上，作者认为 FE-PCF 和 MI-PCF 均能有效治疗神经根型颈椎病。

2020 年，Yuan 等在一项纳入 45 例患者的研究中，比较了颈椎内镜手术与 ACDF 治疗脊髓型颈椎病（cervical spondylotic myelopathy，CSM）的临床疗效[98]。分析了手术时间、失血量、住院时间等围术期数据，以及术前、术后 3 个月、术后 1 年的日本骨科协会（JOA）评分等临床结果数据。虽然脊柱内镜组 22 例 JOA 改善率与 ACDF 组 24 例 JOA 改善率无差异，但内镜在缩短平均手术时间、减少术中出血量、缩短住院时间方面具有显著优势（P<0.05），颈椎内镜手术组与 ACDF 组优良率（81.8% vs. 83.3%）比较，差异无统计学意义（P>0.05），说明颈椎内镜手术与 ACDF 治疗 CSM 近期疗效相当。Yuan 等的这项研究是一个应用于内镜治疗更复杂颈椎病例的例子[98]。

2020 年，Ahn 等通过分析 51 例单节段 PECD 患者与 64 例 ACDF 患者的临床结果，发表了经皮内镜颈椎椎间盘切除术（percutaneous endoscopic cervical discectomy，PECD）和 ACDF 之间的前瞻性比较研究结果[198]。作者分析了 2 组的 VAS 评分、颈椎功能障碍指数（NDI）和修正的 Macnab 评分。PECD 组和 ACDF 组优良率分别为 88.24% 和 90.63%。对于翻修手术率，PECD 组为 3.92%，ACDF 组为 1.56%。与 ACDF 组相比，PECD 组的患者手术时间、住院时间和重返工作岗位的时间更短（P<0.001）。患者术后随访长达 5 年，PCED 与传统 ACDF 相比结果没有显著差异。

Du 等将 ACDF 的结果与保留颈椎运动的椎间盘摘除术进行了比较，其中突出的椎间盘通过前路经椎体椎间盘切除术（anterior transcorporeal herniotomy，ATH）被摘除，该手术被提出是因为椎间盘通过内镜下经椎间盘切除术后经常观察到的椎间隙进行性塌陷[199]。其他作者也强调了该手术的缺点并证实了经椎体椎间盘切除术的好处[200-202]。作者进行了 Du 等的可行性研究，以证明经皮内镜前路经椎体颈椎椎间盘切除术（percutaneous full-endoscopic anterior transcorporeal cervical discectomy，PEATCD）和通道修复（channel repair，CR）治疗颈椎椎间盘突出症（cervical disc herniation，CDH）的安全性和有效性。作者对 4 名患者进行了 PEATCD 和 CR，并随访至少 22 个月，并在术后 1 周和 3 个月获得 CT 图像，以评估骨性通道的愈合情况。作者报道没有与手术相关的并发症并且术后 VAS 评分和 JOA 评分改善显著。4 例患者中的 3 例报道了优的 Macnab 结果，1 例患者报道了良的 Macnab 结果。没有出现修复植入物发生移位或椎体塌陷相关问题。术后 3 个月，骨性通道完全愈合。作者宣称他们的方法对椎间盘损伤较小和在手术节段更有效地保留颈椎运动是其显著优势。他们得出结论，PEATCD 是一种可行、安全和微创的手术。Deng 等报道了该手术方案在颈椎椎体后方切除向上或向下突出椎间盘的可行性，以此作为经椎体入路能避免椎体切除术是其另一个优势，也证实了 Du 的研究结果[203]。作者认为，可在椎体内调整轨迹以取出移位的颈椎椎间盘，从而使运动保留成为 PEATCD 手术的关键优势。Schubert 在对 9 例患者的回顾性研究中报道了他的结果，并证实了其他作者发现的优点[204]。Tzaan 等发表了经皮内镜手术治疗颈椎椎间盘突出症最大样本量的临床研究，共 107 例患者[205]。该研究对 86 例患者（80%）进行了完整的 12 个月随访（范围为 12～60 个月；平均 22.4 个月）。VAS 和颈部功能障碍指数较术前有显著改善（$P < 0.001$）。分别有 29 例（34%）和 49 例（57%）患者获得了优和良的 Macnab 结果。有 2 例患者发生了手术并发症——1 例患者的颈动脉损伤（接受血管造影及支架治疗），另 1 例患者发生术后头痛在对症治疗后得到改善。Tzaan 等得出的结论是，经皮内镜颈椎椎间盘切除术术后恢复更快，但存在严重并发症风险。严格的病例选择，仔细的手术操作是手术安全有效的基本保障，在该基础上才能替代开放式颈椎椎间盘切除术或 ACDF。

小结

随着部分研究证明内镜技术在疼痛管理、颈椎椎间盘突出症、椎间孔和中央管狭窄的成功应用，颈椎内镜治疗常见的退行性颈椎病引起了学者们的关注。但就其接受程度而言，滞后于腰椎内镜。尽管如此，在技术进步和更先进内镜仪器的推动下，颈椎内镜技术正在获得更大的推进。视频光学设备的改进，允许在颈椎内镜下行颈椎充分的减压和重建。作者针对这几类微创术式的兴趣和需求日益增加，在文中有几个例子说明了这些更现代的内镜在颈椎中的应用。然而，由于这些是与颈部脊髓相邻的手术，它的应用比腰椎更危险。

利益冲突：除了报道脊柱内镜减压术后的临床结果数据外，本手稿无意或旨在推动任何其他议程。编译这些临床相关信息的动机绝不是为了直接丰富任何人的出版而创建关联的。作者对工作的所有方面负责，以确保与工作的任意部分的准确性或完整性相关的问题得到适当的调查和解决。第一作者没有直接或间接的利益冲突。资深作者设计并注册了他开发的 YESS™ 技术，并从销售他的发明中获得版税。可能存在间接利益冲突。酬金支付网、赞助组织的咨询服务都捐赠给了 IITS.org（501c3 组织）。

参考文献

[1] Lewandrowski KU, Soriano-Sánchez JA, Zhang X, et al. Regional variations in acceptance, and utilization of minimally invasive spinal surgery techniques among spine surgeons: results of a global survey. J Spine Surg 2020; 6 (Suppl. 1): S260-74. [http://dx.doi.org/10.21037/jss.2019.09.31] [PMID: 32195433]

[2] Yeung A, Wei SH. Surgical outcome of workman's comp patients undergoing endoscopic foraminal decompression for lumbar herniated disc. J Spine Surg 2020; 6 (Suppl. 1): S116-9. [http://dx.doi.org/10.21037/jss.2019.11.03] [PMID: 32195420]

[3] Yeung A, Lewandrowski KU. Early and staged endoscopic management of common pain generators in the spine. J Spine Surg 2020; 6 (Suppl. 1): S1-5. [http://dx.doi.org/10.21037/jss.2019.09.03] [PMID: 32195407]

[4] Yeung A, Lewandrowski KU. Five-year clinical outcomes with endoscopic transforaminal foraminoplasty for symptomatic degenerative conditions of the lumbar spine: a comparative study of *inside-outversusoutside-in* techniques. J Spine Surg 2020; 6 (Suppl. 1): S66-83. [http://dx.doi.org/10.21037/jss.2019.06.08] [PMID: 32195417]

[5] Ransom NA, Gollogly S, Lewandrowski KU, Yeung A. Navigating the learning curve of spinal endoscopy as an established traditionally trained spine surgeon. J Spine Surg 2020; 6 (Suppl. 1): S197-207. [http://dx.doi.org/10.21037/jss.2019.10.03] [PMID: 32195428]

[6] Ramírez León JF, Ardila AS, Rugeles Ortíz JG, et al. Standalone lordotic endoscopic wedge lumbar interbody fusion (LEW-LIF™) with a threaded cylindrical peek cage: report of two cases. J Spine Surg 2020; 6 (Suppl. 1): S275-84. [http://dx.doi.org/10.21037/jss.2019.06.09] [PMID: 32195434]

[7] Qiao G, Feng M, Wang X, et al. Revision for endoscopic diskectomy: is lateral lumbar interbody fusion an option? World Neurosurg 2020; 133: e26-30. [http://dx.doi.org/10.1016/j.wneu.2019.07.226] [PMID: 31398523]

[8] Mo AZ, Miller PE, Glotzbecker MP, et al. The reliability of the aospine thoracolumbar classification system in children: results of a multicenter study. J Pediatr Orthop 2020; 40(5): e352-6. [http://dx.doi.org/10.1097/BPO.0000000000001521] [PMID: 32032218]

[9] Lohre R, Wang JC, Lewandrowski KU, Goel DP. Virtual reality in spinal endoscopy: a paradigm shift in education to support spine surgeons. J Spine Surg 2020; 6 (Suppl. 1): S208-23. [http://dx.doi.org/10.21037/jss.2019.11.16] [PMID: 32195429]

[10] Lewandrowski KU, Yeung A. Meaningful outcome research to validate endoscopic treatment of common lumbar pain generators with durability analysis. J Spine Surg 2020; 6 (Suppl. 1): S6-S13.

[http://dx.doi.org/10.21037/jss.2019.09.07] [PMID: 32195408]

[11] Lewandrowski KU, Ransom NA, Yeung A. Return to work and recovery time analysis after outpatient endoscopic lumbar transforaminal decompression surgery. J Spine Surg 2020; 6 (Suppl. 1): S100-15. [http://dx.doi.org/10.21037/jss.2019.10.01] [PMID: 32195419]

[12] Lewandrowski KU, Ransom NA, Yeung A. Subsidence induced recurrent radiculopathy after staged two-level standalone endoscopic lumbar interbody fusion with a threaded cylindrical cage: a case report. J Spine Surg 2020; 6 (Suppl. 1): S286-93. [http://dx.doi.org/10.21037/jss.2019.09.25] [PMID: 32195435]

[13] Lewandrowski KU, Ransom NA. Five-year clinical outcomes with endoscopic transforaminal outsidein foraminoplasty techniques for symptomatic degenerative conditions of the lumbar spine. J Spine Surg 2020; 6 (Suppl. 1): S54-65. [http://dx.doi.org/10.21037/jss.2019.07.03] [PMID: 32195416]

[14] Lewandrowski KU, DE Carvalho PST, DE Carvalho P, Yeung A. Minimal clinically important difference in patient-reported outcome measures with the transforaminal endoscopic decompression for lateral recess and foraminal stenosis. Int J Spine Surg 2020; 14(2): 254-66. [http://dx.doi.org/10.14444/7034] [PMID: 32355633]

[15] Lewandrowski KU, Dowling A, de Carvalho P, et al. Indication and contraindication of endoscopic transforaminal lumbar decompression. World Neurosurg 2020; 145: 631-42. [http://dx.doi.org/10.1016/j.wneu.2020.03.076] [PMID: 32201296]

[16] Lewandrowski KU, Dowling Á, Calderaro AL, et al. Dysethesia due to irritation of the dorsal root ganglion following lumbar transforaminal endoscopy: Analysis of frequency and contributing factors. Clin Neurol Neurosurg 2020; 197: 106073. [http://dx.doi.org/10.1016/j.clineuro.2020.106073] [PMID: 32683194]

[17] Lewandrowski KU, de Carvalho PST, Calderaro AL, et al. Outcomes with transforaminal endoscopic versus percutaneous laser decompression for contained lumbar herniated disc: a survival analysis of treatment benefit. J Spine Surg 2020; 6 (Suppl. 1): S84-99. [http://dx.doi.org/10.21037/jss.2019.09.13] [PMID: 32195418]

[18] Lewandrowski KU. The strategies behind "inside-out" and "outside-in" endoscopy of the lumbar spine: treating the pain generator. J Spine Surg 2020; 6 (Suppl. 1): S35-9. [http://dx.doi.org/10.21037/jss.2019.06.06] [PMID: 32195412]

[19] Krause KL, Cheaney Ii B, Obayashi JT, Kawamoto A, Than KD. Intraoperative neuromonitoring for one-level lumbar discectomies is low yield and cost-ineffective. J Clin Neurosci 2020; 71: 97-100. [http://dx.doi.org/10.1016/j.jocn.2019.08.116] [PMID: 31495654]

[20] Kim JS, Yeung A, Lokanath YK, Lewandrowski KU. Is Asia truly a hotspot of contemporary minimally invasive and endoscopic spinal surgery? J Spine Surg 2020; 6 (Suppl. 1): S224-36. [http://dx.doi.org/10.21037/jss.2019.12.13] [PMID: 32195430]

[21] Katzell JL. Risk factors predicting less favorable outcomes in endoscopic lumbar discectomies. J Spine Surg 2020; 6 (Suppl. 1): S155-64. [http://dx.doi.org/10.21037/jss.2019.11.04] [PMID: 32195424]

[22] Karhade AV, Bongers MER, Groot OQ, et al. Development of machine learning and natural language processing algorithms for preoperative prediction and automated identification of intraoperative vascular injury in anterior lumbar spine surgery. Spine J 2020; S1529-9430(20): 30135-2. [PMID: 32294557]

[23] Fujii Y, Yamashita K, Sugiura K, et al. Early return to activity after minimally invasive full endoscopic decompression surgery in medical doctors. J Spine Surg 2020; 6 (Suppl. 1): S294-9. [http://dx.doi.org/10.21037/jss.2019.08.05] [PMID: 32195436]

[24] Dowling Á, Lewandrowski KU, da Silva FHP, Parra JAA, Portillo DM, Giménez YCP. Patient

selection protocols for endoscopic transforaminal, interlaminar, and translaminar decompression of lumbar spinal stenosis. J Spine Surg 2020; 6 (Suppl. 1): S120-32. [http://dx.doi.org/10.21037/jss.2019.11.07] [PMID: 32195421]

[25]   Brusko GD, Wang MY. Endoscopic Lumbar Interbody Fusion. Neurosurg Clin N Am 2020; 31(1): 17-24. [http://dx.doi.org/10.1016/j.nec.2019.08.002] [PMID: 31739925]

[26]   Zhang Y, Chong F, Feng C, Wang Y, Zhou Y, Huang B. Comparison of endoscope-assisted and microscope-assisted tubular surgery for lumbar laminectomies and discectomies: minimum 2-year follow-up results. BioMed Res Int 2019; 2019: 5321580. [http://dx.doi.org/10.1155/2019/5321580] [PMID: 31179327]

[27]   Zhang J, Jin MR, Zhao TX, et al. Clinical application of percutaneous transforaminal endoscopeassisted lumbar interbody fusion. Zhongguo Gu Shang 2019; 32(12): 1138-43. [PMID: 31870074]

[28]   Zhang B, Kong Q, Yang J, Feng P, Ma J, Liu J. Short-term effectiveness of percutaneous endoscopic transforaminal bilateral decompression for severe central lumbar spinal stenosis. Zhongguo Xiu Fu Chong Jian Wai Ke Za Zhi 2019; 33(11): 1399-405. [PMID: 31650756]

[29]   Yeung AT, Lewandrowski KU. Retrospective analysis of accuracy and positive predictive value of preoperative lumbar MRI grading after successful outcome following outpatient endoscopic decompression for lumbar foraminal and lateral recess stenosis. Clin Neurol Neurosurg 2019; 181: 52. [http://dx.doi.org/10.1016/j.clineuro.2019.03.011] [PMID: 30986727]

[30]   Yeung A, Wei S-H. Surgical outcome of workman's comp patients undergoing endoscopic foraminal decompression for lumbar herniated disc. J Spine Surg 2020; 6 (Suppl. 1): S116-9. [http://dx.doi.org/10.21037/jss.2019.11.03] [PMID: 32195420]

[31]   Yeung A, Roberts A, Zhu L, Qi L, Zhang J, Lewandrowski KU. Treatment of soft tissue and bony spinal stenosis by a visualized endoscopic transforaminal technique under local anesthesia. Neurospine 2019; 16(1): 52-62. [http://dx.doi.org/10.14245/ns.1938038.019] [PMID: 30943707]

[32]   Yang JC. Current problems and challenges for percutaneous endoscopic transforaminal lumbar interbody fusion. Zhonghua Yi Xue Za Zhi 2019; 99(33): 2566-8. [PMID: 31510713]

[33]   Yang J, Liu C, Hai Y, et al. Percutaneous endoscopic transforaminal lumbar interbody fusion for the treatment of lumbar spinal stenosis: preliminary report of seven cases with 12-month follow-up. BioMed Res Int 2019; 2019: 3091459. [http://dx.doi.org/10.1155/2019/3091459] [PMID: 31019966]

[34]   Yadav RI, Long L, Yanming C. Comparison of the effectiveness and outcome of microendoscopic and open discectomy in patients suffering from lumbar disc herniation. Medicine (Baltimore) 2019; 98(50): e16627. [http://dx.doi.org/10.1097/MD.0000000000016627] [PMID: 31852061]

[35]   Xu T, Tian R, Qiao P, Han Z, Shen Q, Jia Y. Application of continuous epidural anesthesia in transforaminal lumbar endoscopic surgery: a prospective randomized controlled trial. J Int Med Res 2019; 47(3): 1146-53. [http://dx.doi.org/10.1177/0300060518817218] [PMID: 30632428]

[36]   Xiong C, Li T, Kang H, Hu H, Han J, Xu F. Early outcomes of 270-degree spinal canal decompression by using TESSYS-ISEE technique in patients with lumbar spinal stenosis combined with disk herniation. Eur Spine J 2019; 28(1): 78-86. [http://dx.doi.org/10.1007/s00586-018-5655-4] [PMID: 29909552]

[37]   Xin Z, Huang P, Zheng G, Liao W, Zhang X, Wang Y. Using a percutaneous spinal endoscopy unilateral posterior interlaminar approach to perform bilateral decompression for patients with lumbar lateral recess stenosis. Asian J Surg 2019. [PMID: 31594687]

[38]   Xin Z, Cai M, Ji W, et al. Percutaneous full-endoscopic bilateral decompression via unilateral posterior approach for lumbar spinal stenosis. Zhongguo Xiu Fu Chong Jian Wai Ke Za Zhi 2019; 33(7): 822-30. [PMID: 31297998]

[39] Wasinpongwanich K, Pongpirul K, Lwin KMM, Kesornsak W, Kuansongtham V, Ruetten S. Fullendoscopic interlaminar lumbar discectomy: retrospective review of clinical results and complications in 545 international patients. World Neurosurg 2019; 132: e922-8. [http://dx.doi. org/10.1016/j.wneu.2019.07.101] [PMID: 31326641]

[40] Wang Y, Yan Y, Yang J, *et al.* Outcomes of percutaneous endoscopic trans-articular discectomy for huge central or paracentral lumbar disc herniation. Int Orthop 2019; 43(4): 939-45. [http://dx.doi. org/10.1007/s00264-018-4210-6] [PMID: 30374637]

[41] Wang D, Xie W, Cao W, He S, Fan G, Zhang H. A cost-utility analysis of percutaneous endoscopic lumbar discectomy for l5-s1 lumbar disc herniation: transforaminal *versus* interlaminar. Spine 2019; 44(8): 563-70. [http://dx.doi.org/10.1097/BRS.0000000000002901] [PMID: 30312274]

[42] Soo ES, Sourabh C, Ho LS. Posterolateral endoscopic lumbar decompression rotate-to-retract technique for foraminal disc herniation: a technical report. BioMed Res Int 2019; 2019: 5758671. [http://dx.doi.org/10. 1155/ 2019/5758671] [PMID: 30906777]

[43] Shi R, Wang F, Hong X, *et al.* Comparison of percutaneous endoscopic lumbar discectomy *versus* microendoscopic discectomy for the treatment of lumbar disc herniation: a meta-analysis. Int Orthop 2019; 43(4): 923-37. [http://dx.doi.org/10.1007/s00264-018-4253-8] [PMID: 30547214]

[44] Sharma SB, Lin GX, Jabri H, Siddappa ND, Kim JS. Biportal endoscopic excision of facetal cyst in the far lateral region of l5s1: 2-dimensional operative video. Oper Neurosurg (Hagerstown) 2020; 18(16): E233.

[45] Sharma SB, Lin GX, Jabri H, *et al.* Radiographic and clinical outcomes of huge lumbar disc herniations treated by transforaminal endoscopic discectomy. Clin Neurol Neurosurg 2019; 185: 105485.[http://dx.doi.org/10.1016/j.clineuro.2019.105485] [PMID: 31421587]

[46] Ruetten S, Komp M. The trend towards full-endoscopic decompression : current possibilities and limitations in disc herniation and spinal stenosis. Orthopade 2019; 48(1): 69-76. [http://dx.doi. org/10.1007/s00132-018-03669-3] [PMID: 30535764]

[47] Qiao G, Feng M, Wang X, *et al.* Revision for endoscopic discectomy: is lateral lumbar interbody fusion an option? World Neurosurg 2019; 133: e26-30.

[48] Park SM, Park J, Jang HS, *et al.* Biportal endoscopic *versus* microscopic lumbar decompressive laminectomy in patients with spinal stenosis: a randomized controlled trial. Spine J 2019; 20(2): 156-65. [PMID: 31542473]

[49] Park MK, Park SA, Son SK, Park WW, Choi SH. Correction to: Clinical and radiological outcomes of unilateral biportal endoscopic lumbar interbody fusion (ULIF) compared with conventional posterior lumbar interbody fusion (PLIF): 1-year follow-up. Neurosurg Rev 2019; 42(3): 763. [http://dx.doi. org/10.1007/s10143-019-01131-2] [PMID: 31236727]

[50] Park MK, Park SA, Son SK, Park WW, Choi SH. Clinical and radiological outcomes of unilateral biportal endoscopic lumbar interbody fusion (ULIF) compared with conventional posterior lumbar interbody fusion (PLIF): 1-year follow-up. Neurosurg Rev 2019; 42(3): 753-61. [http://dx.doi. org/10.1007/s10143-019-01114-3] [PMID: 31144195]

[51] Morgenstern C, Yue JJ, Morgenstern R. Full percutaneous transforaminal lumbar interbody fusion using the facet-sparing, trans-kambin approach. Clin Spine Surg 2020; 33(1): 40-5. [PMID: 31162179]

[52] Moon BJ, Yi S, Ha Y, Kim KN, Yoon DH, Shin DA. Clinical efficacy and safety of trans-sacral epiduroscopic laser decompression compared to percutaneous epidural neuroplasty. Pain Res Manag 2019; 2019: 2893460. [http://dx.doi.org/10.1155/2019/2893460] [PMID: 30755783]

[53] Min WK, Kim JE, Choi DJ, Park EJ, Heo J. Clinical and radiological outcomes between biportal endoscopic decompression and microscopic decompression in lumbar spinal stenosis. J Orthop Sci

2020; 25(3): 371-8. [PMID: 31255456]

[54] McGrath LB, White-Dzuro GA, Hofstetter CP. Comparison of clinical outcomes following minimally invasive or lumbar endoscopic unilateral laminotomy for bilateral decompression. J Neurosurg Spine 2019; 1-9. [http://dx.doi.org/10.3171/2018.9.SPINE18689] [PMID: 30641853]

[55] Mahatthanatrakul A, Kotheeranurak V, Lin GX, Hur JW, Chung HJ, Kim JS. Comparative analysis of the intervertebral disc signal and annulus changes between immediate and 1-year postoperative MRI after transforaminal endoscopic lumbar discectomy and annuloplasty. Neuroradiology 2019; 61(4): 411-9. [http://dx.doi.org/10.1007/s00234-019-02174-4] [PMID: 30737537]

[56] Liu W, Li Q, Li Z, Chen L, Tian D, Jing J. Clinical efficacy of percutaneous transforaminal endoscopic discectomy in treating adolescent lumbar disc herniation. Medicine (Baltimore) 2019; 98(9): e14682. [http://dx.doi.org/10.1097/MD.0000000000014682] [PMID: 30817599]

[57] Liu KC, Yang SK, Ou BR, et al. Using percutaneous endoscopic outside-in technique to treat selected patients with refractory discogenic low back pain. Pain Physician 2019; 22(2): 187-98. [PMID: 30921984]

[58] Liu J, Zhang H, Zhang X, He T, Zhao X, Wang Z. Percutaneous endoscopic decompression for lumbar spinal stenosis: protocol for a systematic review and network meta-analysis. Medicine (Baltimore) 2019; 98(20): e15635. [http://dx.doi.org/10.1097/MD.0000000000015635] [PMID: 31096479]

[59] Liounakos JI, Wang MY. Lumbar 3-lumbar 5 robotic-assisted endoscopic transforaminal lumbar interbody fusion: 2-dimensional operative video. Oper Neurosurg (Hagerstown) 2020; 19(1): E73-4.

[60] Ling Q, He E, Zhang H, Lin H, Huang W. A novel narrow surface cage for full endoscopic oblique lateral lumbar interbody fusion: a finite element study. J Orthop Sci 2019; 24(6): 991-8. [http://dx.doi.org/10.1016/j.jos.2019.08.013] [PMID: 31519402]

[61] Lin GX, Huang P, Kotheeranurak V, et al. A systematic review of unilateral biportal endoscopic spinal surgery: preliminary clinical results and complications. World Neurosurg 2019; 125: 425-32. [http://dx.doi.org/10.1016/j.wneu.2019.02.038] [PMID: 30797907]

[62] Li XF, Jin LY, Lv ZD, et al. Endoscopic ventral decompression for spinal stenosis with degenerative spondylolisthesis by partially removing posterosuperior margin underneath the slipping vertebral body: technical note and outcome evaluation. World Neurosurg 2019; 126: e517-25. [http://dx.doi.org/10.1016/j.wneu.2019.02.083] [PMID: 30825627]

[63] Lewandrowski KU, Ransom NA, Ramírez León JF, Yeung A. The concept for a standalone lordotic endoscopic wedge lumbar interbody fusion: the LEW-LIF. Neurospine 2019; 16(1): 82-95. [http://dx.doi.org/10.14245/ns.1938046.023] [PMID: 30943710]

[64] Lewandrowski KU, León JFR, Yeung A. Use of "inside-out" technique for direct visualization of a vacuum vertically unstable intervertebral disc during routine lumbar endoscopic transforaminal decompression-a correlative study of clinical outcomes and the prognostic value of lumbar radiographs. Int J Spine Surg 2019; 13(5): 399-414. [http://dx.doi.org/10.14444/6055] [PMID: 31741829]

[65] Lewandrowski KU. Retrospective analysis of accuracy and positive predictive value of preoperative lumbar MRI grading after successful outcome following outpatient endoscopic decompression for lumbar foraminal and lateral recess stenosis. Clin Neurol Neurosurg 2019; 179: 74-80. [http://dx.doi.org/10.1016/j.clineuro.2019.02.019] [PMID: 30870712]

[66] Lewandrowski KU. Incidence, management, and cost of complications after transforaminal endoscopic decompression surgery for lumbar foraminal and lateral recess stenosis: a value proposition for outpatient ambulatory surgery. Int J Spine Surg 2019; 13(1): 53-67. [http://dx.doi.org/10.14444/6008] [PMID: 30805287]

[67] Lewandrowski K-U, Yeung A. Meaningful outcome research to validate endoscopic treatment of

common lumbar pain generators with durability analysis. J Spine Surg 2020; 6 (Suppl. 1): S6-S13. [http://dx.doi.org/10.21037/jss.2019.09.07] [PMID: 32195408]

[68] Lewandrowski K-U, Ransom NA, Yeung A. Subsidence induced recurrent radiculopathy after staged two-level standalone endoscopic lumbar interbody fusion with a threaded cylindrical cage: a case report. J Spine Surg 2020; 6 (Suppl. 1): S286-93. [http://dx.doi.org/10.21037/jss.2019.09.25] [PMID: 32195435]

[69] Lewandrowski K-U, Ransom NA. Five-year clinical outcomes with endoscopic transforaminal outside-in foraminoplasty techniques for symptomatic degenerative conditions of the lumbar spine. J Spine Surg 2020; 6 (Suppl. 1): S54-65. [http://dx.doi.org/10.21037/jss.2019.07.03] [PMID: 32195416]

[70] Lewandrowski K-U. The strategies behind "inside-out" and "outside-in" endoscopy of the lumbar spine: treating the pain generator. J Spine Surg 2020; 6 (Suppl. 1): S35-9. [http://dx.doi.org/10.21037/jss.2019.06.06] [PMID: 32195412]

[71] Lee CW, Yoon KJ, Ha SS. Comparative analysis between three different lumbar decompression techniques (microscopic, tubular, and endoscopic) in lumbar canal and lateral recess stenosis: preliminary report. BioMed Res Int 2019; 2019: 6078469. [http://dx.doi.org/10.1155/2019/6078469] [PMID: 31019969]

[72] Korge A, Mehren C, Ruetten S. Minimally invasive decompression techniques for spinal cord stenosis. Orthopade 2019; 48(10): 824-30.

[73] Kong W, Chen T, Ye S, Wu F, Song Y. Treatment of L5 - S1 intervertebral disc herniation with posterior percutaneous full-endoscopic discectomy by grafting tubes at various positions *via* an interlaminar approach. BMC Surg 2019; 19(1): 124. [http://dx.doi.org/10.1186/s12893-019-0589-2] [PMID: 31462257]

[74] Komatsu J, Iwabuchi M, Endo T, Fukuda H, *et al.* Clinical outcomes of lumbar diseases specific test in patients who undergo endoscopy-assisted tubular surgery with lumbar herniated nucleus pulposus: an analysis using the Japanese Orthopaedic Association Back Pain Evaluation Questionnaire (JOABPEQ). Eur J Orthop Surg Traumatol 2019. [PMID: 31595359]

[75] Kim JE, Choi DJ, Park EJ. Evaluation of postoperative spinal epidural hematoma after biportal endoscopic spine surgery for single-level lumbar spinal stenosis: clinical and magnetic resonance imaging study. World Neurosurg 2019; 126: e786-92. [http://dx.doi.org/10.1016/j.wneu.2019.02.150] [PMID: 30878758]

[76] Katzell JL. Risk factors predicting less favorable outcomes in endoscopic lumbar discectomies. J Spine Surg 2020; 6 (Suppl. 1): S155-64. [http://dx.doi.org/10.21037/jss.2019.11.04] [PMID: 32195424]

[77] Kamson S, Lu D, Sampson PD, Zhang Y. Full-endoscopic lumbar fusion outcomes in patients with minimal deformities: a retrospective study of data collected between 2011 and 2015. Pain Physician 2019; 22(1): 75-88. [http://dx.doi.org/10.36076/ppj/2019.22.75] [PMID: 30700071]

[78] Houle P, Telfeian AE, Wagner R, Bae J. Interspinous endoscopic lumbar decompression: technical note. AME Case Rep 2019; 3: 40. [http://dx.doi.org/10.21037/acr.2019.09.07] [PMID: 31728438]

[79] Heo DH, Sharma S, Park CK. Endoscopic treatment of extraforaminal entrapment of l5 nerve root (far out syndrome) by unilateral biportal endoscopic approach: technical report and preliminary clinical results. Neurospine 2019; 16(1): 130-7. [http://dx.doi.org/10.14245/ns.1938026.013] [PMID: 30943715]

[80] Heo DH, Park CK. Clinical results of percutaneous biportal endoscopic lumbar interbody fusion with application of enhanced recovery after surgery. Neurosurg Focus 2019; 46(4): E18. [http://dx.doi.org/10.3171/2019.1.FOCUS18695] [PMID: 30933919]

[81] Heo DH, Lee DC, Park CK. Comparative analysis of three types of minimally invasive decompressive

surgery for lumbar central stenosis: biportal endoscopy, uniportal endoscopy, and microsurgery. Neurosurg Focus 2019; 46(5): E9. [http://dx.doi.org/10.3171/2019.2.FOCUS197] [PMID: 31042664]

[82] Gao K, Yang H, Yang LQ, Hu MQ. Application of intervertebral foramen endoscopy BEIS technique in the lumbar spine surgery failure syndrome over 60 years old. Zhongguo Gu Shang 2019; 32(7): 647-52. [PMID: 31382724]

[83] Fujii Y, Yamashita K, Sugiura K, *et al.* Early return to activity after minimally invasive full endoscopic decompression surgery in medical doctors. J Spine Surg 2020; 6 (Suppl. 1): S294-9. [http://dx.doi.org/10.21037/jss.2019.08.05] [PMID: 32195436]

[84] Duan K, Qin Y, Ye J, *et al.* Percutaneous endoscopic debridement with percutaneous pedicle screw fixation for lumbar pyogenic spondylodiscitis: a preliminary study. Int Orthop 2019; 44: 495-502. [PMID: 31879810]

[85] Dey PC, Nanda SN. Functional outcome after endoscopic lumbar discectomy by destandau's technique: a prospective study of 614 patients. Asian Spine J 2019; 13(5): 786-92. [http://dx.doi.org/10.31616/asj.2018.0320] [PMID: 31154700]

[86] Chung J, Kong C, Sun W, Kim D, Kim H, Jeong H. Percutaneous endoscopic lumbar foraminoplasty for lumbar foraminal stenosis of elderly patients with unilateral radiculopathy: radiographic changes in magnetic resonance images. J Neurol Surg A Cent Eur Neurosurg 2019; 80(4): 302-11. [http://dx.doi.org/10.1055/s-0038-1677052] [PMID: 30887488]

[87] Choi DJ, Kim JE. Efficacy of biportal endoscopic spine surgery for lumbar spinal stenosis. Clin Orthop Surg 2019; 11(1): 82-8. [http://dx.doi.org/10.4055/cios.2019.11.1.82] [PMID: 30838111]

[88] Cao S, Cui H, Lu Z, *et al.* "Tube in tube" interlaminar endoscopic decompression for the treatment of lumbar spinal stenosis: Technique notes and preliminary clinical outcomes of case series. Medicine (Baltimore) 2019; 98(35): e17021. [http://dx.doi.org/10.1097/MD.0000000000017021] [PMID: 31464962]

[89] Butler AJ, Alam M, Wiley K, Ghasem A, Rush Iii AJ, Wang JC. Endoscopic lumbar surgery: the state of the art in 2019. Neurospine 2019; 16(1): 15-23. [http://dx.doi.org/10.14245/ns.1938040.020] [PMID: 30943703]

[90] Barber SM, Nakhla J, Konakondla S, *et al.* Outcomes of endoscopic discectomy compared with open microdiscectomy and tubular microdiscectomy for lumbar disc herniations: a meta-analysis. J Neurosurg Spine 2019; 1-14. [http://dx.doi.org/10.3171/2019.6.SPINE19532] [PMID: 31491760]

[91] Ao S, Wu J, Tang Y, *et al.* Percutaneous endoscopic lumbar discectomy assisted by o-arm-based navigation improves the learning curve. BioMed Res Int 2019; 2019: 6509409. [http://dx.doi.org/10.1155/2019/6509409] [PMID: 30733964]

[92] Ahn Y, Youn MS, Heo DH. Endoscopic transforaminal lumbar interbody fusion: a comprehensive review. Expert Rev Med Devices 2019; 16(5): 373-80. [http://dx.doi.org/10.1080/17434440.2019.1610388] [PMID: 31044627]

[93] Ahn Y, Lee SG, Son S, Keum HJ. Transforaminal endoscopic lumbar discectomy *versus* open lumbar microdiscectomy: a comparative cohort study with a 5-year follow-up. Pain Physician 2019; 22(3): 295-304. [http://dx.doi.org/10.36076/ppj/2019.22.295] [PMID: 31151337]

[94] Ahn Y, Keum HJ, Lee SG, Lee SW. Transforaminal endoscopic decompression for lumbar lateral recess stenosis: an advanced surgical technique and clinical outcomes. World Neurosurg 2019; 125: e916-24. [http://dx.doi.org/10.1016/j.wneu.2019.01.209] [PMID: 30763754]

[95] Ahn JS, Lee HJ, Park EJ, *et al.* Multifidus muscle changes after biportal endoscopic spinal surgery: magnetic resonance imaging evaluation. World Neurosurg 2019; 130: e525-34. [http://dx.doi.org/10.1016/j.wneu.2019.06.148] [PMID: 31254694]

[96] Zhu Y, Zhao Y, Fan G, *et al.* Comparison of 3 anesthetic methods for percutaneous transforaminal

endoscopic discectomy: a prospective study. Pain Physician 2018; 21(4): E347-53. [PMID: 30045601]

[97] Zhou C, Zhang G, Panchal RR, *et al.* Unique complications of percutaneous endoscopic lumbar discectomy and percutaneous endoscopic interlaminar discectomy. Pain Physician 2018; 21(2): E105-12. [PMID: 29565953]

[98] Yuan H, Zhang X, Zhang LM, Yan YQ, Liu YK, Lewandrowski KU. Comparative study of curative effect of spinal endoscopic surgery and anterior cervical decompression for cervical spondylotic myelopathy. J Spine Surg 2020; 6 (Suppl. 1): S186-96. [http://dx.doi.org/10.21037/jss.2019.11.15] [PMID: 32195427]

[99] Ramírez León JF, Rugeles Ortíz JG, Martínez CR, Alonso Cuéllar GO, Lewandrowski KU. Surgical treatment of cervical radiculopathy using an anterior cervical endoscopic decompression. J Spine Surg 2020; 6 (Suppl. 1): S179-85. [http://dx.doi.org/10.21037/jss.2019.09.24] [PMID: 32195426]

[100] Chung AS, Kimball J, Min E, Wang JC. Endoscopic spine surgery-increasing usage and prominence in mainstream spine surgery and spine societies. J Spine Surg 2020; 6 (Suppl. 1): S14-8. http://dx.doi.org/10.21037/jss.2019.09.16] [PMID: 32195409]

[101] Ruetten S, Hahn P, Oezdemir S, Baraliakos X, Godolias G, Komp M. Full-endoscopic uniportal retropharyngeal odontoidectomy for anterior craniocervical infection. Minim Invasive Ther Allied Technol 2019; 28(3): 178-85. [http://dx.doi.org/10.1080/13645706.2018.1498357] [PMID: 30179052]

[102] Ren J, Li R, Zhu K, *et al.* Biomechanical comparison of percutaneous posterior endoscopic cervical discectomy and anterior cervical decompression and fusion on the treatment of cervical spondylotic radiculopathy. J Orthop Surg Res 2019; 14(1): 71. http://dx.doi.org/10.1186/s13018-019-1113-1] [PMID: 30832736]

[103] Oezdemir S, Komp M, Hahn P, Ruetten S. Decompression for cervical disc herniation using the fullendoscopic anterior technique. Oper Orthop Traumatol 2019; 31 (Suppl. 1): 1-10. [http://dx.doi.org/10.1007/s00064-018-0531-2] [PMID: 29392340]

[104] Lin Y, Rao S, Li Y, Zhao S, Chen B. Posterior percutaneous full-endoscopic cervical laminectomy and decompression for cervical stenosis with myelopathy: a technical note. World Neurosurg 2019; S1878-8750(19): 30051-8. [http://dx.doi.org/10.1016/j.wneu.2018.12.180] [PMID: 30648610]

[105] Li C, Tang X, Chen S, Meng Y, Zhang W. Clinical application of large channel endoscopic decompression in posterior cervical spine disorders. BMC Musculoskelet Disord 2019; 20(1): 548. [http://dx.doi.org/10.1186/s12891-019-2920-6] [PMID: 31739780]

[106] Ruetten S, Hahn P, Oezdemir S, *et al.* The full-endoscopic uniportal technique for decompression of the anterior craniocervical junction using the retropharyngeal approach: an anatomical feasibility study in human cadavers and review of the literature. J Neurosurg Spine 2018; 29(6): 615-21. [http://dx.doi.org/10.3171/2018.4.SPINE171156] [PMID: 30192216]

[107] Ruetten S, Hahn P, Oezdemir S, *et al.* Full-endoscopic uniportal odontoidectomy and decompression of the anterior cervicomedullary junction using the retropharyngeal approach. Spine 2018; 43(15): E911-8. [http://dx.doi.org/10.1097/BRS.0000000000002561] [PMID: 29438218]

[108] Ruetten S, Hahn P, Oezdemir S, Baraliakos X, Godolias G, Komp M. Surgical treatment of cervical subaxial intraspinal extradural cysts using a full-endoscopic uniportal posterior approach. J Orthop Surg (Hong Kong) 2018; 26(2): 2309499018777665. [http://dx.doi.org/10.1177/2309499018777665] [PMID: 29793373]

[109] Oezdemir S, Komp M, Hahn P, Ruetten S. Decompression for cervical disc herniation using the fullendoscopic anterior technique - German version. Oper Orthop Traumatol 2018; 30(1): 25-35. [http://dx.doi.org/10.1007/s00064-017-0528-2] [PMID: 29318336]

[110] Komp M, Oezdemir S, Hahn P, Ruetten S. Full-endoscopic posterior foraminotomy surgery for cervical disc herniations. Oper Orthop Traumatol 2018; 30(1): 13-24. [http://dx.doi.org/10.1007/

s00064-017-0529-1] [PMID: 29318337]

[111] Wen H, Wang X, Liao W, *et al.* Effective range of percutaneous posterior full-endoscopic paramedian cervical disc herniation discectomy and indications for patient selection. BioMed Res Int 2017; 2017: 3610385. [http://dx.doi.org/10.1155/2017/3610385] [PMID: 29226132]

[112] Choi G, Pophale CS, Patel B, Uniyal P. Endoscopic spine surgery. J Korean Neurosurg Soc 2017; 60(5): 485-97. [http://dx.doi.org/10.3340/jkns.2017.0203.004] [PMID: 28881110]

[113] Li XC, Zhong CF, Deng GB, Liang RW, Huang CM. Full-endoscopic procedures *versus* traditional discectomy surgery for discectomy: a systematic review and meta-analysis of current global clinical trials. Pain Physician 2016; 19(3): 103-18. [PMID: 27008284]

[114] Yoshimoto M, Miyakawa T, Takebayashi T, *et al.* Microendoscopy-assisted muscle-preserving interlaminar decompression for lumbar spinal stenosis: clinical results of consecutive 105 cases with more than 3-year follow-up. Spine 2014; 39(5): E318-25. [http://dx.doi.org/10.1097/BRS.0000000000000160] [PMID: 24365896]

[115] Yadav YR, Parihar V, Ratre S, Kher Y, Bhatele PR. Endoscopic decompression of cervical spondylotic myelopathy using posterior approach. Neurol India 2014; 62(6): 640-5. [http://dx.doi.org/10.4103/0028-3886.149388] [PMID: 25591677]

[116] Ruetten S, Komp M, Merk H, Godolias G. Full-endoscopic anterior decompression *versus* conventional anterior decompression and fusion in cervical disc herniations. Int Orthop 2009; 33(6): 1677-82. [http://dx.doi.org/10.1007/s00264-008-0684-y] [PMID: 19015851]

[117] Haufe SM, Baker RA, Pyne ML. Endoscopic thoracic laminoforaminoplasty for the treatment of thoracic radiculopathy: report of 12 cases. Int J Med Sci 2009; 6(4): 224-6. [http://dx.doi.org/10.7150/ijms.6.224] [PMID: 19742241]

[118] Hellinger J. Complications of non-endoscopic percutaneous laser disc decompression and nucleotomy with the neodymium: YAG laser 1064 nm. Photomed Laser Surg 2004; 22(5): 418-22. [http://dx.doi.org/10.1089/pho.2004.22.418] [PMID: 15671715]

[119] Fontanella A. Endoscopic microsurgery in herniated cervical discs. Neurol Res 1999; 21(1): 31-8. [http://dx.doi.org/10.1080/01616412.1999.11740888] [PMID: 10048051]

[120] Sharif S, Afsar A. Learning curve and minimally invasive spine surgery. World Neurosurg 2018; 119: 472-8. [http://dx.doi.org/10.1016/j.wneu.2018.06.094] [PMID: 29935319]

[121] Wang H, Huang B, Li C, *et al.* Learning curve for percutaneous endoscopic lumbar discectomy depending on the surgeon's training level of minimally invasive spine surgery. Clin Neurol Neurosurg 2013; 115(10): 1987-91. [http://dx.doi.org/10.1016/j.clineuro.2013.06.008] [PMID: 23830496]

[122] Lewandrowski KU, Soriano-Sánchez JA, Zhang X, *et al.* Surgeon training and clinical implementation of spinal endoscopy in routine practice: results of a global survey. J Spine Surg 2020; 6 (Suppl. 1): S237-48. [http://dx.doi.org/10.21037/jss.2019.09.32] [PMID: 32195431]

[123] Boos N. Health care technology assessment and transfer. Eur Spine J 2007; 16(8): 1291-2. [http://dx.doi.org/10.1007/s00586-007-0440-9] [PMID: 17636348]

[124] Burkhardt BW, Wilmes M, Sharif S, Oertel JM. The visualization of the surgical field in tubular assisted spine surgery: is there a difference between HD-endoscopy and microscopy? Clin Neurol Neurosurg 2017; 158: 5-11. [http://dx.doi.org/10.1016/j.clineuro.2017.04.010] [PMID: 28414959]

[125] Siller S, Zoellner C, Fuetsch M, Trabold R, Tonn JC, Zausinger S. A high-definition 3D exoscope as an alternative to the operating microscope in spinal microsurgery. J Neurosurg Spine 2020; 1-10. [http://dx.doi.org/10.3171/2020.4.SPINE20374] [PMID: 32650307]

[126] Pham MH, Osorio JA, Lehman RA. Navigated spinal robotics in minimally invasive spine surgery, with preoperative and intraoperative workflows: 2-dimensional operative video. Oper Neurosurg

(Hagerstown) 2020; 19(4): E422.

[127] Huang J, Li Y, Huang L. Spine surgical robotics: review of the current application and disadvantages for future perspectives. J Robot Surg 2020; 14(1): 11-6. [http://dx.doi.org/10.1007/s11701-019-00983-6] [PMID: 31243701]

[128] Ahern DP, Gibbons D, Schroeder GD, Vaccaro AR, Butler JS. Image-guidance, robotics, and the future of spine surgery. Clin Spine Surg 2020; 33(5): 179-84. [PMID: 31425306]

[129] Staub BN, Sadrameli SS. The use of robotics in minimally invasive spine surgery. J Spine Surg 2019; 5 (Suppl. 1): S31-40. [http://dx.doi.org/10.21037/jss.2019.04.16] [PMID: 31380491]

[130] Galetta MS, Leider JD, Divi SN, Goyal DKC, Schroeder GD. Robotics in spinal surgery. Ann Transl Med 2019; 7 (Suppl. 5): S165. [http://dx.doi.org/10.21037/atm.2019.07.93] [PMID: 31624731]

[131] Snyder LA. Integrating robotics into a minimally invasive transforaminal interbody fusion workflow. Neurosurg Focus 2018; 45(VideoSuppl 1): V4. [http://dx.doi.org/10.3171/2018.7.FocusVid.18111]

[132] Crawford N, Johnson N, Theodore N. Ensuring navigation integrity using robotics in spine surgery. J Robot Surg 2020; 14(1): 177-83. [http://dx.doi.org/10.1007/s11701-019-00963-w] [PMID: 30989617]

[133] Malham GM, Wells-Quinn T. What should my hospital buy next?-guidelines for the acquisition and application of imaging, navigation, and robotics for spine surgery. J Spine Surg 2019; 5(1): 155-65. [http://dx.doi.org/10.21037/jss.2019.02.04] [PMID: 31032450]

[134] Kochanski RB, Lombardi JM, Laratta JL, Lehman RA, O'Toole JE. Image-guided navigation and robotics in spine surgery. Neurosurgery 2019; 84(6): 1179-89. [http://dx.doi.org/10.1093/neuros/nyy630] [PMID: 30615160]

[135] Ji GY, Lee J, Lee SW, et al. Safety and effectiveness of transforaminal epiduroscopic laser ablation in single level disc disease: a case-control study. Pain Physician 2018; 21(6): E643-50. [PMID: 30508995]

[136] Lee SH, Kang HS. Percutaneous endoscopic laser annuloplasty for discogenic low back pain. World Neurosurg 2010; 73(3): 198-206. [http://dx.doi.org/10.1016/j.surneu.2009.01.023] [PMID: 20860958]

[137] Ruetten S, Meyer O, Godolias G. Application of holmium:YAG laser in epiduroscopy: extended practicabilities in the treatment of chronic back pain syndrome. J Clin Laser Med Surg 2002; 20(4): 203-6. [http://dx.doi.org/10.1089/104454702760230528] [PMID: 12206722]

[138] Chiu JC, Clifford TJ, Greenspan M, Richley RC, Lohman G, Sison RB. Percutaneous microdecompressive endoscopic cervical discectomy with laser thermodiskoplasty. Mt Sinai J Med 2000; 67(4): 278-82. [PMID: 11021777]

[139] Knight MT, Vajda A, Jakab GV, Awan S. Endoscopic laser foraminoplasty on the lumbar spine--early experience. Minim Invasive Neurosurg 1998; 41(1): 5-9. [http://dx.doi.org/10.1055/s-2008-1052006] [PMID: 9565957]

[140] Maeda T, Takamatsu N, Hashimoto A, et al. Return to play in professional baseball players following transforaminal endoscopic decompressive spine surgery under local anesthesia. J Spine Surg 2020; 6 (Suppl. 1): S300-6. [http://dx.doi.org/10.21037/jss.2019.11.09] [PMID: 32195437]

[141] Pan F, Shen B, Chy SK, et al. Transforaminal endoscopic system technique for discogenic low back pain: a prospective Cohort study. Int J Surg 2016; 35: 134-8. [http://dx.doi.org/10.1016/j.ijsu.2016.09.091] [PMID: 27693825]

[142] Yeung AT, Gore S. In-vivo Endoscopic visualization of patho-anatomy in symptomatic degenerative conditions of the lumbar spine ii: intradiscal, foraminal, and central canal decompression. Surg Technol Int 2011; 21: 299-319. [PMID: 22505004]

[143] Haufe SM, Mork AR. Endoscopic facet debridement for the treatment of facet arthritic pain--a novel

new technique. Int J Med Sci 2010; 7(3): 120-3. [http://dx.doi.org/10.7150/ijms.7.120] [PMID: 20567612]

[144] Yuan C, Wang J, Zhou Y, Pan Y. Endoscopic lumbar discectomy and minimally invasive lumbar interbody fusion: a contrastive review. Wideochir Inne Tech Malo Inwazyjne 2018; 13(4): 429-34. [http://dx.doi.org/10.5114/wiitm.2018.77744] [PMID: 30524611]

[145] Caruso R, Pesce A, Martines V, et al. Assessing the real benefits of surgery for degenerative lumbar spinal stenosis without instability and spondylolisthesis: a single surgeon experience with a mean 8-year follow-up. J Orthop Traumatol 2018; 19(1): 6. [http://dx.doi.org/10.1186/s10195-018-0497-8] [PMID: 30171437]

[146] Law MD Jr, Bernhardt M, White AA III. Cervical spondylotic myelopathy: a review of surgical indications and decision making. Yale J Biol Med 1993; 66(3): 165-77. [PMID: 8209553]

[147] Sengupta DK, Herkowitz HN. Lumbar spinal stenosis. Treatment strategies and indications for surgery. Orthop Clin North Am 2003; 34(2): 281-95. [http://dx.doi.org/10.1016/S0030-5898(02)00069-X] [PMID: 12914268]

[148] Boswell MV, Shah RV, Everett CR, et al. Interventional techniques in the management of chronic spinal pain: evidence-based practice guidelines. Pain Physician 2005; 8(1): 1-47. [http://dx.doi.org/10.36076/ppj.2006/9/1] [PMID: 16850041]

[149] Fessler RG, O'Toole JE, Eichholz KM, Perez-Cruet MJ. The development of minimally invasive spine surgery. Neurosurg Clin N Am 2006; 17(4): 401-9. [http://dx.doi.org/10.1016/j.nec.2006.06.007] [PMID: 17010890]

[150] Pflugmacher R, Schleicher P, Gumnior S, et al. Biomechanical comparison of bioabsorbable cervical spine interbody fusion cages. Spine 2004; 29(16): 1717-22. [http://dx.doi.org/10.1097/01.BRS.0000134565.17078.4C] [PMID: 15303013]

[151] Verma K, Gandhi SD, Maltenfort M, et al. Rate of adjacent segment disease in cervical disc arthroplasty versus single-level fusion: meta-analysis of prospective studies. Spine 2013; 38(26): 2253-7. [http://dx.doi.org/10.1097/BRS.0000000000000052] [PMID: 24335631]

[152] Zheng B, Hao D, Guo H, He B. ACDF vs TDR for patients with cervical spondylosis - an 8 year follow up study. BMC Surg 2017; 17(1): 113. [http://dx.doi.org/10.1186/s12893-017-0316-9] [PMID: 29183306]

[153] Vaishnav AS, Saville P, McAnany S, et al. Retrospective review of immediate restoration of lordosis in single-level minimally invasive transforaminal lumbar interbody fusion: a comparison of static and expandable interbody cages. Oper Neurosurg (Hagerstown) 2020; 18(5): 518-23. [http://dx.doi.org/10.1093/ons/opz240]

[154] O'Toole JE, Eichholz KM, Fessler RG. Minimally invasive far lateral microendoscopic discectomy for extraforaminal disc herniation at the lumbosacral junction: cadaveric dissection and technical case report. Spine J 2007; 7(4): 414-21. [http://dx.doi.org/10.1016/j.spinee.2006.07.008] [PMID: 17630139]

[155] Ortega-Porcayo LA, Leal-López A, Soriano-López ME, et al. Assessment of paraspinal muscle atrophy percentage after minimally invasive transforaminal lumbar interbody fusion and unilateral instrumentation using a novel contralateral intact muscle-controlled model. Asian Spine J 2018; 12(2): 256-62. [http://dx.doi.org/10.4184/asj.2018.12.2.256] [PMID: 29713406]

[156] Skovrlj B, Gilligan J, Cutler HS, Qureshi SA. Minimally invasive procedures on the lumbar spine. World J Clin Cases 2015; 3(1): 1-9. [http://dx.doi.org/10.12998/wjcc.v3.i1.1] [PMID: 25610845]

[157] Lewandrowski KU. Readmissions after outpatient transforaminal decompression for lumbar foraminal and lateral recess stenosis. Int J Spine Surg 2018; 12(3): 342-51. [http://dx.doi.org/10.14444/5040] [PMID: 30276091]

[158] Modhia U, Takemoto S, Braid-Forbes MJ, Weber M, Berven SH. Readmission rates after

decompression surgery in patients with lumbar spinal stenosis among Medicare beneficiaries. Spine 2013; 38(7): 591-6. [http://dx.doi.org/10.1097/BRS.0b013e31828628f5] [PMID: 23324923]

[159] Adogwa O, Parker SL, Bydon A, Cheng J, McGirt MJ. Comparative effectiveness of minimally invasive *versus* open transforaminal lumbar interbody fusion: 2-year assessment of narcotic use, return to work, disability, and quality of life. J Spinal Disord Tech 2011; 24(8): 479-84. [http://dx.doi.org/10.1097/BSD.0b013e3182055cac] [PMID: 21336176]

[160] Drahos GL, Williams L. Addressing the emerging public health crisis of narcotic overdose. Gen Dent 2017; 65(5): 7-9. [PMID: 28862579]

[161] Wang X, Borgman B, Vertuani S, Nilsson J. A systematic literature review of time to return to work and narcotic use after lumbar spinal fusion using minimal invasive and open surgery techniques. BMC Health Serv Res 2017; 17(1): 446. [http://dx.doi.org/10.1186/s12913-017-2398-6] [PMID: 28655308]

[162] Lewandrowski KU, Iprenburg M, Lee SH. Endoscopic spinal surgery. 1st ed., KU Lewandrowski. London: Jaypee Brothers Medical Pub 2013.

[163] Casal-Moro R, Castro-Menéndez M, Hernández-Blanco M, Bravo-Ricoy JA, Jorge-Barreiro FJ. Longterm outcome after microendoscopic diskectomy for lumbar disk herniation: a prospective clinical study with a 5-year follow-up. Neurosurgery 2011; 68(6): 1568-75. [http://dx.doi.org/10.1227/NEU.0b013e31820cd16a] [PMID: 21311384]

[164] Gadjradj PS, van Tulder MW, Dirven CM, Peul WC, Harhangi BS. Clinical outcomes after percutaneous transforaminal endoscopic discectomy for lumbar disc herniation: a prospective case series. Neurosurg Focus 2016; 40(2): E3. [http://dx.doi.org/10.3171/2015.10.FOCUS15484] [PMID: 26828884]

[165] Ruetten S, Komp M, Merk H, Godolias G. A new full-endoscopic technique for cervical posterior foraminotomy in the treatment of lateral disc herniations using 6.9-mm endoscopes: prospective 2-year results of 87 patients. Minim Invasive Neurosurg 2007; 50(4): 219-26. [http://dx.doi.org/10.1055/s-2007-985860] [PMID: 17948181]

[166] Ruetten S, Komp M, Merk H, Godolias G. Full-endoscopic cervical posterior foraminotomy for the operation of lateral disc herniations using 5.9-mm endoscopes: a prospective, randomized, controlled study. Spine 2008; 33(9): 940-8. [http://dx.doi.org/10.1097/BRS.0b013e31816c8b67] [PMID: 18427313]

[167] Hellinger S. The fullendoscopic anterior cervical fusion: a new horizon for selective percutaneous endoscopic cervical decompression. Acta Neurochir Suppl (Wien) 2011; 108: 203-7. [http://dx.doi.org/10.1007/978-3-211-99370-5_31] [PMID: 21107960]

[168] Lee SH, Lee JH, Choi WC, Jung B, Mehta R. Anterior minimally invasive approaches for the cervical spine. Orthop Clin North Am 2007; 38(3): 327-37. [http://dx.doi.org/10.1016/j.ocl.2007.02.007] [PMID: 17629981]

[169] Tajima T, Sakamoto H, Yamakawa H. Diskectomy cervical percutanee. Revue Med Orthoped 1989; 17: 7-10.

[170] Gastambide D. Percutaneous cervical discectomy non-automatized SICOT. Seoul, Korea: ISMISS 1993.

[171] Algara M. Automated percutaneous cervical discectomy. 4th Annual Meeting of the European Spine Society. Nantes, France. 1993.

[172] Herman S, Nizard R. La discectomie percutanee au rachis cervical Rachis cervical degenerative et tramatique: expansion scientifique francaise 1993; 6-160.

[173] Bonati A. Percutaneous cervical laser discectomy. International Meeting of Laser Surgery. San Francisco. 1991.

[174] Siebert W. Percutaneous laser discectomy of cervical discs: preliminary clinical results. J Clin Laser Med Surg 1995; 13(3): 205-7. [http://dx.doi.org/10.1089/clm.1995.13.205] [PMID: 10150647]

[175] Lee SH, Ahn Y, Choi WC, Bhanot A, Shin SW. Immediate pain improvement is a useful predictor of long-term favorable outcome after percutaneous laser disc decompression for cervical disc herniation. Photomed Laser Surg 2006; 24(4): 508-13. [http://dx.doi.org/10.1089/pho.2006.24.508] [PMID: 16942433]

[176] Jolesz FA, Bleier AR, Jakab P, Ruenzel PW, Huttl K, Jako GJ. MR imaging of laser-tissue interactions. Radiology 1988; 168(1): 249-53. [http://dx.doi.org/10.1148/radiology.168.1.3380968] [PMID: 3380968]

[177] Ahn Y, Lee SH, Shin SW. Percutaneous endoscopic cervical discectomy: clinical outcome and radiographic changes. Photomed Laser Surg 2005; 23(4): 362-8. [http://dx.doi.org/10.1089/pho.2005.23.362] [PMID: 16144477]

[178] Ahn Y, Lee SH, Lee SC, Shin SW, Chung SE. Factors predicting excellent outcome of percutaneous cervical discectomy: analysis of 111 consecutive cases. Neuroradiology 2004; 46(5): 378-84. [http://dx.doi.org/10.1007/s00234-004-1197-z] [PMID: 15103434]

[179] Ascher PW. Status quo and new horizons of laser therapy in neurosurgery. Lasers Surg Med 1985; 5(5): 499-506. [http://dx.doi.org/10.1002/lsm.1900050509] [PMID: 4068883]

[180] Quigley MR, Maroon JC, Shih T, Elrifai A, Lesiecki ML. Laser discectomy. Comparison of systems. Spine 1994; 19(3): 319-22. [http://dx.doi.org/10.1097/00007632-199402000-00011] [PMID: 8171364]

[181] Davis JK. Percutaneous discectomy improved with KTP laser. Clin Laser Mon 1990; 8(7): 105-6. [PMID: 10149820]

[182] Casper GD, Mullins LL, Hartman VL. Laser-assisted disc decompression: a clinical trial of the holmium:YAG laser with side-firing fiber. J Clin Laser Med Surg 1995; 13(1): 27-32. [http://dx.doi.org/10.1089/clm.1995.13.27] [PMID: 10150570]

[183] Casper GD, Hartman VL, Mullins LL. Percutaneous laser disc decompression with the holmium: YAG laser. J Clin Laser Med Surg 1995; 13(3): 195-203. [http://dx.doi.org/10.1089/clm.1995.13.195] [PMID: 10150646]

[184] Yeung AT. The evolution of percutaneous spinal endoscopy and discectomy: state of the art. Mt Sinai J Med 2000; 67(4): 327-32. [PMID: 11021785]

[185] Siebert WE, Berendsen BT, Tollgaard J. Percutaneous laser disk decompression. Experience since 1989. Orthopade 1996; 25(1): 42-8. [PMID: 8622845]

[186] Ahn Y, Lee U. Use of lasers in minimally invasive spine surgery. Expert Rev Med Devices 2018; 15(6): 423-33. [http://dx.doi.org/10.1080/17434440.2018.1483236] [PMID: 29855205]

[187] Ahn JS, Lee HJ, Choi DJ, Lee KY, Hwang SJ. Extraforaminal approach of biportal endoscopic spinal surgery: a new endoscopic technique for transforaminal decompression and discectomy. J Neurosurg Spine 2018; 28(5): 492-8. [http://dx.doi.org/10.3171/2017.8.SPINE17771] [PMID: 29473790]

[188] Mayer HM, Brock M, Berlien HP, Weber B. Percutaneous endoscopic laser discectomy (PELD). A new surgical technique for non-sequestrated lumbar discs. Acta Neurochir Suppl (Wien) 1992; 54: 53-8. [http://dx.doi.org/10.1007/978-3-7091-6687-1_7] [PMID: 1595409]

[189] Hellinger J. Technical aspects of the percutaneous cervical and lumbar laser-disc-decompression and-nucleotomy. Neurol Res 1999; 21(1): 99-102. [http://dx.doi.org/10.1080/01616412.1999.11740902] [PMID: 10048065]

[190] Deukmedjian AJ, Cianciabella A, Cutright J, Deukmedjian A. Cervical Deuk Laser Disc Repair(®): A novel, full-endoscopic surgical technique for the treatment of symptomatic cervical disc disease. Surg Neurol Int 2012; 3: 142. [http://dx.doi.org/10.4103/2152-7806.103884] [PMID: 23230523]

[191] Deukmedjian AJ, Jason Cutright ST, Augusto Cianciabella PC, Deukmedjian A. Deuk Laser Disc Repair(®) is a safe and effective treatment for symptomatic cervical disc disease. Surg Neurol Int 2013; 4: 68. [http://dx.doi.org/10.4103/2152-7806.112610] [PMID: 23776754]

[192] Pflum FA, Selby RM, Vizzone JP. Arthroscopic anterior diskectomy of the cervical spine. Arthroscopy 2008; 24(5): 612-4. [http://dx.doi.org/10.1016/j.arthro.2007.08.002] [PMID: 18442696]

[193] Bing N, Tao D, Wei S, Guang L, Hongwei Z. Percutaneous endoscopic c2-c3 medial branches neurotomy for cervicogenic headache. World Neurosurg 2019; 126: 498-501. [http://dx.doi.org/10.1016/j.wneu.2019.03.072] [PMID: 30885858]

[194] Choi GS, Ahn SH, Cho YW, Lee DK. Short-term effects of pulsed radiofrequency on chronic refractory cervical radicular pain. Ann Rehabil Med 2011; 35(6): 826-32. [http://dx.doi.org/10.5535/arm.2011.35.6.826] [PMID: 22506211]

[195] Choi GS, Ahn SH, Cho YW, Lee DG. Long-term effect of pulsed radiofrequency on chronic cervical radicular pain refractory to repeated transforaminal epidural steroid injections. Pain Med 2012; 13(3): 368-75. [http://dx.doi.org/10.1111/j.1526-4637.2011.01313.x] [PMID: 22296730]

[196] Yao N, Wang C, Wang W, Wang L. Full-endoscopic technique for anterior cervical discectomy and interbody fusion: 5-year follow-up results of 67 cases. Eur Spine J 2011; 20(6): 899-904. [http://dx.doi.org/10.1007/s00586-010-1642-0] [PMID: 21153596]

[197] Wu PF, Li YW, Wang B, Jiang B, Tu ZM, Lv GH. Posterior cervical foraminotomy via Fullendoscopic versus microendoscopic approach for radiculopathy: a systematic review and metaanalysis. Pain Physician 2019; 22(1): 41-52. [PMID: 30700067]

[198] Ahn Y, Keum HJ, Shin SH. Percutaneous endoscopic cervical discectomy versus anterior cervical discectomy and fusion: a comparative cohort study with a five-year follow-up. J Clin Med 2020; 9(2): E371. [http://dx.doi.org/10.3390/jcm9020371] [PMID: 32013206]

[199] Du Q, Lei LQ, Cao GR, et al. Percutaneous full-endoscopic anterior transcorporeal cervical discectomy and channel repair: a technique note report. BMC Musculoskelet Disord 2019; 20(1): 280. [http://dx.doi.org/10.1186/s12891-019-2659-0] [PMID: 31182078]

[200] Kim JS, Eun SS, Prada N, Choi G, Lee SH. Modified transcorporeal anterior cervical microforaminotomy assisted by O-arm-based navigation: a technical case report. Eur Spine J 2011; 20 (Suppl. 2): S147-52. [http://dx.doi.org/10.1007/s00586-010-1454-2] [PMID: 20490870]

[201] Choi G, Lee SH, Bhanot A, Chae YS, Jung B, Lee S. Modified transcorporeal anterior cervical microforaminotomy for cervical radiculopathy: a technical note and early results. Eur Spine J 2007; 16(9): 1387-93. [http://dx.doi.org/10.1007/s00586-006-0286-6] [PMID: 17203272]

[202] Choi G, Arbatti NJ, Modi HN, et al. Transcorporeal tunnel approach for unilateral cervical radiculopathy: a 2-year follow-up review and results. Minim Invasive Neurosurg 2010; 53(3): 127-31. [http://dx.doi.org/10.1055/s-0030-1249681] [PMID: 20809454]

[203] Deng ZL, Chu L, Chen L, Yang JS. Anterior transcorporeal approach of percutaneous endoscopic cervical discectomy for disc herniation at the C4-C5 levels: a technical note. Spine J 2016; 16(5): 659-66. [http://dx.doi.org/10.1016/j.spinee.2016.01.187] [PMID: 26850173]

[204] Schubert M, Merk S. Retrospective evaluation of efficiency and safety of an anterior percutaneous approach for cervical discectomy. Asian Spine J 2014; 8(4): 412-20. [http://dx.doi.org/10.4184/asj.2014.8.4.412] [PMID: 25187857]

[205] Tzaan WC. Anterior percutaneous endoscopic cervical discectomy for cervical intervertebral disc herniation: outcome, complications, and technique. J Spinal Disord Tech 2011; 24(7): 421-31. [http://dx.doi.org/10.1097/BSD.0b013e31820ef328] [PMID: 21430567]

第 2 章　颈椎微创手术的麻醉
Anesthesia for Minimally Invasive Surgery of the Cervical Spine

João Abrão1　Kai-Uwe Lewandrowski　Álvaro Dowling　著

摘　要

门诊手术中心的麻醉必须根据手术情况而特殊考量。手术的时间、创伤造成的疼痛及出血量都必须关注。门诊脊柱手术相当于是住院部脊柱手术的简化版。门诊脊柱手术常具有微创、切口小、出血少、组织破坏少等特点。更重要的是手术过程中疼痛刺激少。这些现代脊柱手术也采用了局部麻醉的策略，以减少对全身麻醉的需要。在某些情况下，如进行镜下神经根减压时，外科医生可能需要与处于基础镇静、镇痛且清醒的患者及时沟通，以降低神经结构损伤的风险。在颈椎手术中，与患者的及时沟通非常重要，这要求麻醉医生能根据外科医生的需要，对患者进行针对性的麻醉管理。监护麻醉是通过使用各种镇静药和麻醉药实现基础镇静，适用于门诊颈椎内镜手术。这些手术可以在患者处于仰卧位（颈椎前路手术）或俯卧位（颈椎后路手术）时进行。患者采用俯卧位时，在维持足够通气和镇静的同时，保持患者足够的舒适以耐受手术，同时仍与外科医生保持沟通，可能会带来额外的问题。当然在其他情况下或根据不同的外科医生偏好，可能部分医生不需要在术中与患者保持沟通。这一章描述了现代监护麻醉的概念，同时介绍了仰卧位和俯卧位下气道管理，以及相关镇静药的使用。

关键词

平衡麻醉，颈椎内镜，监护麻醉

开放脊柱手术逐渐被微创脊柱手术（minimally invasive spine surgery，MISS）所取代。目前，MISS 是治疗常见的颈椎退行性疾病的首选技术 [1-3]。颈椎椎间盘突出症是其主要适应证之一 [1-6]。MISS 具有组织创伤小、术中失血少、术后疼痛轻，以及术中对深度麻醉的需求少等显著优势，能够使患者的住院周期明显缩短 [5, 7, 8]。在脊柱内镜手术中，轻度的麻醉镇静监测是让患者尽早从恢复室或门诊手术中心（ambulatory surgery center，ASC）出院的关键因素 [9, 10]。

在本章，作者将介绍颈椎内镜门诊手术时所采用的个性化麻醉方法。颈椎内镜门诊手术中，一方面，患者只需要少剂量的镇静药和麻醉药便可获得术中舒适感。另一方面，外科医生还严重依赖患者的语言沟通以确保手术安全。因此，术中外科医生和麻醉医生需密切沟通，及时调整麻醉方式以满足外科医生的需求，以便安全、高效、及时地进行颈椎手术。在这个微妙且有潜在危险的手术过程中，保持患者清醒并能够与外科医生交谈是对患者神经功能最可靠和最好的监测方法。本章主要讨论外科医生和麻醉医生之间的沟通及描述实际麻醉方案。

一、麻醉策略

一般来说，当患者出院时，若是在住院过程中麻醉和手术恢复更快，患者满意度会更高。考虑到为了更简单明了地阐述复杂的脊柱手术，作者不建议住院进行全身麻醉手术。然而，这一建议存在几个问题。首先，大多数颈椎内镜手术是后路手术，且大多数脊柱内镜外科医生似乎更倾向于后路手术，因为后路具有适用范围更广、更简单，并且对颈部重要结构的损伤风险更小。但后路手术是在患者俯卧位的情况下进行的。多数麻醉医生倾向于气管插管和全身麻醉，以确保气道安全。虽然全身麻醉下气管插管有助于迅速纠正术中呼吸抑制，维持患者的机械通气，但如果过度使用镇静药或麻醉药使患者自主呼吸停止，必然会延长术后恢复时间。其次，全身麻醉可能会导致其他术后问题，包括唤醒时间延长、尿潴留需要在恢复室导尿、心肺功能受损、便秘等。因此，颈椎后路和前路内镜手术最好在门诊手术中心进行，并采用局部麻醉和基础镇静。在患者清醒状态下进行内镜手术可最大限度地降低神经损伤风险。此外，这种监测麻醉护理简化了术后唤醒和恢复，提高了工作效率。依据作者的经验，对许多接受门诊手术的患者来说，全身麻醉是不必要的。对于一些需要进行复杂的内镜减压且合并内科疾病的患者，这样的麻醉方案同样是可取的。这一作者团队通常在可能的情况下采用监护麻醉（monitored anesthesia care，MAC）进行适度镇静[10, 11]。为了使接受内镜手术的患者达到恰当的镇静水平和舒适度，麻醉医生必须感知和预测患者可能感到剧烈疼痛的情况，并需要为此做出反应和配合。由于外科医生可能只专注手术过程，因此麻醉医生应评估其监测仪器中的刺激水平。

二、镇静

镇静等级的量化标准有多种。目前最常用的是 Ramsay 镇静量表（表 2-1）[12-17]。根据该标准，颈椎内镜手术中基础镇静的目标是 3 分，即患者既可以通过被触摸识别出脊神经的感觉，还能够忍受合理范围内的疼痛，甚至能够遵循医生的指令。肺通气在该镇静水平下是充分的，通常只需要辅以鼻氧管保证氧气供应。有时在引入扩张器，放置内镜工作套管后，外科医生想通过要求患者活动双脚来检查神经功能状态。Ramsay 3 分是实现患者合作的理想镇静水平。镇静药的正确选择具有重要意义。在为 MAC 选择药物时，必须考虑其所有的药代动力学和药效动力学特征。表 2-2 列出了理想的镇静药所应具备的特质。

表 2-1　Ramsay 镇静量表	
描　述	分　数
患者焦虑、烦躁不安，或者两者皆有	1 分
患者配合，有定向力、安静	2 分
患者对指令有反应	3 分
嗜睡，对轻扣眉间或大声听觉刺激反应敏捷	4 分
嗜睡，对轻扣眉间或大声听觉刺激反应迟钝	5 分
嗜睡，无任何反应	6 分

三、门诊手术中心颈椎内镜手术麻醉

门诊手术中心（ACS）基础镇静和局部麻醉可能会对患者产生潜在的不良影响。因此手术操作中可导致明显疼痛时，应及时与麻醉医生沟通以调整方案，

表 2-2 最佳镇静药

- 速效及短效
- 最小呼吸抑制
- 对心血管功能无影响
- 无或少量的代谢产物
- 非肝依赖性代谢排泄
- 与其他药物无相互作用
- 注射时不会引起疼痛
- 不产生耐药或戒断综合征
- 无术中知晓
- 经济

从而使患者更舒适。由于镇静是一个持续的消除焦虑和深度伤害刺激的过程，因此麻醉医生需要监测患者的意识减退情况[12]。颈椎内镜手术 MAC 的目标是伴随快速苏醒的快速镇静。理想情况下，所选择的镇静药不应引起任何不良的血流动力学改变、呼吸抑制和代谢紊乱。一些最常用的镇静药物有咪达唑仑、异丙酚、氯胺酮、右美托咪定、瑞芬太尼和芬太尼。目前，一款最新的苯二氮䓬类药物瑞马唑仑，正在进行三期临床试验。通常来说，麻醉医生需要观察患者体位是否舒适，肺通气是否充分。当患者俯卧在后凸架或胸枕上时，维持悬空状态，是非常重要的。此外，术者应采用局部麻醉对整个术区进行麻醉，此时选择长效的局部麻醉药，不仅可减少手术过程中的疼痛刺激，控制术后疼痛，还能避免患者在恢复室出现烦躁不安。

四、镇静药

（一）苯二氮䓬类药物

地西泮、咪达唑仑和劳拉西泮是常用的苯二氮䓬类药物[13-16]。3 种药物的活性代谢产物均能引起老年人的躁动不安。目前，唯一可用于门诊麻醉的是小剂量咪达唑仑[17-20]。苯二氮䓬类药物代谢依赖肝脏，出于安全考虑，在肝功能异常的患者中应避免使用。新型苯二氮䓬类药物雷咪唑仑，可通过血浆和组织酯酶进行快速代谢。因此其代谢不依赖肝脏或肾脏。

咪达唑仑半衰期相对较长，该药物在平均 9min 内于颅内达到与血浆相同浓度[21]。当使用第 2 剂时，麻醉医生必须考虑这种药物的药代动力学，以避免肺换气不足、气道阻塞、缺氧和低血压等并发症[12]。

（二）丙泊酚

静脉注射丙泊酚，由于起效快、代谢时间短，成为小手术中常用的麻醉药物[22-24]。其静脉注射时的注射痛可通过添加少量利多卡因轻松缓解。丙泊酚的药物治疗窗很窄，当血药浓度接近镇静所需剂量时，患者可能很快进入低血压和呼吸抑制状态[25]。丙泊酚可快速扩张血管，可能导致低血压迅速发生[22]。因此，在使用丙泊酚时，应积极静脉补液、密切监测基本生命体征。而当患者处于俯卧并采用鼻氧管通气时，丙泊酚的剂量不应高于 1mg/kg（静脉注射），持续输注速度应维持在约 50μg/(kg·min)[26]。

当使用靶控输注（target-controlled infusion，TCI）技术时，血浆中丙泊酚的浓度应维持在 1μg/ml，并应根据呼吸驱动而适时调整。在颈椎内镜手术中，麻醉医生应充分利用自身的临床经验及时评估患者的烦躁、疼痛情况和镇静水平，以保持患者平稳及舒适，尤其是对镇静药和麻醉药代谢较快的患者而言，及时的判断尤为重要。值得注意的是，从未接受过麻醉的患者在初次接触麻醉时极易产生深度镇静。

（三）右美托咪定

右美托咪定是一种 $α_2$ 受体激动药，具有镇静、抗焦虑、交感抑制，以及在保留镇痛作用的同时产生最小限度的呼吸抑制（图 2–1）[27-30]。其在血流动力学方面的影响包括一过性高血压、心动过缓和低血压[27]。右美托咪定通过激活蓝斑中的 $α_2$ 受体发挥催眠作用，诱导类似自然睡眠的无意识状态，并且使患者保持容易唤醒和配合状态[28]。右美托咪定在体内的分布较为迅速，主要在肝脏代谢为无活性代谢产物[31]。临床中，其诱导剂量为 1μg/kg 持续 10min，维持剂量为 0.5μg/(kg·h)。该剂量可根据患者的反应进行调整，最高可达 1μg/(kg·h)[28]。在 MAC 中，右美托咪定可有效地维持患者的镇静基线。当神经减压等手术操作引起明显疼痛时，可根据需要追加丙泊酚和瑞芬太尼。此外，外科医生可加用 1% 的利多卡因进行局部麻醉以显著改善患者的舒适度并减少全身用药。

（四）瑞芬太尼

瑞芬太尼是一种 μ 受体激动药、短效合成阿片类药物，它可以被血浆和组织的酯酶水解，不会随着输注时间的延长而蓄积。其半衰期为 ±4min[32-36]。与具有强效呼吸抑制特性的药物合用可导致快速呼吸抑制。与丙泊酚联合使用时瑞芬太尼以 0.05μg/(kg·min) 的剂量给药[33]。瑞芬太尼的半衰期较短（$t_{1/2}$ ke0）

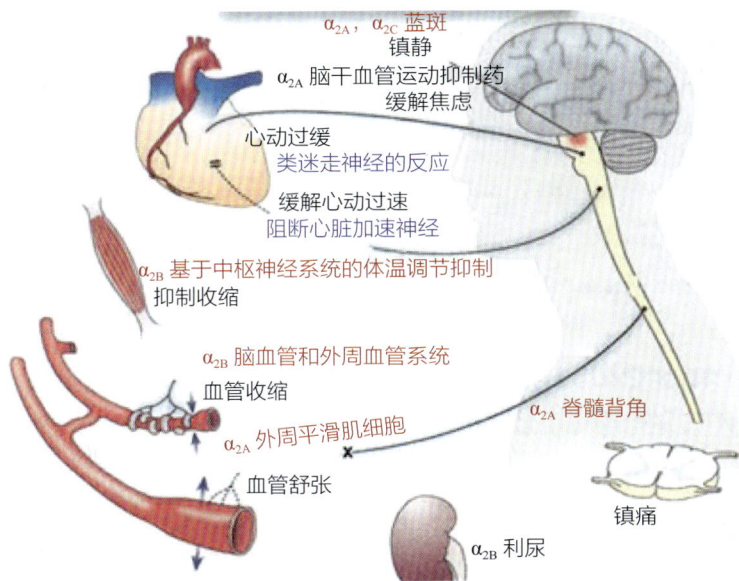

▲ 图 2-1　右美托咪定的生理学

经授权转载，图片由 Jesse B. Hall, Professor of Medicine, Anesthesia & Critical Care at the University of Chicago 提供

为 1.3min，易于测量 [35]。这种快速的药代动力学和药效动力学特征使得瑞芬太尼特别适合快速起效和失效。瑞芬太尼的中心分布体积较小。因此在一次性应用时不适用，只能采用泵注。非常适合脊柱外科门诊手术 [37]。

（五）氯胺酮

氯胺酮为具有中枢性麻醉作用的手性碳化合物药物，具有 S（+）和 R（-）的对映体。前者的效力是后者的 4 倍。其外消旋混合物只有美国才有。另外，在南美洲，S（+）氯胺酮命名为右旋氯胺酮，目前在临床使用。由于其术后易出现幻觉，它很少被用作单一麻醉药。它通常与其他具有镇静作用的药物联合使用 [38-44]。氯胺酮可提供强效的镇痛作用，且不产生呼吸抑制 [41]，使其适用于接受俯卧位颈椎后路内镜手术的患者。最小剂量 0.2~0.5mg/kg 可达到镇痛效果。由于对呼吸功能无显著影响，特别适用于肥胖、哮喘或睡眠呼吸暂停综合征患者。丙泊酚和氯胺酮的混合物被广泛使用，称为酮酚 [24, 45]。这 2 种药物的比例通常是 1：10~1：1 [9]。使用酮酚麻醉的患者恢复时间可能比使用丙泊酚和芬太尼的长 [39]。在俯卧位进行颈椎内镜手术时可以安全使用低剂量的氯胺酮，有助于起到更好的镇痛作用。

五、讨论

由于微创的特点，颈椎内镜手术适合在门诊手术中心开展简单的前路、后路微创颈椎手术，如椎间孔切开术、椎板切开术或部分椎板切开术。神经切除术，包括机械、热或射频的神经根切断术，则是应用内镜脊柱手术平台治疗轴性颈痛而不是神经根性手臂疼痛的其他病例。相应的麻醉方案因手术入路不同而异。若采用局部麻醉，则可避免不必要的全身镇静和镇痛。若外科医生希望在手术中与患者沟通，则需避免全身麻醉气管插管，可采用经面罩、鼻氧管、喉罩通气给氧。俯卧位时，则可采用喉罩通气（laryngeal mask airway，LMA）给氧，以保证呼吸道通畅。而对于合并支气管哮喘、慢性阻塞性肺疾病（chronic obstructive pulmonary disease，COPD）、心肺疾病、糖尿病或肥胖患者，为保证气道安全，则需气道插管。麻醉药可使患者从合作和有反应的状态（Ramsay 2～3 分）迅速变成对刺激反应迟钝或完全无反应的状态（Ramsay 5～6 分）。因此针对内镜下颈椎减压手术，联合镇静药和麻醉药是首选方案。

联合多模式镇静可充分利用各药物的优点。例如，氯胺酮与丙泊酚联用制剂（酮酚）具有良好的镇痛效果，且无呼吸抑制。瑞芬太尼由于起效快、代谢快，较适合门诊颈椎手术，但由于价格昂贵，因此常用半衰期较长的芬太尼作为替代。右美托咪定是一种新型的镇痛药，对呼吸功能抑制最小[27-30]，但有可能会引起一过性高血压、心动过缓和低血压。为满足门诊颈椎内镜手术的镇静需求，大多数麻醉医生选择联合使用芬太尼和丙泊酚，具备有效、经济的特点。对使用喉罩通气的成人患者，可以考虑使用流量为 1L/min 的七氟醚进行轻吸入麻醉。在麻醉通路中，建议碱石灰最大浓度约 20ppm（0.002%），巴拉林最大浓度为 30ppm（0.003%）。

综上所述，为患者量身定制的平衡麻醉是进行微创颈椎手术的必要条件。许多手术可以在局部麻醉和镇静下进行，允许外科医生和患者之间沟通，以确保手术期间神经功能的完整。外科医生和麻醉医生之间应制订最低限度的麻醉方案，以促进患者从恢复室快速唤醒和出院。如果不需要患者的配合，作者团队推荐使用 LMA 或气管插管全身麻醉。它可以保护气道，加强通气，同时减少气道阻塞问题。颈椎内镜手术时患者在清醒状态下的舒适度需要通过满意的镇痛和镇静来保证。麻醉医生和外科医生长期合作，通常能使患者对麻醉的满意度达到最高。本章推荐将这种联合麻醉 – 手术方案写出来并传达给所有参与患者围术期护理的相关工作人员。这样的方案可能会保证一致的临床疗效和提高患者满意度。

小结

门诊手术中心的 MAC 最适合前路和后路内镜下颈椎减压术，患者一般不需要插管。LMA 加全身麻醉对许多患者来说已足够。简短而快捷的手术甚至可以在局部麻醉、镇静和鼻氧管或面罩下进行。通常，这些气道管理策略适用于仰卧位或俯卧位的患者。门诊颈椎内镜手术时间通常较短，适合有复杂内科并发症的患者。对于那些更适合气管插管的患者，如果患者需要较长时间的恢复或通气，住院手术可能更合适。外科医生和麻醉医生在选择门诊颈椎手术患者时应避免盲目自信。每个患者都应由训练有素的工作人员进行筛查，采用详细的术前检查，以避免手术取消。

参考文献

[1] Adamson TE. The impact of minimally invasive cervical spine surgery. Invited submission from the Joint Section Meeting on Disorders of the Spine and Peripheral Nerves, March 2004. J Neurosurg Spine 2004; 1(1): 43-6. [http://dx.doi.org/10.3171/spi.2004.1.1.0043] [PMID: 15291019]

[2] Skovrlj B, Qureshi SA. Minimally invasive cervical spine surgery. J Neurosurg Sci 2017; 61(3): 325-34. [http://dx.doi.org/10.23736/S0390-5616.16.03906-0] [PMID: 27787486]

[3] Rubino F, Deutsch H, Pamoukian V, Zhu JF, King WA, Gagner M. Minimally invasive spine surgery: an animal model for endoscopic approach to the anterior cervical and upper thoracic spine. J Laparoendosc Adv Surg Tech A 2000; 10(6): 309-13. [http://dx.doi.org/10.1089/lap.2000.10.309] [PMID: 11132909]

[4] Fessler RG, O'Toole JE, Eichholz KM, Perez-Cruet MJ. The development of minimally invasive spine surgery. Neurosurg Clin N Am 2006; 17(4): 401-9. [http://dx.doi.org/10.1016/j.nec.2006.06.007] [PMID: 17010890]

[5] McClelland S III, Goldstein JA. Minimally Invasive *versus* Open Spine Surgery: What Does the Best Evidence Tell Us? J Neurosci Rural Pract 2017; 8(2): 194-8. [http://dx.doi.org/10.4103/jnrp.jnrp_472_16] [PMID: 28479791]

[6] Patel PD, Canseco JA, Houlihan N, Gabay A, Grasso G, Vaccaro AR. Overview of Minimally Invasive Spine Surgery. World Neurosurg 2020; 142: 43-56. [http://dx.doi.org/10.1016/j.wneu.2020.06.043] [PMID: 32544619]

[7] Klingler JH, Sircar R, Scheiwe C, *et al.* Comparative Study of C-arms for Intraoperative 3-dimensional Imaging and Navigation in Minimally Invasive Spine Surgery Part I: Applicability and Image Quality. Clin Spine Surg 2017; 30(6): 276-84. [http://dx.doi.org/10.1097/BSD.0000000000000186] [PMID:

28632551]

[8] Afolabi A, Weir TB, Usmani MF, *et al.* Comparison of percutaneous minimally invasive *versus* open posterior spine surgery for fixation of thoracolumbar fractures: A retrospective matched cohort analysis. J Orthop 2019; 18: 185-90. [http://dx.doi.org/10.1016/j.jor.2019.11.047] [PMID: 32042224]

[9] Ghisi D, Fanelli A, Tosi M, Nuzzi M, Fanelli G. Monitored anesthesia care. Minerva Anestesiol 2005; 71(9): 533-8. [PMID: 16166913]

[10] Berkenstadt H, Perel A, Hadani M, Unofrievich I, Ram Z. Monitored anesthesia care using remifentanil and propofol for awake craniotomy. J Neurosurg Anesthesiol 2001; 13(3): 246-9. [http://dx.doi.org/10.1097/00008506-200107000-00013] [PMID: 11426102]

[11] Pergolizzi JV Jr, Gan TJ, Plavin S, Labhsetwar S, Taylor R. Perspectives on the role of fospropofol in the monitored anesthesia care setting. Anesthesiol Res Pract 2011; 2011: 458920. [http://dx.doi.org/10.1155/2011/458920] [PMID: 21541247]

[12] Barends CRM, Absalom AR, Struys MMRF. Drug selection for ambulatory procedural sedation. Curr Opin Anaesthesiol 2018; 31(6): 673-8. [http://dx.doi.org/10.1097/ACO.0000000000000652] [PMID: 30124543]

[13] García-Pedrajas F, Monedero P. Benzodiazepines in anesthesiology. Clinical applications (II). Rev Esp Anestesiol Reanim 1992; 39(2): 126-31. [PMID: 1350685]

[14] Riefkohl R, Cole NM, Cox EB. The effectiveness of benzodiazepines and narcotics in outpatient surgery. Aesthetic Plast Surg 1984; 8(4): 227-30. [http://dx.doi.org/10.1007/BF01570708] [PMID: 6532165]

[15] Loeffler PM. Oral benzodiazepines and conscious sedation: a review. J Oral Maxillofac Surg 1992; 50(9): 989-97. [http://dx.doi.org/10.1016/0278-2391(92)90061-4] [PMID: 1354722]

[16] Lepresle E, Debras C. Use of benzodiazepines in anesthesia and resuscitation. Encephale 1983; 9(4) (Suppl. 2): 267B-71B. [PMID: 6144523]

[17] Lewis BS, Shlien RD, Wayne JD, Knight RJ, Aldoroty RA. Diazepam *versus* midazolam (versed) in outpatient colonoscopy: a double-blind randomized study. Gastrointest Endosc 1989; 35(1): 33-6. [http://dx.doi.org/10.1016/S0016-5107(89)72682-1] [PMID: 2920882]

[18] Avramov MN, Smith I, White PF. Interactions between midazolam and remifentanil during monitored anesthesia care. Anesthesiology 1996; 85(6): 1283-9. [http://dx.doi.org/10.1097/00000542-199612000-00009] [PMID: 8968175]

[19] Taylor E, Ghouri AF, White PF. Midazolam in combination with propofol for sedation during local anesthesia. J Clin Anesth 1992; 4(3): 213-6. [http://dx.doi.org/10.1016/0952-8180(92)90068-C] [PMID: 1610577]

[20] Gold MI, Watkins WD, Sung YF, *et al.* Remifentanil *versus* remifentanil/midazolam for ambulatory surgery during monitored anesthesia care. Anesthesiology 1997; 87(1): 51-7. [http://dx.doi.org/10.1097/00000542-199707000-00007] [PMID: 9232133]

[21] Gelfman SS, Gracely RH, Driscoll EJ, Wirdzek PR, Sweet JB, Butler DP. Conscious sedation with intravenous drugs: a study of amnesia. J Oral Surg 1978; 36(3): 191-7. [PMID: 272450]

[22] Kwak HJ, Kim JY, Kim YB, Chae YJ, Kim JY. The optimum bolus dose of remifentanil to facilitate laryngeal mask airway insertion with a single standard dose of propofol at induction in children. Anaesthesia 2008; 63(9): 954-8. [http://dx.doi.org/10.1111/j.1365-2044.2008.05544.x] [PMID: 18557970]

[23] Hertzog JH, Campbell JK, Dalton HJ, Hauser GJ. Propofol anesthesia for invasive procedures in ambulatory and hospitalized children: experience in the pediatric intensive care unit. Pediatrics 1999; 103(3): E30. [http://dx.doi.org/10.1542/peds.103.3.e30] [PMID: 10049986]

[24] Frey K, Sukhani R, Pawlowski J, Pappas AL, Mikat-Stevens M, Slogoff S. Propofol *versus* propofolketamine sedation for retrobulbar nerve block: comparison of sedation quality, intraocular pressure changes, and recovery profiles. Anesth Analg 1999; 89(2): 317-21. [PMID: 10439740]

[25] Klein SM, Hauser GJ, Anderson BD, *et al.* Comparison of intermittent *versus* continuous infusion of propofol for elective oncology procedures in children. Pediatr Crit Care Med 2003; 4(1): 78-82. [http://dx.doi.org/10.1097/00130478-200301000-00016] [PMID: 12656549]

[26] Sukhani R, Lurie J, Jabamoni R. Propofol for ambulatory gynecologic laparoscopy: does omission of nitrous oxide alter postoperative emetic sequelae and recovery? Anesth Analg 1994; 78(5): 831-5. [http://dx.doi.org/10.1213/00000539-199405000-00002] [PMID: 8160978]

[27] Uusalo P, Guillaume S, Siren S, *et al.* Pharmacokinetics and sedative effects of intranasal dexmedetomidine in ambulatory pediatric patients. Anesth Analg 2020; 130(4): 949-57. [http://dx.doi.org/10.1213/ANE.0000000000004264] [PMID: 31206433]

[28] Kumari A, Singh AP, Vidhan J, Gupta R, Dhawan J, Kaur J. The sedative and propofol-sparing effect of dexmedetomidine and midazolam as premedicants in minor gynecological day care surgeries: a randomized placebo-controlled study. Anesth Essays Res 2018; 12(2): 423-7. [http://dx.doi.org/10.4103/aer.AER_8_18] [PMID: 29962610]

[29] Long K, Ruiz J, Kee S, *et al.* Effect of adjunctive dexmedetomidine on postoperative intravenous opioid administration in patients undergoing thyroidectomy in an ambulatory setting. J Clin Anesth 2016; 35: 361-4. [http://dx.doi.org/10.1016/j.jclinane.2016.08.036] [PMID: 27871557]

[30] Das A, Dutta S, Chattopadhyay S, *et al.* Pain relief after ambulatory hand surgery: a comparison between dexmedetomidine and clonidine as adjuvant in axillary brachial plexus block: A prospective, double-blinded, randomized controlled study. Saudi J Anaesth 2016; 10(1): 6-12. [http://dx.doi.org/10.4103/1658-354X.169443] [PMID: 26955303]

[31] Weerink MAS, Struys MMRF, Hannivoort LN, Barends CRM, Absalom AR, Colin P. Clinical pharmacokinetics and pharmacodynamics of dexmedetomidine. Clin Pharmacokinet 2017; 56(8): 893-913. [http://dx.doi.org/10.1007/s40262-017-0507-7] [PMID: 28105598]

[32] Wu JX, Assel M, Vickers A, *et al.* Impact of intraoperative remifentanil on postoperative pain and opioid use in thyroid surgery. J Surg Oncol 2019; 120(8): 1456-61. [http://dx.doi.org/10.1002/jso.25746] [PMID: 31680250]

[33] Torun AC, Yilmaz MZ, Ozkan N, Ustun B, Koksal E, Kaya C. Sedative-analgesic activity of remifentanil and effects of preoperative anxiety on perceived pain in outpatient mandibular third molar surgery. Int J Oral Maxillofac Implants 2017; 46(3): 379-84. [http://dx.doi.org/10.1016/j.ijom.2016.11.005] [PMID: 27956057]

[34] Sklika E, Kalimeris K, Perrea D, Stavropoulos N, Kostopanagiotou G, Matsota P. Remifentanil *Vs* fentanyl during day case dental surgery in people with special needs: a comparative, pilot study of their effect on stress response and postoperative pain. Middle East J Anaesthesiol 2016; 23(5): 509-15. [PMID: 27487636]

[35] Sclar DA. Remifentanil, fentanyl, or the combination in surgical procedures in the United States: predictors of use in patients with organ impairment or obesity. Clin Drug Investig 2015; 35(1): 53-9. [http://dx.doi.org/10.1007/s40261-014-0251-9] [PMID: 25471739]

[36] Hara R, Hirota K, Sato M, *et al.* The impact of remifentanil on incidence and severity of postoperative nausea and vomiting in a university hospital-based ambulatory surgery center: a retrospective observation study. Korean J Anesthesiol 2013; 65(2): 142-6. [http://dx.doi.org/10.4097/kjae.2013.65.2.142] [PMID: 24023997]

[37] Chillemi S, Sinardi D, Marino A, Mantarro G, Campisi R. The use of remifentanil for bloodless

surgical field during vertebral disc resection. Minerva Anestesiol 2002; 68(9): 645-9. [PMID: 12370680]

[38] Garg K, Grewal G, Grewal A, *et al.* Hemodynamic responses with different dose of ketamine and propofol in day care gynecological surgeries. J Clin Diagn Res 2013; 7(11): 2548-50. [http://dx.doi. org/10.7860/JCDR/2013/6860.3607] [PMID: 24392397]

[39] Kramer KJ, Ganzberg S, Prior S, Rashid RG. Comparison of propofol-remifentanil *versus* propofolketamine deep sedation for third molar surgery. Anesth Prog 2012; 59(3): 107-17. [http:// dx.doi.org/10.2344/12-00001.1] [PMID: 23050750]

[40] Cillo JE Jr. Analysis of propofol and low-dose ketamine admixtures for adult outpatient dentoalveolar surgery: a prospective, randomized, positive-controlled clinical trial. J Oral Maxillofac Surg 2012; 70(3): 537-46. [http://dx.doi.org/10.1016/j.joms.2011.08.036] [PMID: 22177821]

[41] Aydin ON, Ugur B, Ozgun S, Eyigör H, Copcu O. Pain prevention with intraoperative ketamine in outpatient children undergoing tonsillectomy or tonsillectomy and adenotomy. J Clin Anesth 2007; 19(2): 115-9. [http://dx.doi.org/10.1016/j.jclinane.2006.06.003] [PMID: 17379123]

[42] White M, de Graaff P, Renshof B, van Kan E, Dzoljic M. Pharmacokinetics of S(+) ketamine derived from target controlled infusion. Br J Anaesth 2006; 96(3): 330-4. [http://dx.doi.org/10.1093/bja/ aei316] [PMID: 16415315]

[43] Dalsasso M, Tresin P, Innocente F, Veronese S, Ori C. Low-dose ketamine with clonidine and midazolam for adult day care surgery. Eur J Anaesthesiol 2005; 22(1): 67-8. [http://dx.doi. org/10.1097/00003643-200501000-00014] [PMID: 15816577]

[44] Ersek RA. Dissociative anesthesia for safety's sake: ketamine and diazepam--a 35-year personal experience. Plast Reconstr Surg 2004; 113(7): 1955-9. [http://dx.doi.org/10.1097/01. PRS.0000122402.52595.10] [PMID: 15253183]

[45] Badrinath S, Avramov MN, Shadrick M, Witt TR, Ivankovich AD. The use of a ketamine-propofol combination during monitored anesthesia care. Anesth Analg 2000; 90(4): 858-62. [http://dx.doi. org/10.1213/00000539-200004000-00016] [PMID: 10735789]

第3章 经皮内镜下颈椎手术前后入路的选择策略

Algorithms to Choose Between Anterior and Posterior Cervical Endoscopy

Álvaro Dowling   Kai-Uwe Lewandrowski   Helton Delfino   著

摘 要

近年来，随着全内镜技术在颈椎手术中普及，有关其适应证及手术入路的选择策略等相关问题被相继提出。根据病变解剖部位的不同，颈椎病可分为中央型、椎间孔型和侧隐窝型。根据受累结构的不同，可进一步分为神经根型颈椎病和脊髓型颈椎病。基于以上分类及其相关影像学表现（MRI、CT），本章提出了治疗不同类型颈椎病变的手术策略。同时对经颈前路和经颈后路全内镜颈椎手术目前的手术风险、禁忌证和局限性进行介绍。

关键词

经颈前路与经颈后路，颈椎椎间孔狭窄及中央椎管狭窄，颈椎椎间盘突出症，全内镜技术，适应证，局限性

科技创新使脊柱微创（minimally invasive spine，MIS）技术在腰椎的应用获得了重大进步[1-12]。区别于腰椎，颈椎的病变呈现出不同的解剖形式、手术适应

证与手术风险[13-17]。目前脊柱微创技术在颈椎后路手术中已逐渐广泛开展[18-22]，但全内镜技术在颈椎手术的应用却处于起步阶段[23-29]。颈椎手术具有操作空间狭小、邻近重要结构，以及对压迫颈脊髓和出口神经根的病变进行操作具有潜在高风险等特点[15, 17]。不同入路的颈椎手术具有不同的并发症，经颈前路的手术可出现术中大血管损伤、术后吞咽困难和构音障碍等并发症[13]，经颈后路手术则可能因术中肌肉的广泛剥离导致术后严重颈痛、迟发性医源性颈椎畸形和不稳[30-31]。除手术风险外，是否需要行椎间融合也是实施颈椎微创手术时需考虑的重要问题之一[32-35]。尽管颈椎手术存在上述潜在问题，但近年采用微创技术治疗颈椎常见疾病却获得了一定进展，仅在去年一年就发表了许多同行评议的论著[21, 23, 25, 36-44]。

经前路颈椎内镜手术的适应证包括软性椎间盘突出症、钩椎关节增生导致的神经根管腋侧狭窄，以及颈椎椎间盘退变终末期伴椎间不稳或中央型颈椎椎管狭窄压迫脊髓时行减压与椎间融合[38, 39, 42, 44-46]。经后路颈椎内镜手术则适用于椎板开窗和椎间孔成形以治疗旁中央型椎间盘突出症和侧隐窝狭窄[27, 43, 46, 47]。目前，随着脊柱内固定器械的发展，传统的颈椎侧块固定已被经皮关节突固定所取代，这进一步推动了脊柱微创技术在颈椎中的应用[48, 49]。同时，随着外科医生的不断培训，技术水平的不断提高，以及对颈椎内镜手术的适应证和临床结果的认识逐渐加深，颈椎内镜微创手术的开展逐渐增多。与此同时，关于颈椎内镜微创手术的报道也逐渐增多[50]。本文将对颈椎内镜手术最佳入路的选择策略进行介绍。手术入路的选择主要取决于颈椎局部病理改变的类型及特征，同时，经济性、安全性、有效性也是需要考虑的因素。此外，术者的专业技能也是影响手术入路选择及手术效果的重要因素。因此，外科医生在开展颈椎内镜手术、选择手术方案时，应充分考虑到自身实际。

一、颈椎椎间盘突出症

颈椎内镜手术入路的选择应综合考虑多方面因素，其中，颈椎椎间盘突出症的节段和位置是关键因素。作者通常采用 Odom 分类标准对颈椎椎间盘突出症进行分型（表 3-1）[51-54]。另外，突出的椎间盘是否钙化也是影响选择手术入路的重要因素。对于中央型颈椎椎间盘突出症的病例，术中应尽量避免牵拉颈神经根和颈脊髓，以避免造成神经功能障碍，尤其是对于 $C_{4/5}$ 节段，术后容易出现颈椎手术最常见的神经并发症——C_5 神经根麻痹[45]，因此推荐选择经前路

表 3-1 颈椎椎间盘突出症的 Odom 分型	
Ⅰ 型	单侧软性突出伴神经根受压
Ⅱ 型	椎间孔骨赘形成或硬性突出伴神经根受压
Ⅲ 型	中央软性突出伴脊髓神经根受压
Ⅳ 型	横嵴形成或颈椎滑脱伴脊髓受压

颈椎内镜手术。而对于旁中央型颈椎椎间盘突出症的病例，经颈前路与经颈后路均可选择。颈椎内镜手术存在绝对禁忌证或相对禁忌证。经前路颈椎内镜手术禁忌证包括：①颈椎椎间盘突出症导致椎间隙明显塌陷，椎间垂直高度不足4mm 时，可能导致内镜工作通道将无法建立而被视为禁忌证；②椎体前部有巨大的骨赘或有钙化的椎间盘时；③椎间盘突出症并向头侧或尾侧高度游离，因处理时极有可能出现医源性脊髓损伤，因此被视为前路内镜颈椎椎间盘切除术（anterior endoscopic cervical discectomy，AECD）的绝对禁忌证。后路内镜颈椎椎间盘切除术（posterior endoscopic cervical discectomy，PECD）和 AECD 的术中图像如图 3-1 所示。

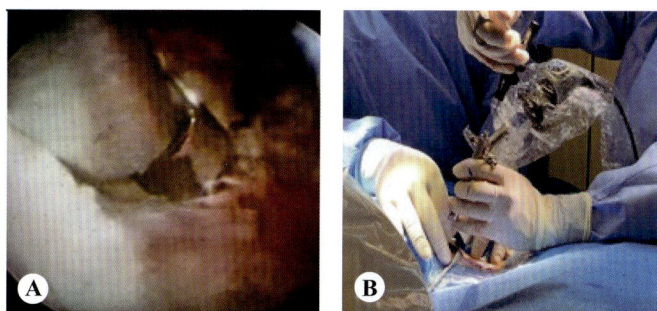

▲ 图 3-1 A. 后路内镜颈椎椎间盘切除术（PECD）的术中视图；B. 前路内镜颈椎椎间盘切除术（AECD）的术中照片

2010—2012 年 Yang[46] 等首次报道了采用经前路或经后路全内镜颈椎椎间盘切除术治疗 84 例颈椎椎间盘突出症（cervical intervertebral disc herniation，CIVDH）患者的临床疗效对比。

纳入标准包括：①椎间盘高度均高于 4mm；②单节段手术。椎间盘突出症导致的椎间孔狭窄病例包含在内。结果显示：其一，2组患者获得了相似的临床症状改善。其二，2组患者手术节段的椎间隙垂直高度在术后随访期间出现不同程度下降，尤其是采用前路手术治疗的患者，推测可能是与前路手术时椎间盘切除较多有关。此外，所有采用后路手术治疗的患者术后随访期间均未出现颈椎后凸或不稳定。

二、颈椎椎间盘突出症的手术入路选择策略

合适病例的选择对于颈椎内镜手术的实施、结果至关重要。基于目前的临床技术标准，结合临床经验和讨论共识，作者推荐如图 3-2 所示的选择策略，以确定最合适的手术方法和入路选择。

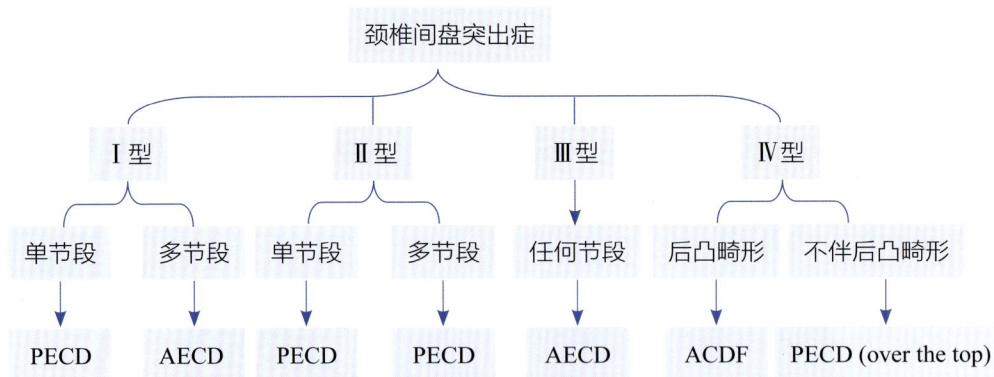

▲ 图 3-2　基于 Odom 分类标准的颈椎椎间盘突出症手术策略选择

PECD. 后路内镜颈椎椎间盘切除术；AECD. 前路内镜颈椎椎间盘切除术；ACDF. 颈椎前路椎间盘切除椎间融合术；over the top. 病灶单侧入路减压至对侧椎间孔

三、颈椎椎间孔狭窄症的手术入路选择策略

约 20% 的颈椎退行性病变的病例因颈椎椎间孔狭窄需要手术处理。手术策略的选择主要依据术者的偏好和专业技术水平。后路内镜颈椎椎间孔成形术（PECF）可在镇痛、局部麻醉和持续的神经电生理监测和监护麻醉（monitored anesthesia care，MAC）下进行，这种方式是作者治疗颈椎椎间孔狭窄的首选手术策略。对于 $C_{4/5}$ 水平的椎间孔狭窄，需切除部分椎弓根以向侧方扩大减压范围，进而避免 C_5 神经根损伤。此外，制订手术策略前应仔细阅片辨别有无任何异常解剖学结构，以避免术中出现意外。对于单侧上肢根性症状椎间孔狭窄的

病例，作者推荐行 PECF。而对于中央型颈椎椎间盘突出症、双侧椎间孔狭窄或颈椎后凸等，作者则推荐经前路术式。

此外，对于单侧神经根性颈椎病仍推荐 PECF，如 ACDF 术后椎间融合器下沉导致的复发性单神经根症状，表现为单侧或双侧颈、肩、上臂疼痛。最近，在美国食品药品管理局（Food and Drag Administration，FDA）进行的几项关于颈椎椎间盘置换术前瞻性随机性试验中，ACDF 作为对照组，在 5 项研究中 ACDF 术后 2 年内的翻修率被报道为 9.02%。有时，糖尿病患者[56] 或吸烟患者[57] 出现无痛性神经根病。这种病理原因为局灶性病变位于神经根腹侧，不出现感觉受损，不出现背根神经节或脊髓神经节受损 [改良的 Kim 分级（图 3–3）的 2^a 级]，因而只产生孤立性的运动障碍，而不伴随疼痛或感觉障碍[55, 58]。

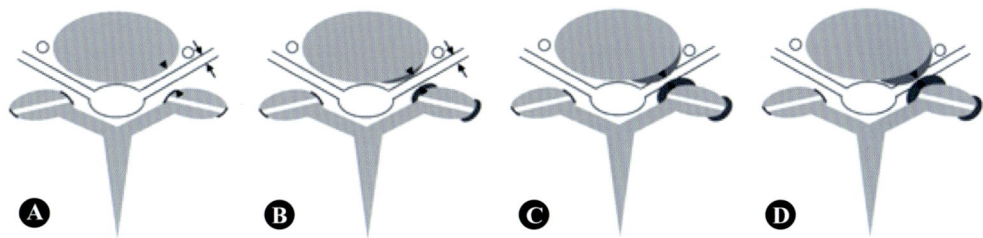

▲ 图 3–3　A 和 B. 0 级，即无椎间孔狭窄，神经孔最窄宽度（箭头）大于孔外神经根（黑箭）；A. 显示神经孔无狭窄；B. 显示轻度狭窄；C. 1 级，非重度颈椎椎间孔狭窄，即椎间孔（箭头）最窄宽度等于或小于椎间孔外神经根宽度，但大于 50% 的椎间孔外神经根宽度；D. 2 级，重度颈椎神经椎间孔狭窄，包括神经椎间孔（箭头）最窄宽度等于或小于椎间孔外神经根宽度的 50%（引自 Kim et al.[55]）

Siller 等[59] 报道的因颈椎退变而接受颈椎管减压手术治疗的 788 例患者中，无痛性神经根病占 4.0%（31 例），其中，98.0% 的病例被证实存在孤立性神经根腹侧压迫，因此，这种压迫与相应神经根严重的无痛性麻痹的临床综合征有较强相关性。孤立性神经根腹侧压迫可以被归类为一种具有高度特征性的影像学表现，MRI 和（或）CT 成为这种罕见临床综合征的首选诊断工具。作者认为若孤立性神经根腹侧压迫发生在 $C_{4/5}$（神经损伤风险最高的节段），PECF 仍是可以考虑的，因为在切除部分背侧椎弓根和前方骨赘后，C_5 出口神经根可以充分向后退让，而不明显提高神经损伤的风险。颈椎椎间孔狭窄的手术选择策略如图 3–4 所示。

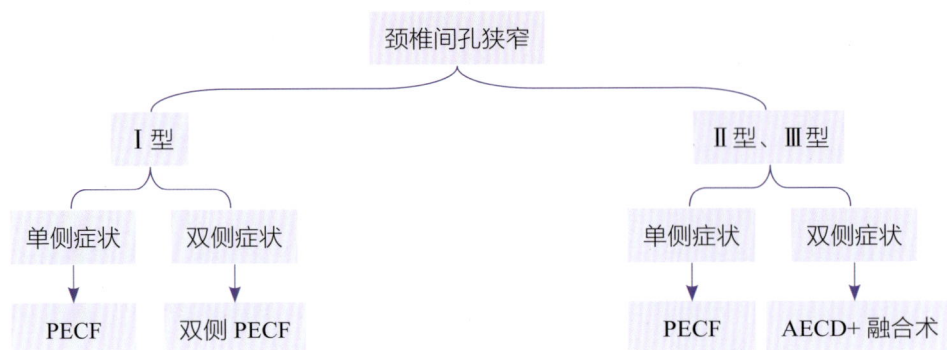

```
                        颈椎间孔狭窄
              ┌──────────────┴──────────────┐
            Ⅰ型                          Ⅱ型、Ⅲ型
        ┌─────┴─────┐                  ┌─────┴─────┐
    单侧症状      双侧症状            单侧症状      双侧症状
        ↓           ↓                   ↓           ↓
      PECF      双侧 PECF             PECF      AECD+ 融合术
```

▲ 图 3-4　基于 Kim 分型的颈椎椎间孔狭窄的手术策略选择

PECF. 后路内镜颈椎椎间孔成形术；AECD. 前路内镜颈椎椎间盘切除术

四、颈椎管中央型狭窄的手术入路选择策略

目前，运用颈椎全内镜技术治疗颈椎管中央型狭窄的手术指征尚存争议。关于成功应用全内镜技术治疗中央型颈椎管狭窄的报道也较少 [28, 60-63]。一项研究报道了利用 MED 管状撑开器建立通道，运用内镜辅助治疗颈椎管中央型狭窄获得了满意的临床结果 [62]。

一般而言，颈椎管中央型狭窄的手术方式和入路应由致压病变的性质和所在位置决定。例如，由褶皱肥厚的黄韧带导致的压迫应采用经后路颈椎内镜手术。由中央型颈椎椎间盘突出症、终末期退变间盘 – 骨赘复合体或骨化后纵韧带导致的压迫则应采用经前路颈椎内镜手术 [64]。对于伴颈椎后凸畸形的，则应行椎间融合术（图 3-5）。这些技术本身都具有一定的局限性，这使得手术入路的选择高度依赖于脊柱外科医生的经验和技术水平。

PECD 手术的局限性之一是其通常只适用于单节段颈椎手术。虽然采用 PECD 手术治疗多节段颈椎病变在理论上是可行的，但将显著增加手术时间和灌洗液在颈后肌肉软组织的留滞量。

通常情况下，完成 1 台单节段 PECD 的耗时较长，会导致局部麻醉镇静监测下，保持俯卧位的患者感到不适；此外，术后因灌洗液潴留会导致伤口肿胀，这些问题均决定 PECD 不太适合作为门诊手术。而本章作者中的 2 位高级别的脊柱外科医生（Álvaro Dowling 和 Kai-Uwe Lewandrowski）均在门诊手术中心（ASC）的局部麻醉镇静监测下完成了大部分 PECD 手术。

关于全内镜下颈椎手术最佳麻醉方式的选择已在前文详细讨论过，不同颈

颈椎管中央型狭窄

Ⅰ级、Ⅱ级、Ⅲ级

伴后凸畸形　　　　　　　无后凸畸形

经前路颈椎内镜 + 融合术

单节段　　　　多节段

经后路颈椎内镜（over the top）　　　经前路颈椎内镜 + 融合术

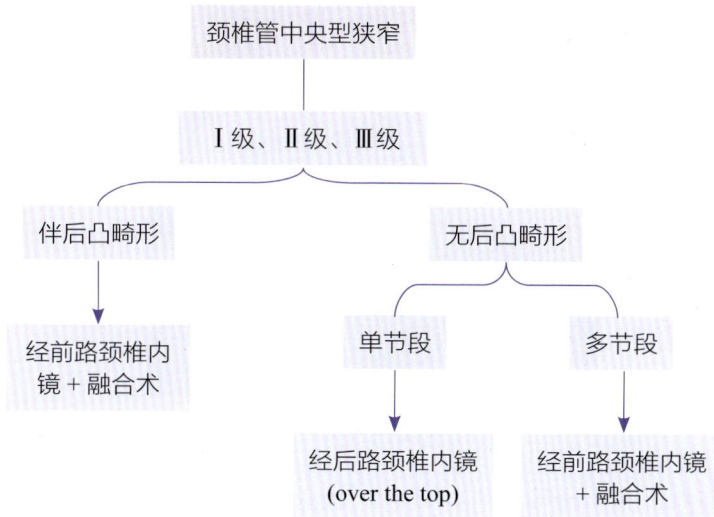

▲ 图 3-5　颈椎管中央型狭窄的手术选择策略

手术策略的选择主要依据有无后凸畸形和受累节段数，次要依据椎管的狭窄严重程度。over the top.
病灶单侧入路减压至对侧椎间孔

椎内镜手术（图 3-6 和图 3-7）中的程序和时间相关限制可能对不同医生有不同要求，因此，术者应根据自身技能水平、临床经验和患者实际情况来选择合适的手术和麻醉方式。

对于某些特殊的颈椎管中央型狭窄，需要采用经前后路联合颈椎内镜手术。然而，在门诊中心完成经前后路联合颈椎内镜手术通常不切实际。由于经前后路联合颈椎内镜手术需要在完全不同的体位（俯卧位和仰卧位）下实施，因此

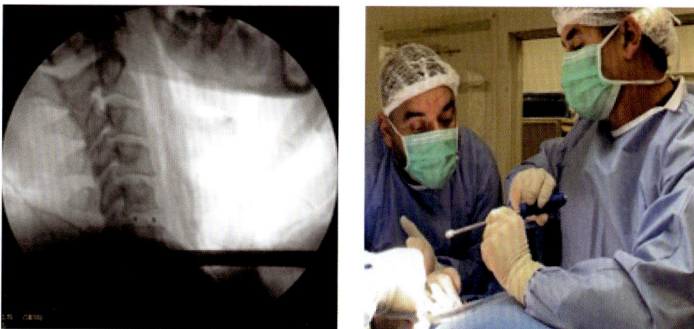

▲ 图 3-6　经前路颈椎内镜双节段颈椎椎间盘切除术（$C_{5/6}$ 融合、$C_{6/7}$ 不融合）
患者取仰卧位，局部麻醉镇静监测下经鼻导管通气

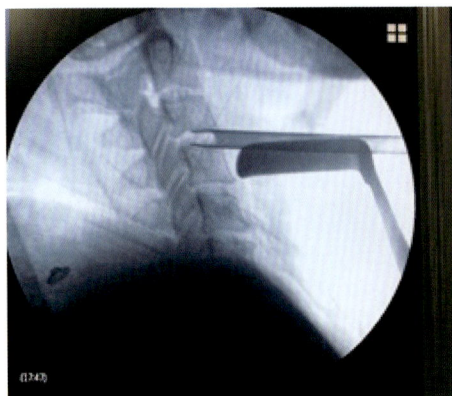

▲ 图 3-7　微创经前路内镜颈椎 $C_{3/4}$ 椎间盘切除术

取 2cm 长的切口，依次解剖各层组织、利用扩张管道建立内镜通道。在过渡到完全颈椎内镜技术之前，作者在内镜辅助颈椎前路减压手术中使用了该技术

应行分期手术。而且，一期实施这种经前后路联合手术将不利于门诊患者的高周转率，同时可能会给术前存在神经症状的患者带来额外风险。因此，通常不建议将前后路联合颈椎内镜手术在一期完成，而是在必要时分期进行，以使患者能够从一期手术的应激创伤中恢复过来后再接受二期手术。

五、内镜技术进步的影响

在过去 10 年，颈椎内镜技术从内镜辅助技术逐渐发展成全内镜技术。区别于利用 MED 管状撑开器建立的通道[65]，颈椎全内镜技术直接通过极小的内镜工作套管引入内镜系统。这使得手术创伤进一步明显减少，同时也影响了脊柱外科医生在制订内镜手术策略时根据可操作的设备对不同手术入路的选择。此外，掌握使用电动磨钻、手钻、Kerrison 咬骨钳、骨凿，以及其他颈椎内镜技术配套的仪器设备，将加快颈椎内镜手术的操作速度，并可能会改变脊柱外科医生对全内镜颈椎手术的适应证、手术方式选择（手术入路或内镜辅助）的把握。未来，随着颈椎内镜技术和相关设备、工具的改进、发展，颈椎内镜技术被期待能够提供更充分的椎管减压，或处理颈椎不稳或畸形的复杂病理，而这也会使颈椎内镜手术朝着超微创手术的方向发展。目前，本章作者中的 2 位高级别的脊柱外科医生（Álvaro Dowling 和 Kai-Uwe Lewandrowski）也在不断地优化颈椎内镜手术操作，传统不足 2cm 的颈前切开、手指钝性分离、椎前触诊，以及使用管状牵开器进行系列扩张建立通道完成内镜辅助的颈椎手术等操作已转变成直接使用内镜工作套管引入内镜完成手术。

六、讨论

脊柱微创手术的不断发展对如何安全有效的实施颈椎内镜手术提出了挑战。目前关于全内镜技术在颈椎应用的报道仍然较少[66]。仅有较少的具有里程碑意义的研究将经前路或经后路全内镜颈椎手术与传统的开放手术或其他形式的颈椎微创手术进行了对比研究[22, 36, 67-69]。然而，相较于腰椎内镜手术，由于全内镜颈椎手术对安全操作的技术要求和手术风险均较高，且手术适应证尚不明确，因此，目前还未成为主流，因而缺乏更多的相关报道。本章的目的则是明确颈椎内镜手术的适应证。

诊断脊柱退行性疾病，首先应明确神经组织受压的位置、程度和致压病变的性质，包括椎间盘突出症（软性或钙化），椎体或椎间孔的增生骨赘，褶皱肥厚的黄韧带，或骨化的后纵韧带等。对于需要手术减压治疗的颈椎椎间盘突出症，脊柱外科医生应了解每个病例的具体解剖结构，并仔细对相关椎管狭窄进行分型（中央型、侧隐窝型或椎间孔型）。Odom[51-53, 70]和Kim[55, 58, 71]等描述的颈椎椎间盘突出症分类系统在日常临床实践中已被证明是可行的。此外，还应考虑固有的解剖学特点，如$C_{4/5}$节段的手术通常有较高的C_5神经根损伤风险。

本章对颈椎管狭窄手术策略的选择进行了介绍，并提出了一些值得在本章框架内讨论的意见（图2-4）。作者认为，AECD具有快速、高效的特点，是治疗中央型颈椎椎间盘软性突出症的最佳手术，尤其是对于因伴有椎间隙高度塌陷或颈椎后凸畸形而可能成为椎间融合术候选者的椎间盘退变末期的病例。椎间融合术可以被认为是AECD的一种辅助手段。相较于ACDF，AECD治疗更为直接，且由于其经皮入路简单、通道建立微创，因此更适合在门诊手术中心开展。作者团队通常选择在门诊局部麻醉镇静监测下开展AECD治疗中央型软性椎间盘突出症的患者。由于可用设备和医生技术水平的差异，椎间隙高度低于4mm通常被视为AECD的相对禁忌证。但作者团队发现，对有不同椎间隙高度的病例而言，AECD手术的实施在困难程度和临床结果方面没有显著差异。目前AECD的开展较为局限，其相关研究需要通过更多中心、更多病例、更长随访来总结。

典型的脊髓型颈椎病表现为步态障碍、肌无力、手指灵活性丧失、肠道或膀胱功能障碍和感觉异常等[72-77]。出现临床症状的脊髓型颈椎病病例通常需要更广泛的减压。2018年，Jian Shen等报道了18例经单侧入路全内镜下颈椎双侧椎板开窗减压手术治疗脊髓型颈椎病的效果[69]，手术节段为 1～3 个节段，平均手术时间为 72min，所有患者未发生手术相关并发症。15 例患者步态改善。所有患者的肌无力和感觉障碍，以及改良版日本骨科协会（Japanese Orthopaedic Association，JOA）评分均显著改善。2009，Qian Du 等报道了创新性地应用 AECD 技术治疗 4 例颈椎椎间盘突出症病例，以避免全内镜颈椎手术后椎间隙高度的降低[23]。这种术式既往也曾被报道过[78-82]。作者报道了 AECD 术后出现椎体垂直高度的丢失率和翻修标准[83]。文中关于椎体垂直高度丢失的讨论超出本书范畴，但是随着颈椎全内镜技术受到重视和数量积累，这个讨论将变得非常有意义。

随着工作通道的改进，更多更有效的减压工具可通过更大的内镜工作通道被应用于脊柱内镜手术，使得全内镜技术的初步临床应用取得令人满意和鼓舞的结果。但同时也存在弊端，如高速电动器械的振动或旋转有损伤颈神经根和脊髓的风险。尽管如此，相较于经管状牵开器引入内镜进行颈椎手术，这些具有大工作通道的现代全内镜系统无疑是进步的。从今天的角度来看，曾经在显微外科解剖操作时经管状牵开器应用内镜辅助手术显露的技术似乎已完全过时，尤其在颈椎的前部、椎间盘的内部、颈神经根和脊髓及其营养血管等结构的镜下视野和成像质量方面。此外，与经管状牵开器的应用与内镜相比，全内镜技术可为镜下压迫性病变提供极好的高度放大成像，同时由于生理盐水的灌注，静水压的存在可帮助镜下其他解剖结构止血，以保持良好的镜下视野。

小结

作为全内镜颈椎微创手术，AECD 和 PECD 都可获得良好的手术效果。在应用两种技术时，应充分考虑两者的适应证和禁忌证。临床上绝大部分的颈椎压迫性病变均可采用 PECD 处理。然而，PECD 并不适合在门诊手术中心开展治疗双节段或多节段颈椎病变，至少不建议新手开展 PECD 来治疗多节段病变。此外手术节段存在不稳定、明显畸形或节段性后凸可能也不适合采用 PECD。这些患者的结果需要进一步研究分析。前侧病变诸如后纵韧带骨化症（ossification of posterior longitudinal ligament，OPLL），PECD 则无法处理。AECD 最适合用于前侧病变，多节段病变减压需要融合时，如果在适应证范围内，也是可行的。作者建议采用文中提及的其他作者的理论，对椎间孔型、中央型、前侧和后侧病变进行分类，以指导颈椎全内镜手术治疗。

参考文献

[1] Gao K, Yang H, Yang LQ, Hu MQ. Application of intervertebral foramen endoscopy BEIS technique in the lumbar spine surgery failure syndrome over 60 years old. Zhongguo Gu Shang 2019; 32(7): 647-52. [PMID: 31382724]

[2] Heo DH, Lee DC, Park CK. Comparative analysis of three types of minimally invasive decompressive surgery for lumbar central stenosis: biportal endoscopy, uniportal endoscopy, and microsurgery. Neurosurg Focus 2019; 46(5): E9. [http://dx.doi.org/10.3171/2019.2.FOCUS197] [PMID: 31042664]

[3] Ishimoto Y, Yamada H, Curtis E, et al. Spinal endoscopy for delayed-onset lumbar radiculopathy resulting from foraminal stenosis after osteoporotic vertebral fracture: a case report of a new surgical strategy. Case Rep Orthop 2018; 2018: 1593021. [http://dx.doi.org/10.1155/2018/1593021] [PMID: 30498611]

[4] Kim HS, Adsul N, Kapoor A, et al. A mobile outside-in technique of transforaminal lumbar endoscopy for lumbar disc herniations. J Vis Exp 2018; 138: 57999.

[5] Kim JE, Choi DJ. Unilateral biportal endoscopic decompression by 30° endoscopy in lumbar spinal stenosis: technical note and preliminary report. J Orthop 2018; 15(2): 366-71. [http://dx.doi.org/10.1016/j.jor.2018.01.039] [PMID: 29881155]

[6] Komatsu J, Iwabuchi M, Endo T, et al. Clinical outcomes of lumbar diseases specific test in patients who undergo endoscopy-assisted tubular surgery with lumbar herniated nucleus pulposus: an analysis using the Japanese Orthopaedic Association Back Pain Evaluation Questionnaire (JOABPEQ). Eur J Orthop Surg Traumatol 2019; 30(2): 207-13. [PMID: 31595359]

[7] Leu H, Schreiber A. Percutaneous nucleotomy with disk endoscopy--a minimally invasive therapy in non-sequestrated intervertebral disk hernia. Schweiz Rundsch Med Prax 1991; 80(14): 364-8. [PMID: 2034933]

[8] Lewandrowski K-U. The strategies behind "inside-out" and "outside-in" endoscopy of the lumbar spine: treating the pain generator. J Spine Surg 2020; 6 (Suppl. 1): S35-9. [http://dx.doi.org/10.21037/jss.2019.06.06] [PMID: 32195412]

[9] Song H, Hu W, Liu Z, Hao Y, Zhang X. Percutaneous endoscopic interlaminar discectomy of L_5-S_1 disc herniation: a comparison between intermittent endoscopy technique and full endoscopy technique. J Orthop Surg Res 2017; 12(1): 162. [http://dx.doi.org/10.1186/s13018-017-0662-4] [PMID: 29084558]

[10] Xin Z, Huang P, Zheng G, Liao W, Zhang X, Wang Y. Using a percutaneous spinal endoscopy unilateral posterior interlaminar approach to perform bilateral decompression for patients with lumbar lateral recess stenosis. Asian J Surg 2020; 43(5): 593-602. [PMID: 31594687]

[11] Yeung AT. The evolution of percutaneous spinal endoscopy and discectomy: state of the art. Mt Sinai J Med 2000; 67(4): 327-32. [PMID: 11021785]

[12] Yoshimoto M, Miyakawa T, Takebayashi T, et al. Microendoscopy-assisted muscle-preserving interlaminar decompression for lumbar spinal stenosis: clinical results of consecutive 105 cases with more than 3-year follow-up. Spine 2014; 39(5): E318-25. [http://dx.doi.org/10.1097/BRS.0000000000000160] [PMID: 24365896]

[13] Arshi A, Wang C, Park HY, et al. Ambulatory anterior cervical discectomy and fusion is associated with a higher risk of revision surgery and perioperative complications: an analysis of a large nationwide database. Spine J 2018; 18(7): 1180-7. [http://dx.doi.org/10.1016/j.spinee.2017.11.012] [PMID: 29155340]

[14] Engel A, Rappard G, King W, Kennedy DJ. Standards division of the international spine intervention

society. The effectiveness and risks of fluoroscopically-guided cervical medial branch thermal radiofrequency neurotomy: a systematic review with comprehensive analysis of the published data. Pain Med 2016; 17(4): 658-69. [http://dx.doi.org/10.1111/pme.12928] [PMID: 26359589]

[15] Narain AS, Hijji FY, Haws BE, *et al.* Risk factors for medical and surgical complications after 1---level anterior cervical discectomy and fusion procedures. Int J Spine Surg 2020; 14(3): 286-93. [http://dx.doi.org/10.14444/7038] [PMID: 32699749]

[16] Quarrington RD, Jones CF, Tcherveniakov P, *et al.* Traumatic subaxial cervical facet subluxation and dislocation: epidemiology, radiographic analyses, and risk factors for spinal cord injury. Spine J 2018; 18(3): 387-98. [http://dx.doi.org/10.1016/j.spinee.2017.07.175] [PMID: 28739474]

[17] Yew AY, Nguyen MT, Hsu WK, Patel AA. Quantitative risk factor analysis of postoperative dysphagia after Anterior Cervical Discectomy and Fusion (ACDF) using the eating assessment tool-10 (EAT-10). Spine 2019; 44(2): E82-8. [http://dx.doi.org/10.1097/BRS.0000000000002770] [PMID: 29965886]

[18] Adamson TE. Microendoscopic posterior cervical laminoforaminotomy for unilateral radiculopathy: results of a new technique in 100 cases. J Neurosurg 2001; 95(1) (Suppl.): 51-7. [PMID: 11453432]

[19] Benedetti A, Carbonin C, Colombo F. Extended posterior cervical rhizotomy for severe spastic syndromes with dyskinesias. Appl Neurophysiol 1977-1978; 40(1): 41-7. [PMID: 666311]

[20] Fang W, Huang L, Feng F, *et al.* Anterior cervical discectomy and fusion *versus* posterior cervical foraminotomy for the treatment of single-level unilateral cervical radiculopathy: a meta-analysis. J Orthop Surg Res 2020; 15(1): 202. [http://dx.doi.org/10.1186/s13018-020-01723-5] [PMID: 32487109]

[21] Li C, Tang X, Chen S, Meng Y, Zhang W. Clinical application of large channel endoscopic decompression in posterior cervical spine disorders. BMC Musculoskelet Disord 2019; 20(1): 548. [http://dx.doi.org/10.1186/s12891-019-2920-6] [PMID: 31739780]

[22] Yuchi CX, Sun G, Chen C, *et al.* Comparison of the biomechanical changes after percutaneous fullendoscopic anterior cervical discectomy *versus* posterior cervical foraminotomy at C_5-C_6: a finite element-based study. World Neurosurg 2019; 128: e905-11. [http://dx.doi.org/10.1016/j.wneu.2019.05.025] [PMID: 31096026]

[23] Du Q, Lei LQ, Cao GR, *et al.* Percutaneous full-endoscopic anterior transcorporeal cervical discectomy and channel repair: a technique note report. BMC Musculoskelet Disord 2019; 20(1): 280. [http://dx.doi.org/10.1186/s12891-019-2659-0] [PMID: 31182078]

[24] Fontanella A. Endoscopic microsurgery in herniated cervical discs. Neurol Res 1999; 21(1): 31-8. [http://dx.doi.org/10.1080/01616412.1999.11740888] [PMID: 10048051]

[25] Oezdemir S, Komp M, Hahn P, Ruetten S. Decompression for cervical disc herniation using the fullendoscopic anterior technique. Oper Orthop Traumatol 2019; 31 (Suppl. 1): 1-10. [http://dx.doi.org/10.1007/s00064-018-0531-2] [PMID: 29392340]

[26] Ruetten S, Komp M, Merk H, Godolias G. A new full-endoscopic technique for cervical posterior foraminotomy in the treatment of lateral disc herniations using 6.9-mm endoscopes: prospective 2-year results of 87 patients. Minim Invasive Neurosurg 2007; 50(4): 219-26. [http://dx.doi.org/10.1055/s-2007-985860] [PMID: 17948181]

[27] Ruetten S, Komp M, Merk H, Godolias G. Full-endoscopic cervical posterior foraminotomy for the operation of lateral disc herniations using 5.9-mm endoscopes: a prospective, randomized, controlled study. Spine 2008; 33(9): 940-8. [http://dx.doi.org/10.1097/BRS.0b013e31816c8b67] [PMID: 18427313]

[28] Yabuki S, Kikuchi S. Endoscopic surgery for cervical myelopathy due to calcification of the ligamentum flavum. J Spinal Disord Tech 2008; 21(7): 518-23. [http://dx.doi.org/10.1097/BSD.0b013e31815a6151] [PMID: 18836365]

[29] Yadav YR, Parihar V, Ratre S, Kher Y, Bhatele PR. Endoscopic decompression of cervical spondylotic myelopathy using posterior approach. Neurol India 2014; 62(6): 640-5. [http://dx.doi.org/10.4103/0028-3886.149388] [PMID: 25591677]

[30] Hussain I, Schmidt FA, Kirnaz S, Wipplinger C, Schwartz TH, Härtl R. MIS approaches in the cervical spine. J Spine Surg 2019; 5 (Suppl. 1): S74-83. [http://dx.doi.org/10.21037/jss.2019.04.21] [PMID: 31380495]

[31] Minamide A, Yoshida M, Simpson AK, et al. Microendoscopic laminotomy versus conventional laminoplasty for cervical spondylotic myelopathy: 5-year follow-p study. J Neurosurg Spine 2017; 27(4): 403-9. [http://dx.doi.org/10.3171/2017.2.SPINE16939] [PMID: 28708041]

[32] Hillard VH, Apfelbaum RI. Surgical management of cervical myelopathy: indications and techniques for multilevel cervical discectomy. Spine J 2006; 6(6) (Suppl.): 242S-51S. [http://dx.doi.org/10.1016/j.spinee.2006.05.005] [PMID: 17097544]

[33] Komotar RJ, Mocco J, Kaiser MG. Surgical management of cervical myelopathy: indications and techniques for laminectomy and fusion. Spine J 2006; 6(6) (Suppl.): 252S-67S. [http://dx.doi.org/10.1016/j.spinee.2006.04.029] [PMID: 17097545]

[34] König SA, Spetzger U. Surgical management of cervical spondylotic myelopathy - indications for anterior, posterior or combined procedures for decompression and stabilisation. Acta Neurochir (Wien) 2014; 156(2): 253-8. [http://dx.doi.org/10.1007/s00701-013-1955-y] [PMID: 24292777]

[35] Broekema AE, Kuijlen JM, Lesman-Leegte GA, et al. FACET study group investigators. Study protocol for a randomised controlled multicentre study: the Foraminotomy ACDF cost-effectiveness trial (FACET) in patients with cervical radiculopathy. BMJ Open 2017; 7(1): e012829. [http://dx.doi.org/10.1136/bmjopen-2016-012829] [PMID: 28057652]

[36] Yuan H, Zhang X, Zhang LM, Yan YQ, Liu YK, Lewandrowski KU. Comparative study of curative effect of spinal endoscopic surgery and anterior cervical decompression for cervical spondylotic myelopathy. J Spine Surg 2020; 6 (Suppl. 1): S186-96. [http://dx.doi.org/10.21037/jss.2019.11.15] [PMID: 32195427]

[37] Yang JS, Chu L, Chen H, Liu P, Hao DJ. Comment on "effective range of percutaneous posterior fullendoscopic paramedian cervical disc herniation discectomy and indications for patient selection". BioMed Res Int 2020; 2020: 3548194. [http://dx.doi.org/10.1155/2020/3548194] [PMID: 32337243]

[38] Yang J, Chu L, Deng Z, et al. Clinical study of single-level cervical disc herniation treated by fullendoscopic decompression via anterior transcorporeal approach. Zhongguo Xiu Fu Chong Jian Wai Ke Za Zhi 2020; 34(5): 543-9. [PMID: 32410418]

[39] Yu KX, Chu L, Yang JS, et al. Anterior transcorporeal approach to percutaneous endoscopic cervical diskectomy for single-level cervical intervertebral disk herniation: case series with 2-year follow-up. World Neurosurg 2019; 122: e1345-53. [http://dx.doi.org/10.1016/j.wneu.2018.11.045] [PMID: 30448574]

[40] Yu KX, Chu L, Chen L, Shi L, Deng ZL. A novel posterior trench approach involving percutaneous endoscopic cervical discectomy for central cervical intervertebral disc herniation. Clin Spine Surg 2019; 32(1): 10-7. [http://dx.doi.org/10.1097/BSD.0000000000000680] [PMID: 29979215]

[41] Xiao CM, Yu KX, Deng R, et al. Modified K-Hole percutaneous endoscopic surgery for cervical foraminal stenosis: partial pediculectomy approach. Pain Physician 2019; 22(5): E407-16. [PMID: 31561650]

[42] Ruetten S, Hahn P, Oezdemir S, Baraliakos X, Godolias G, Komp M. Full-endoscopic uniportal retropharyngeal odontoidectomy for anterior craniocervical infection. Minim Invasive Ther Allied Technol 2019; 28(3): 178-85. [http://dx.doi.org/10.1080/13645706.2018.1498357] [PMID: 30179052]

[43] Liu C, Liu K, Chu L, Chen L, Deng Z. Posterior percutaneous endoscopic cervical discectomy through lamina-hole approach for cervical intervertebral disc herniation. Int J Neurosci 2019; 129(7): 627-34. [http://dx.doi.org/10.1080/00207454.2018.1503176] [PMID: 30238849]

[44] Kong W, Xin Z, Du Q, Cao G, Liao W. Anterior percutaneous full-endoscopic transcorporeal decompression of the spinal cord for single-segment cervical spondylotic myelopathy: The technical interpretation and 2 years of clinical follow-up. J Orthop Surg Res 2019; 14(1): 461. [http://dx.doi.org/10.1186/s13018-019-1474-5] [PMID: 31870395]

[45] Deng ZL, Chu L, Chen L, Yang JS. Anterior transcorporeal approach of percutaneous endoscopic cervical discectomy for disc herniation at the C4-C5 levels: a technical note. Spine J 2016; 16(5): 659-66. [http://dx.doi.org/10.1016/j.spinee.2016.01.187] [PMID: 26850173]

[46] Yang JS, Chu L, Chen L, Chen F, Ke ZY, Deng ZL. Anterior or posterior approach of full-endoscopic cervical discectomy for cervical intervertebral disc herniation? A comparative cohort study. Spine 2014; 39(21): 1743-50. [http://dx.doi.org/10.1097/BRS.0000000000000508] [PMID: 25010095]

[47] Zhang C, Li D, Wang C, Yan X. Cervical endoscopic laminoplasty for cervical myelopathy. Spine 2016; 41 (Suppl. 19): B44-51. [http://dx.doi.org/10.1097/BRS.0000000000001816] [PMID: 27656783]

[48] Skovrlj B, Qureshi SA. Minimally invasive cervical spine surgery. J Neurosurg Sci 2017; 61(3): 325-34. [http://dx.doi.org/10.23736/S0390-5616.16.03906-0] [PMID: 27787486]

[49] Wilson JR, Vaccaro A, Harrop JS, et al. The impact of facet dislocation on clinical outcomes after cervical spinal cord injury: results of a multicenter North American prospective cohort study. Spine 2013; 38(2): 97-103. [http://dx.doi.org/10.1097/BRS.0b013e31826e2b91] [PMID: 22895481]

[50] Lin GX, Kotheeranurak V, Mahatthanatrakul A, et al. Worldwide research productivity in the field of full-endoscopic spine surgery: a bibliometric study. Eur Spine J 2020; 29(1): 153-60. [http://dx.doi.org/10.1007/s00586-019-06171-2] [PMID: 31642995]

[51] Odom GL, Finney W, Woodhall B. Cervical disk lesions. J Am Med Assoc 1958; 166(1): 23-8. [http://dx.doi.org/10.1001/jama.1958.02990010025006] [PMID: 13491305]

[52] Davis CH, Odom GL, Woodhall B. Survey of ruptured intervertebral disks in the cervical region. N C Med J 1953; 14(2): 61-6. [PMID: 13025978]

[53] Odom GL, Kristoff FV. Unilateral rupture of cervical disc. N C Med J 1948; 9(3): 117-22. [PMID: 18858901]

[54] Broekema AEH, Molenberg R, Kuijlen JMA, Groen RJM, Reneman MF, Soer R. The Odom Criteria: Validated at Last: A Clinimetric Evaluation in Cervical Spine Surgery. J Bone Joint Surg Am 2019; 101(14): 1301-8. [http://dx.doi.org/10.2106/JBJS.18.00370] [PMID: 31318810]

[55] Kim S, Lee JW, Chai JW, et al. A new mri grading system for cervical foraminal stenosis based on axial T2-weighted images. Korean J Radiol 2015; 16(6): 1294-302. [http://dx.doi.org/10.3348/kjr.2015.16.6.1294] [PMID: 26576119]

[56] Liu Y, Ban DX, Kan SL, Cao TW, Feng SQ. The Impact of Diabetes Mellitus on Patients Undergoing Cervical Spondylotic Myelopathy: A Meta-Analysis. Eur Neurol 2017; 77(1-2): 105-12. [http://dx.doi.org/10.1159/000453547] [PMID: 27997913]

[57] An HS, Silveri CP, Simpson JM, et al. Comparison of smoking habits between patients with surgically confirmed herniated lumbar and cervical disc disease and controls. J Spinal Disord 1994; 7(5): 369-73. [http://dx.doi.org/10.1097/00002517-199410000-00001] [PMID: 7819635]

[58] Park HJ, Kim SS, Lee SY, et al. A practical MRI grading system for cervical foraminal stenosis based on oblique sagittal images. Br J Radiol 2013; 86(1025): 20120515. [http://dx.doi.org/10.1259/bjr.20120515] [PMID: 23410800]

[59] Siller S, Kasem R, Witt TN, Tonn JC, Zausinger S. Painless motor radiculopathy of the cervical spine: clinical and radiological characteristics and long-term outcomes after operative decompression. J Neurosurg Spine 2018; 28(6): 621-9. [http://dx.doi.org/10.3171/2017.10.SPINE17821] [PMID: 29570047]

[60] Sharma SB, Lin GX, Jabri H, Siddappa ND, Kim JS. Biportal endoscopic excision of facetal cyst in the far lateral region of l5s1: 2-dimensional operative video. Oper Neurosurg (Hagerstown) 2020; 18(6): E233. [http://dx.doi.org/10.1093/ons/opz255] [PMID: 31504842]

[61] Lin Y, Rao S, Li Y, Zhao S, Chen B. Posterior percutaneous full-endoscopic cervical laminectomy and decompression for cervical stenosis with myelopathy: a technical note. World Neurosurg 2019; 8750(19): 30051-8. [http://dx.doi.org/10.1016/j.wneu.2018.12.180] [PMID: 30648610]

[62] Dahdaleh NS, Wong AP, Smith ZA, Wong RH, Lam SK, Fessler RG. Microendoscopic decompression for cervical spondylotic myelopathy. Neurosurg Focus 2013; 35(1): E8. [http://dx.doi.org/10.3171/2013.3.FOCUS135] [PMID: 23815253]

[63] Fessler RG, Khoo LT. Minimally invasive cervical microendoscopic foraminotomy: an initial clinical experience. Neurosurgery 2002; 51(5) (Suppl.): S37-45. [http://dx.doi.org/10.1097/00006123-200211002-00006] [PMID: 12234428]

[64] Abiola R, Rubery P, Mesfin A. Ossification of the posterior longitudinal ligament: etiology, diagnosis, and outcomes of nonoperative and operative management. Global Spine J 2016; 6(2): 195-204. [http://dx.doi.org/10.1055/s-0035-1556580] [PMID: 26933622]

[65] Burkhardt BW, Wilmes M, Sharif S, Oertel JM. The visualization of the surgical field in tubular assisted spine surgery: is there a difference between HD-endoscopy and microscopy? Clin Neurol Neurosurg 2017; 158: 5-11. [http://dx.doi.org/10.1016/j.clineuro.2017.04.010] [PMID: 28414959]

[66] Zhao T, Shen J, Zheng B, et al. The 100 most-cited publications in endoscopic spine surgery research. Global Spine J 2021; 11(4): 587-96. [PMID: 32677522]

[67] Ren J, Li R, Zhu K, et al. Biomechanical comparison of percutaneous posterior endoscopic cervical discectomy and anterior cervical decompression and fusion on the treatment of cervical spondylotic radiculopathy. J Orthop Surg Res 2019; 14(1): 71. [http://dx.doi.org/10.1186/s13018-019-1113-1] [PMID: 30832736]

[68] Platt A, Gerard CS, O'Toole JE. Comparison of outcomes following minimally invasive and open posterior cervical foraminotomy: description of minimally invasive technique and review of literature. J Spine Surg 2020; 6(1): 243-51. [http://dx.doi.org/10.21037/jss.2020.01.08] [PMID: 32309662]

[69] Shen J, Telfeian AE, Shaaya E, Oyelese A, Fridley J, Gokaslan ZL. Full endoscopic cervical spine surgery. J Spine Surg 2020; 6(2): 383-90. [http://dx.doi.org/10.21037/jss.2019.10.15] [PMID: 32656375]

[70] Kristoff FV, Odom GL. Ruptured intervertebral disk in the cervical region; a report of 20 cases. Arch Surg 1947; 54(3): 287-304. [http://dx.doi.org/10.1001/archsurg.1947.01230070293004] [PMID: 20295734]

[71] Kang Y, Lee JW, Koh YH, et al. New MRI grading system for the cervical canal stenosis. AJR Am J Roentgenol 2011; 197(1): W134-40. [http://dx.doi.org/10.2214/AJR.10.5560] [PMID: 21700974]

[72] Jho HD. Spinal cord decompression via microsurgical anterior foraminotomy for spondylotic cervical myelopathy. Minim Invasive Neurosurg 1997; 40(4): 124-9. [http://dx.doi.org/10.1055/s-2008-1053432] [PMID: 9477400]

[73] Kato S, Oshima Y, Oka H, et al. Comparison of the japanese orthopaedic association (JOA) score and modified JOA (mJOA) score for the assessment of cervical myelopathy: a multicenter observational study. PLoS One 2015; 10(4): e0123022. [http://dx.doi.org/10.1371/journal.pone.0123022] [PMID:

25837285]

[74] Law MD Jr, Bernhardt M, White AA III. Cervical spondylotic myelopathy: a review of surgical indications and decision making. Yale J Biol Med 1993; 66(3): 165-77. [PMID: 8209553]

[75] Li X, An B, Gao H, *et al.* Surgical results and prognostic factors following percutaneous full endoscopic posterior decompression for thoracic myelopathy caused by ossification of the ligamentum flavum. Sci Rep 2020; 10(1): 1305. [http://dx.doi.org/10.1038/s41598-020-58198-x] [PMID: 31992790]

[76] Roth CJ, Angevine PD, Aulino JM, *et al.* ACR appropriateness criteria myelopathy. J Am Coll Radiol 2016; 13(1): 38-44. [http://dx.doi.org/10.1016/j.jacr.2015.10.004] [PMID: 26653797]

[77] Young WF. Cervical spondylotic myelopathy: a common cause of spinal cord dysfunction in older persons. Am Fam Physician 2000; 62(5): 1064-70-73.

[78] Choi G, Arbatti NJ, Modi HN, *et al.* Transcorporeal tunnel approach for unilateral cervical radiculopathy: a 2-year follow-up review and results. Minim Invasive Neurosurg 2010; 53(3): 127-31. [http://dx.doi.org/10.1055/s-0030-1249681] [PMID: 20809454]

[79] Choi G, Lee SH, Bhanot A, Chae YS, Jung B, Lee S. Modified transcorporeal anterior cervical microforaminotomy for cervical radiculopathy: a technical note and early results. Eur Spine J 2007; 16(9):1387-93. [http://dx.doi.org/10.1007/s00586-006-0286-6] [PMID: 17203272]

[80] Choi KC, Ahn Y, Lee CD, Lee SH. Combined anterior approach with transcorporeal herniotomy for a huge migrated cervical disc herniation. Korean J Spine 2011; 8(4): 292-4. [http://dx.doi.org/10.14245/kjs.2011.8.4.292] [PMID: 26064148]

[81] George B, Zerah M, Lot G, Hurth M. Oblique transcorporeal approach to anteriorly located lesions in the cervical spinal canal. Acta Neurochir (Wien) 1993; 121(3-4): 187-90. [http://dx.doi.org/10.1007/BF01809273] [PMID: 8512017]

[82] Kim JS, Eun SS, Prada N, Choi G, Lee SH. Modified transcorporeal anterior cervical microforaminotomy assisted by O-arm-based navigation: a technical case report. Eur Spine J 2011; 20 (Suppl. 2): S147-52. [http://dx.doi.org/10.1007/s00586-010-1454-2] [PMID: 20490870]

[83] Chu L, Yang JS, Yu KX, Chen CM, Hao DJ, Deng ZL. Usage of bone wax to facilitate percutaneous endoscopic cervical discectomy *via* anterior transcorporeal approach for cervical intervertebral disc herniation. World Neurosurg 2018; 118: 102-8. [http://dx.doi.org/10.1016/j.wneu.2018.07.070] [PMID: 30026139]

第4章 颈椎全内镜手术的当代临床决策

Contemporary Clinical Decision Making in Full Endoscopic Cervical Spine Surgery

Álvaro Dowling   Kai-Uwe Lewandrowski   Helton Delfino   著

摘 要

颈椎内镜手术应选定在高级别临床和外科经验丰富的医疗中心进行。对于缺乏训练的医生来说，开展颈椎内镜手术存在较高风险，如损伤重要血管、气管、食管、颈神经根和脊髓等。颈椎内镜手术与传统脊柱手术（如前路颈椎椎间盘切除椎间融合术或后路颈椎椎间孔成形术）相比，临床结果也可靠。因此，大多数外科医生面临一个艰难的替代过程，因为他们已经熟练开展颈椎前路或后路手术，亦能通过开放、有限切开或其他形式的微创脊柱外科技术很好地完成这些手术。患者对这些手术方式的满意度通常都很高，并发症也相对较少，且手术流程也非常清楚。还是那句话，有没有必要改变？很明显，对于创新者而言答案显然是"肯定的"，因为他们正在寻找实用的、经济的、更简化的颈椎内镜手术。医疗支付机构和患者推动了脊柱疾病的治疗从住院治疗转换为门诊治疗，这就要求脊柱外科医生重新思考他们治疗颈椎常见退行性疾病的方法。这需要基于更新的分类系统和现代外科技术的临床结果分析新算法来使这一转化成为可能。本章中，作者举例说明了全内镜颈椎手术技术的应用，通过讨论从患者筛选、解剖学考虑、外科医生培训和技能水平等方面选择手术的基本原则来确定适应证和临床决策。本章的目的是为那些对内镜经验缺乏的脊柱外科医生提供指导，并评估是否应将颈椎内镜纳入他们的医疗设备中。

关键词

颈椎内镜，颈椎椎间盘突出症，颈椎管狭窄，临床决策，脊髓病近年来，许多脊柱外科医生开始开展内镜颈椎椎间盘切除术，主要是采用后路。研究表明，经后路颈椎椎间孔成形术与传统的颈椎前路椎间盘切除椎间融合术（anterior cervical discectomy and fusion，ACDF）具有相似的临床结果，但成本较低[1, 2]，再次手术率略高[3]。随着内镜相关设备的更新，Kerrison 咬骨钳的改进，镜下工作通道尺寸的增加，高速磨钻的改进等，"over the top" 技术被开展应用于单节段脊髓型颈椎病，以更快地对中央管[4]进行减压。邻椎病是包括经后路颈椎椎间孔成形术和 ACDF 在内的传统颈椎开放手术并发症之一，包括椎间盘高度下降，椎间孔和中央管再狭窄，使得症状复发而需进行翻修手术。与之相比，颈椎内镜技术的开展，使外科医生能够通过切口更小、肌肉软组织剥离少（图 4-1），出血更少和术后疼痛更少，在更短、更简单的手术中获得与传统手术[5]相似的临床结果。

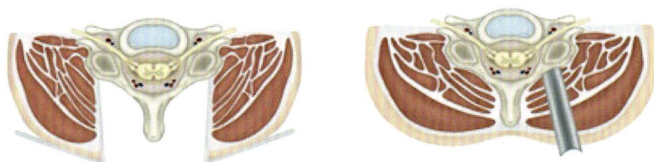

▲ 图 4-1　开放颈椎手术与内镜颈椎手术的比较

A 和 B 相比，开放手术中骨显露和软组织破坏的范围明显更大，内镜手术中，工作套管到达手术靶点位置时组织损伤更少

在作者所在的医疗中心，内镜辅助下经后路椎间孔成形术已开展超过 15 年。2004—2010 年，对 123 例因椎间孔型的椎间盘突出症而接受经后路内镜颈椎椎间孔成形术（posterior endoscopic cervical foraminotomy，PECF）的患者进行了回顾性研究。所有患者神经根性疼痛病史至少达 3 个月，平均 7 个月。术后随访至少 24 个月。结果显示 90% 的患者术后颈椎功能障碍指数（neck disability index，NDI）[6]为优或良。术后视觉模拟评分法（visual analogue scale，VAS）明显下降。通过引入内镜技术，使椎间孔成形术更快更安全[7, 8]。随着技术的发展，内镜颈椎手术的适应证也逐步得到拓展[8]，并逐渐在门诊手术中心得以开展。随着技术的进步，患者的纳入标准发生变化，颈椎后路微创手术的适应证也扩大了。使用内镜微创手术（minimally invasive surgery，MIS）最显著的优点是肌肉损伤小（图 4-1）。MIS 的其他优点包括减少手术疼痛和失能、出血和软

组织破坏、手术时间，并能在门诊进行这些手术，且通常在镇静和局部麻醉下进行，而不是全身麻醉。这对于那些急需手术的患者来说具有重要意义。

很明显，近来手术适应证的扩大在很大程度上取决于几个因素：更高清晰度视频技术的应用及内镜器械的进步，包括工作套管、冲洗系统、磨钻、Kerrison 咬骨钳和其他咬骨钳与骨凿，以提供良好可视化下更复杂的神经组织周围骨性减压 [2]。本章中，我们将简要回顾颈椎内镜手术的不同方法。包括颈椎管狭窄的临床分类、椎间盘突出症的分类，不同术式的选择策略及适应证，并讨论根据致压病变部位选择最佳手术入路，如来自前方、后方、侧方椎管、椎间孔的压迫，并以此选择与之相关联的最佳脊柱内镜技术，如前路内镜颈椎椎间盘切除术（anterior endoscopic cervical discectomy，AECD）、前路内镜颈椎椎间孔切开术（anterior endoscopic cervical foraminotomy，AECF）、后路内镜颈椎椎间盘切除术（posterior endoscopic cervical discectomy，PECD）和其他内镜辅助技术，这些技术可能更适合颈椎管或椎间孔狭窄较严重的病例。

一、临床和影像学评估

临床评估包括病史、体格检查、神经功能评估，颈部疼痛及其他相关症状的评估。神经功能通常用改良的日本骨科协会脊髓病评分 [9]、Frankel 分级 [10] 和 Nurick 分级 [11] 来评估。mJOA 评分提供了比 Frankel 评分更全面的脊髓病评估方法。因此，目前主要采用 mJOA 评分来量化运动、感觉和膀胱功能。Nurick 量表常用于量化患者的步行功能（表 4-1）。根据患者的术后状态，采用 Odom 标准 [12] 时分为优、良、可和差，或更遭、不变、改善或症状消失。颈椎功能障碍指数（NDI）和视觉模拟评分法（VAS）用于评估颈部和手臂的疼痛程度。

在颈椎管狭窄且有脊髓病症状的患者群体中，自然病程常有较大差异。在无症状但有明显椎管狭窄的患者中，发展为脊髓型颈椎病的风险约为每年 3%。脊髓病症状对脊髓型颈椎病（cervical spondylotic myelopathy，CSM）的临床诊断极具价值。但其敏感性不高，可能在约 1/5 的脊髓病患者中缺少这些体征。磁共振成像（magnetic resonance imaging，MRI）扫描和一些电生理检查上的信号变化对脊髓型颈椎病的诊断有价值。目前，CSM 的自然过程仍未完全被了解。但目前一些比较非手术和手术治疗的长期临床结果的研究表明，从长远来看，相比自然病史，减压手术更有益 [13]。颈痛和神经根病是颈脊髓病患者的常见症状。这种疾病有静止期和间歇性神经功能快速下降的时期。例如，跌倒等轻微

表 4-1　脊髓病的 Nurick 分级 [11]	
等　级	体征和症状
0	有神经根症状或体征，但没有脊髓病表现
1	有脊髓症体征，但没有步态异常
2	有轻度步态异常，但不影响日常工作
3	步态不稳，但不需要辅助，影响日常工作和日常家务劳动
4	在帮助下能行走
5	不能离开轮椅或卧床

创伤可以加速疾病进展，导致一个或多个 Nurick 评级增加。目前，就严重进展性症状的患者需要手术治疗已达成共识。然而，对于非常轻微的脊髓病症状或没有症状的患者，是否需手术治疗尚存争议。

二、磁共振成像

Oshima 等在一项回顾性研究中发现，在 MRI 上有信号改变的轻症 CSM 患者中，10 年内只有 44% 的患者出现神经功能恶化或接受手术。因此，作者认为，在轻症 CSM 患者中出现的磁信号变化并不一定需要手术干预 [14-18]。在一项研究 T_2 加权像 MRI 呈高信号变化和结果的 Meta 分析中，发现多节段出现高信号或信号急剧增加常预示着较差的结果（Ⅱ类证据）。如果术后 T_2 加权像上高信号消退，则术后预后较好 [18]。较高的术前信号变化率与较差的临床结果密切 [19] 相关。但 T_2 加权像高信号不具有特异性，但反映可逆或不可逆的结构变化。且患者可能同时存在弱或强 T_2 加权像高信号（表 4-2）[20-23]。

三、解剖

（一）前路

由于颈椎前部结构意外损伤而引起的各种并发症，包括食管、喉返神经、椎体、血管、颈静脉损伤、颈动脉损伤在颈椎前路椎间盘切除术中常有报道，了解这些结构之间的解剖关系，以及它们的变化对预防这些并发症具有重要意义 [24-29]。

表 4-2　MRI 信号变化及其与组织病理学的相关性 [22]

成像类型	MRI 特点	相关病理	结构变化
T$_2$ 加权像	低亮高强度信号（边界不清）	水肿、Wallerian 变性；脱髓鞘；缺血；神经胶质过多	可逆的
	高亮高强度信号（边界清晰）	潜在空洞；神经组织丢失；髓软化症；坏死；灰质改变	很大程度上不可逆转
T$_1$ 加权像	明显存在的低信号强度；出现黑暗，焦点，微弱	空洞；神经组织减少，脊髓软化；坏死；灰质海绵状改变	很大程度上不可逆转

（二）椎体前结构

大多数患者的食管位于 C$_7$ 椎体的左侧，因此建议选择右侧入路。通常食管与椎体和椎间盘的前表面直接相接。Gulsen 等将食管到颈椎的最近距离定义为位于食管和椎体或椎间盘间隙中线的距离，平均为 1.1mm。在侧面，食管与右侧颈长肌相邻的空间相对较大 [24]。

由于颈部分隔的特点，椎前内容物灵活性较大，容易被推动。医生可用两指将颈动脉与食管分开。在颈部较宽时，建议行 2cm 的小切口，以方便指尖插入做椎间盘表面的分离和触诊，同时避免对重要结构的损伤（图 4-2）。

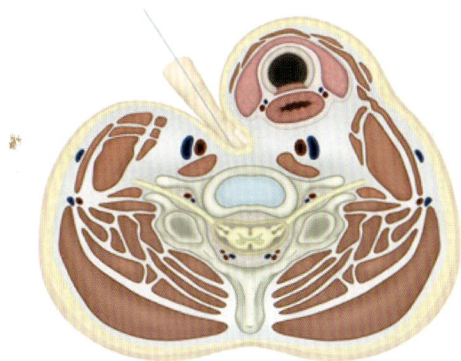

▲ 图 4-2　前路内镜颈椎椎间盘切除术，初始手指对准进入气管食管沟内侧，从外侧分离颈动脉鞘

（三）颈动脉分叉

可处于任何水平，但最常位于 C$_3$～C$_4$ 和 C$_4$～C$_5$ 水平之间 [24]。研究表明，

颈动脉分叉可能高达 C_1，低至 T_2，并且左右两侧的分叉水平不对称。分叉水平较低易导致并发症发生[24]。

（四）后路

神经根、椎间盘和椎间孔之间的解剖关系及术中骨结构的切除量，是影响后路椎间孔成形术并发症发生率的重要因素。但目前关于颈椎神经根相对于颈椎后方结构位置的研究较少[30, 31]。

（五）显露的神经根长度

由于解剖结构因人而异，因此尚无精确测量结果[32]。关节突中点到 $C_3 \sim C_7$ 神经根腋侧的平均垂直距离分别为 3.7～4.7mm（图 4-3）。C_5 神经根与硬脊膜侧缘之间的夹角最小，约为 60°。与 C_5 神经根相比，C_7 神经根的夹角最大，约为 68°。有研究表明男性和女性的测量值之间存在明显差异（表 4-3）[33-35]。

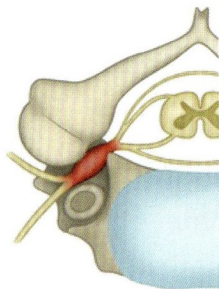

▲ 图 4-3 骨组织表面清创，磨钻抛光示意

表 4-3 内侧半椎骨关节面切除术后神经根腋侧与硬脊膜夹角的平均值及神经根和椎间盘的相对距离[32]

测量指标	C_3	C_4	C_5	C_6	C_7
神经根腋下与硬脊膜夹角（°）	63	61	59	63	68
B 点至 C 点的水平距离（mm）	6.5	8.0	7.0	6.5	6.0
B 点至 C 点的垂直距离（mm）	3.0	2.0	1.0	1.0	2.5

B 点为内侧半椎骨关节面切除术后侧块面的内侧点；C 点为神经根内侧缘和椎间盘下缘的交点

（六）骨切除术

如表 4-4 所示，外科医生为后路椎间孔成形术建立了四个关键的解剖学

表 4-4 后路颈椎椎间孔成形术解剖标志

范 围	结 构
上侧	上关节突上缘
下侧	上关节突下缘
外侧	椎板小关节与外侧和上极连接的垂直线
内侧	硬膜囊侧面

标志。虽然没有确切的切除量，但 Figueredo 等提出，上、下椎板和小关节的平均切除量分别为 21.8%、7.5%、11.3% 和 11.5%[31]。生物力学研究显示侧块内侧 1/3 的切除不应超过侧块中线；否则，可能会出现颈椎不稳[1, 7]。在进行骨切除时，须考虑到 C_8 神经根，因为它在 C_7 椎弓根下方具有更长和更外侧的走行。

（七）神经根与椎间盘的关系

在颈椎中，神经根与颈椎椎间盘的位置与节段水平有关。在 2000 年，Tanaka 等发表的一项研究中描述了颈椎椎间盘和神经根之间的解剖关系[32]。通常，$C_{4/5}$ 椎间盘位于 C_5 神经根之前（肩型）。C_6 神经根与 $C_{5/6}$ 间隙的关系为腋型，其次为椎间孔前型。而 C_8 神经根则只在出口处与椎间盘接触（表 4-3）。Hwang 等还描述了小关节内侧点与穿过椎间盘下缘的神经根根部内侧端之间的距离[33]。内侧半小关节切除术后，$C_3 \sim C_7$ 逐渐增加该水平距离（图 4-4 和图 4-5）。此外，作者测量了神经根内侧缘和椎间盘下缘之间的垂直距离，$C_3 \sim C_7$ 为 $1 \sim 3mm$（表 4-5）。

四、外科决策的分类系统

本章的第一作者（AD）已经进行了 20 多年的颈椎内镜手术。他根据不同手术入路的临床结果提出了一套参考方案，该方案考虑到了病变的位置、累及节段数量和患者的解剖结构。对临床和外科决策进行分类是至关重要的。在此基础上，您可以确定经前路或后路手术来解决病理问题。我们使用了 4 种分类来描述病理特点。

• 椎间孔狭窄的 Park 分类。

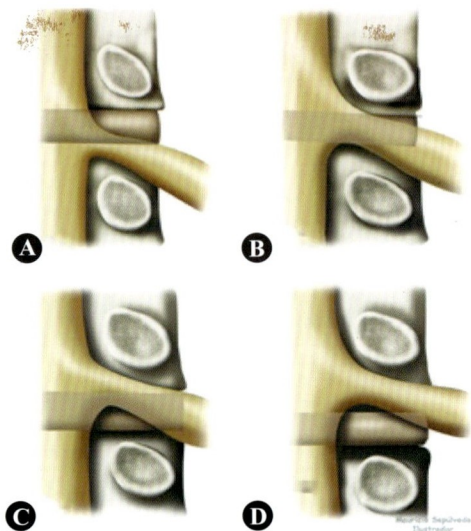

▲ 图 4-4　神经根与椎间孔椎间盘之间的解剖关系

A. 肩型：椎间盘位于神经根近端；B. 前型：椎间盘位于神经根前面；C. 腋型：椎间盘位于神经根远端；D. 椎间盘与神经根没有接触（图片由 Mauricio Sepúlveda 提供；经 Hwang 等许可 [33]）

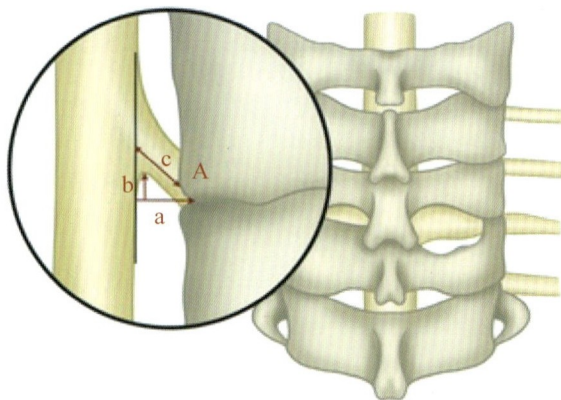

▲ 图 4-5　全椎板切除术后硬膜囊、神经根和侧块的解剖关系

A 点为术后侧块小关节面的内侧点；A. 从 A 点到硬脊膜侧面的水平距离；B. a 线至神经根袖的垂直距离；C. 显露的神经根长度（图片由 Mauricio Sepúlveda 提供；经 Hwang 等许可 [33]）

- 基于 MRI 分级的 Kang 中央管狭窄分类。
- 基于软压迫或硬压迫的 Odom 对颈椎椎间盘突出症的分类。
- 颈脊髓病的 Crandal 分类。

神经根	没有接触（%）	肩型（%）	前型（%）	腋型（%）
C_5	—	30	70	—
C_6	—	10	20	70
C_7	—	—	10	90
C_8	80	—	—	20

表 4-5　椎间盘相对于神经根在椎间孔的位置

（一）颈椎椎间孔狭窄的分类

Park 等发现，椎间孔 0 级狭窄的患者中，神经症状阳性的患者占比为 17%～18%[36]。在椎间孔 2 级或 3 级狭窄的患者中，神经症状阳性的患者占比为 93%～100%。结果表明，MRI 结果显示 2 级和 3 级椎间孔狭窄的患者最有可能出现阳性神经症状，从而允许临床医生使用 2 级或 3 级椎间孔狭窄的影像学分级来预测患者的临床表现（图 4-6）。用 0 级椎间孔狭窄的影像学分级作为临床表现的预测指标是不可靠的。

（二）颈椎管狭窄的分类

Kang 等发布了一种新的分级系统[37]，用于诊断和颈椎管狭窄分级，该系统基于现有分级系统[38]。Kang 的分类总结在图 4-7 中。

（三）颈椎椎间盘突出症的分类

颈椎椎间盘突出症一般可分为 4 种类型[39]。

- 单侧椎间盘突出症伴神经根压迫。
- 椎间孔骨性狭窄或椎间盘钙化压迫神经根。
- 软性中央型椎间盘突出症伴脊髓压迫。
- 骨性中央型椎间盘突出症或颈椎滑脱伴脊髓受压。

（四）颈脊髓病分类

Crandall 等将颈脊髓病分为五型，被广泛采用[40, 41]。此后，Hattori 等报道颈脊髓病可从 1 型（损伤仅限于脊髓中央部分）发展到 2 型（涉及锥体束），最后发展到 3 型（损伤在脊髓横向扩散）（表 4-6）[42-44]。然而，许多患者不符合 Crandall 分类中描述的任何类型，或表现出无法用 Hattori 理论解释的症状改变。一般来说，前部或中央病变综合征患者，因其损伤仅限于灰质，术后可获得显

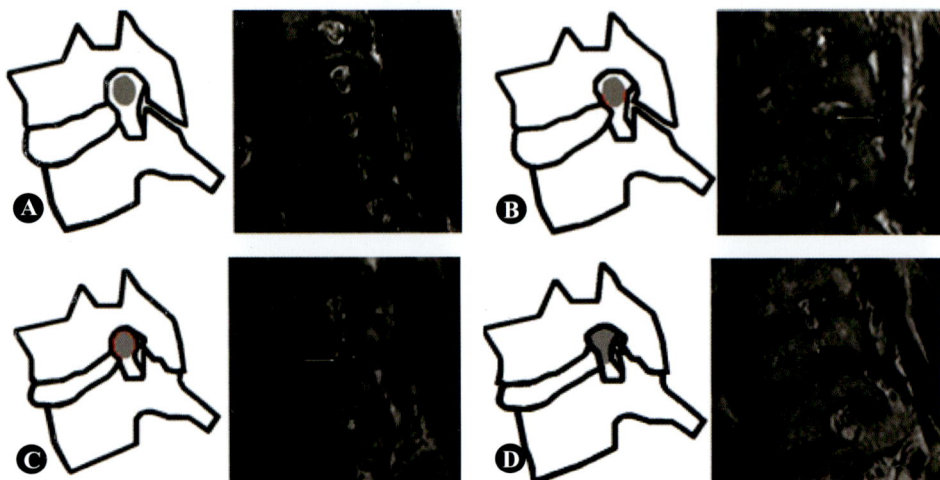

▲ 图 4-6　颈椎椎间孔狭窄分级系统和 MRI 相关的示意

A. 0 级：颈椎椎间孔的斜矢状面显示无明显狭窄和神经周围脂肪填塞；B. 1 级：神经根周围脂肪轻度消失（低于 50% 的神经根周径），神经根形态学未见改变；C. 2 级：中度压迫（超过 50% 的神经根周径），神经周围脂肪仍有填塞，神经根未见形态学改变；D. 3 级：神经根塌陷并发生形态学改变，严重的神经周围脂肪缺失

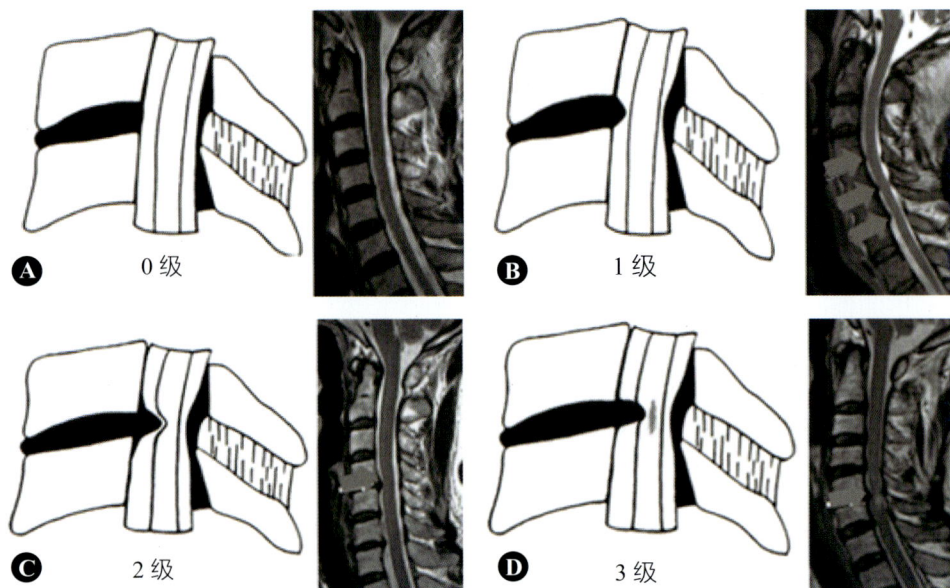

▲ 图 4-7　颈椎 MRI 矢状位颈椎管狭窄分级系统示意

A. 0 级：无颈椎管狭窄；B. 1 级：超过 50% 的蛛网膜下腔闭塞，无任何脊髓畸形的迹象；C. 2 级：中央管狭窄伴脊髓畸形；脊髓变形，脊髓内无信号改变；D. 3 级：在 T_2 加权像上，脊髓在受压水平附近的信号强度增加

类　型	脊髓受累	四肢功能恶化	数　量	流行病学
Ⅰ	前	单侧	41	13.1%
Ⅱ	中央	双侧上肢	27	8.6%
Ⅲ	后	双侧上肢	17	5.4%
Ⅳ	单侧	单侧上肢 / 下肢	38	12.1%
Ⅴ	横向	四肢	190	60.7%

表 4-6　颈脊髓病的新分类 [42]

著的神经功能改善。一旦病变扩展到白质，包括上行束和下行束，手术减压则无法获得显著神经功能恢复 [45]。Chen 等对颈椎神经根病的多种外科手术生物力学结果进行了比较，以帮助做出后路椎间孔与前路椎间孔成形术、椎间盘切除术与前路椎间盘切除椎间融合术的选择（图 4-8）[46]。

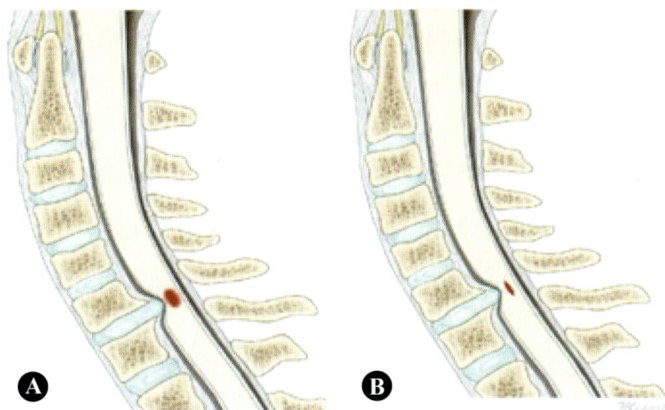

▲ 图 4-8　Chen 等对 T_2 加权像的高信号进行了分级 [46]

0 级：无信号增加；A. 1 级：微弱、模糊边缘强度增强；B. 2 级：强烈的、界限分明的强度增加

五、临床决策

（一）椎间盘突出症

对于颈椎椎间盘突出症的治疗，需考虑两个基本因素：病变的位置、涉及的节段数量。作者认为，Odom 分类在描述椎间盘突出部位方面有较高的价值 [12, 39, 47]。

前路被认为是治疗中央型椎间盘突出症最佳入路。对于旁中央型椎间盘突出症，则可根据医生自身经验、技术水平及偏好，前路或后路均可选择。而对于多节段突出症，则可选择通过同一手术通道在多个颈椎椎间盘间隙同时进行手术。

（二）狭窄

通常，对于椎间孔狭窄病例，前路和后路均可选择，大多数外科医生首选PECD。对于中央椎管狭窄，则选择 AECD。对于脊柱不稳定、颈椎前凸丢失，甚至局灶性或多节段后凸，或椎间盘高度缺失＜4mm 的退变病例，则选择颈椎前路椎间盘切除椎间融合术（ACDF）。

六、外科医生因素 & 如何选择最佳手术方案

以上列出的常见疼痛性颈椎退行性病变可能会有不同的治疗建议，该建议基于外科医生的培训、经验和支持其进行脊柱内镜手术的可用设备。因此，作者希望本章的读者不要机械采纳他们关于前路（AECD）或后路（PECD）的手术建议，并在做出决定时考虑患者相关因素及其情况。决定对常见颈椎疾病采用首选内镜手术的其他因素可能来自既定的当地护理标准、报销标准、同行评议及患者、付款人和其他利益相关者对手术的接受程度，以及未来脊柱内镜外科医生工作当地医疗服务中的其他利益相关者[48]。外科医生实施这些先进脊柱微创手术的能力可能不完全相同，本章对 AECD 或 PECD 的建议适用于了解解剖结构、所涉及的技术问题，并接受本章作者建议的临床方案的高级别外科医生。第一作者更倾向于 AECD，而第二作者更倾向于 PECD 和椎间孔成形术治疗因颈椎椎间盘突出症或椎间孔狭窄引起的神经根型肩臂疼痛。为了说明前文关于疼痛性颈椎退行性疾病分类的讨论，我们将展示第一作者首选的内镜技术前路内镜颈椎椎间盘切除术（AECD），以及第二作者的后路内镜颈椎椎间盘切除手术（PECD）。

本书中的其他章更详细地阐述了不同的颈椎内镜手术技术和其他技术细节。为了将关注点聚焦在本章关于临床决策的范围内，我们将在其他章加以说明的方式回顾作者用于治疗椎间盘突出症的两种方法。更重要的是，我们强调，不仅仅是患者和技术相关的因素可能会影响临床决策，外科医生最终还会考虑手术舒适度及其自身手术技能，以求取得良好的临床结果，从而维系外科医生的认可度。外科医生自身情况是必须纳入最终考虑的因素。当讨论在颈椎手术中使用内镜技术的适应证和患者选择标准时，人们经常忘记这一点。

七、讨论

为微创手术设计的显微镜、激光技术、内镜、视频和图像系统等仪器的改进将进一步推动 MIS 手术应用，使通过小切口进行复杂手术，降低患者的并发症成为可能。微创手术使得在保证术野充分显露的同时，最大限度地减少术中软组织过度剥离、牵拉。虽然颈椎前路手术在外科医生中备受推崇[48, 49]，但相较而言，颈椎后路椎间孔成形术仍能有效改善约 90% 的因椎间孔狭窄而导致的神经根型颈椎病患者的症状，且费用低于前路手术[7, 8, 50]。后路与前路相比的优点是：损伤位于颈椎前区重要结构（气管、食管、颈内动脉、椎动脉、喉返神经）的概率较低，对椎间盘结构损伤较小，保存椎间盘生物力学特性，没有运动节段损失，减少与骨移植物相关并发症及邻椎病发生[48, 51-59]。而前路更适用于中央型软型突出、双侧椎间孔狭窄及多节段脊髓病。脊柱手术团队的经验对于取得好的临床结果至关重要。在作者看来，脊柱内镜手术需要较长的学习曲线，常需要在尸体标本上持续训练，前 20~30 例手术需要在上级医生的指导下进行。

小结

应用内镜技术治疗常见疼痛性颈椎退行性疾病的临床决策是复杂的。它不能简化为一个僵化的、教条的指南来决定前、后路手术。多种复杂因素影响手术的选择。在本章，作者试图说明常见临床实践各种技术的优缺点。我们建议外科医生根据相关病理学特征、外科医生的技能和舒适度、可用设备，以及临床中心所提供的支持来协商决定。作者预测，未来技术的进步可能会影响临床决策，将关注重点转移到更可靠、更简化的流程中，以满足患者在门诊手术中心进行手术的期望。

参考文献

[1] Winder MJ, Thomas KC. Minimally invasive *versus* open approach for cervical laminoforaminotomy. Can J Neurol Sci 2011; 38(2): 262-7. [http://dx.doi.org/10.1017/S0317167100011446] [PMID: 21320831]

[2] Clark JG, Abdullah KG, Steinmetz MP, Benzel EC, Mroz TE. Minimally Invasive *versus* Open Cervical Foraminotomy: A Systematic Review. Global Spine J 2011; 1(1): 9-14.[http://dx.doi.

org/10.1055/s-0031-1296050] [PMID: 24353931]

[3] Hussain I, Schmidt FA, Kirnaz S, Wipplinger C, Schwartz TH, Härtl R. MIS approaches in the cervical spine. J Spine Surg 2019; 5 (Suppl. 1): S74-83. [http://dx.doi.org/10.21037/jss.2019.04.21] [PMID: 31380495]

[4] Ruetten S, Komp M, Merk H, Godolias G. Full-endoscopic cervical posterior foraminotomy for the operation of lateral disc herniations using 5.9-mm endoscopes: a prospective, randomized, controlled study. Spine 2008; 33(9): 940-8. [http://dx.doi.org/10.1097/BRS.0b013e31816c8b67] [PMID: 18427313]

[5] Hasan S, Härtl R, Hofstetter CP. The benefit zone of full-endoscopic spine surgery. J Spine Surg 2019; 5 (Suppl. 1): S41-56. [http://dx.doi.org/10.21037/jss.2019.04.19] [PMID: 31380492]

[6] Dowling A. Endoscopic anterior cervical discectomy. London: JP Brothers 2013.

[7] Adamson TE. Microendoscopic posterior cervical laminoforaminotomy for unilateral radiculopathy: results of a new technique in 100 cases. J Neurosurg 2001; 95(1) (Suppl.): 51-7. [PMID: 11453432]

[8] Zeidman SM, Ducker TB. Posterior cervical laminoforaminotomy for radiculopathy: review of 172 cases. Neurosurgery 1993; 33(3): 356-62. [http://dx.doi.org/10.1227/00006123-199309000-00002] [PMID: 8413864]

[9] Kato S, Oshima Y, Oka H, et al. Comparison of the Japanese Orthopaedic Association (JOA) score and modified JOA (mJOA) score for the assessment of cervical myelopathy: a multicenter observational study. PLoS One 2015; 10(4): e0123022. [http://dx.doi.org/10.1371/journal.pone.0123022] [PMID: 25837285]

[10] Frankel HL, Hancock DO, Hyslop G, et al. The value of postural reduction in the initial management of closed injuries of the spine with paraplegia and tetraplegia. I. Paraplegia 1969; 7(3): 179-92. [PMID: 5360915]

[11] Nurick S. The pathogenesis of the spinal cord disorder associated with cervical spondylosis. Brain 1972; 95(1): 87-100. [http://dx.doi.org/10.1093/brain/95.1.87] [PMID: 5023093]

[12] Odom GL, Finney W, Woodhall B. Cervical disk lesions. J Am Med Assoc 1958; 166(1): 23-8. [http://dx.doi.org/10.1001/jama.1958.02990010025006] [PMID: 13491305]

[13] Laiginhas AR, Silva PA, Pereira P, Vaz R. Long-term clinical and radiological follow-up after laminectomy for cervical spondylotic myelopathy. Surg Neurol Int 2015; 6: 162. [http://dx.doi.org/10.4103/2152-7806.167211] [PMID: 26543671]

[14] Oshima Y, Seichi A, Takeshita K, et al. Natural course and prognostic factors in patients with mild cervical spondylotic myelopathy with increased signal intensity on T2-weighted magnetic resonance imaging. Spine 2012; 37(22): 1909-13. [http://dx.doi.org/10.1097/BRS.0b013e318259a65b] [PMID: 22511231]

[15] Oshima Y, Takeshita K, Inanami H, et al. Cervical microendoscopic interlaminar decompression through a midline approach in patients with cervical myelopathy: a technical note. J Neurol Surg A Cent Eur Neurosurg 2014; 75(6): 474-8. [http://dx.doi.org/10.1055/s-0034-1373663] [PMID: 24819630]

[16] Oshima Y, Takeshita K, Taniguchi Y, et al. Effect of preoperative sagittal balance on cervical laminoplasty outcomes. Spine 2016; 41(21): E1265-70. [http://dx.doi.org/10.1097/BRS.0000000000001615] [PMID: 27054450]

[17] Oshina M, Oshima Y, Tanaka S, Riew KD. Radiological fusion criteria of postoperative anterior cervical discectomy and fusion: a systematic review. Global Spine J 2018; 8(7): 739-50. [http://dx.doi.org/10.1177/2192568218755141] [PMID: 30443486]

[18] Oshina M, Tanaka M, Oshima Y, Tanaka S, Riew KD. Correlation and differences in cervical sagittal alignment parameters between cervical radiographs and magnetic resonance images. Eur Spine J

2018; 27(6): 1408-15. [http://dx.doi.org/10.1007/s00586-018-5550-z] [PMID: 29572735]

[19] Wang LF, Zhang YZ, Shen Y, *et al.* Using the T2-weighted magnetic resonance imaging signal intensity ratio and clinical manifestations to assess the prognosis of patients with cervical ossification of the posterior longitudinal ligament. J Neurosurg Spine 2010; 13(3): 319-23. [http://dx.doi.org/10.3171/2010.3.SPINE09887] [PMID: 20809723]

[20] Nouri A, Cheng JS, Davies B, Kotter M, Schaller K, Tessitore E. Degenerative cervical myelopathy: a brief review of past perspectives, present developments, and future directions. J Clin Med 2020; 9(2): E535. [http://dx.doi.org/10.3390/jcm9020535] [PMID: 32079075]

[21] Nouri A, Gondar R, Cheng JS, Kotter MRN, Tessitore E. Degenerative cervical myelopathy and the aging spine: introduction to the special issue. J Clin Med 2020; 9(8): E2535. [http://dx.doi.org/10.3390/jcm9082535] [PMID: 32781513]

[22] Nouri A, Tetreault L, Côté P, Zamorano JJ, Dalzell K, Fehlings MG. Does magnetic resonance imaging improve the predictive performance of a validated clinical prediction rule developed to evaluate surgical outcome in patients with degenerative cervical myelopathy? Spine 2015; 40(14): 1092-100. [http://dx.doi.org/10.1097/BRS.0000000000000919] [PMID: 25893357]

[23] Nouri A, Tetreault L, Singh A, Karadimas SK, Fehlings MG. Degenerative cervical myelopathy: epidemiology, genetics, and pathogenesis. Spine 2015; 40(12): E675-93. [http://dx.doi.org/10.1097/BRS.0000000000000913] [PMID: 25839387]

[24] Gulsen S, Caner H, Altinors N. An anatomical variant : low-lying bifurcation of the common carotid artery, and its surgical implications in anterior cervical discectomy. J Korean Neurosurg Soc 2009; 45(1): 32-4. [http://dx.doi.org/10.3340/jkns.2009.45.1.32] [PMID: 19242568]

[25] Fraser JF, Härtl R. Anterior approaches to fusion of the cervical spine: a metaanalysis of fusion rates. J Neurosurg Spine 2007; 6(4): 298-303. [http://dx.doi.org/10.3171/spi.2007.6.4.2] [PMID: 17436916]

[26] Mayfield FH. Cervical spondylosis: a comparison of the anterior and posterior approaches. Clin Neurosurg 1965; 13: 181-8. [PMID: 5870806]

[27] Ito H, Mataga I, Kageyama I, Kobayashi K. Clinical anatomy in the neck region--the position of external and internal carotid arteries may be reversed. Okajimas Folia Anat Jpn 2006; 82(4): 157-67. [http://dx.doi.org/10.2535/ofaj.82.157] [PMID: 16526574]

[28] Yao N, Wang C, Wang W, Wang L. Full-endoscopic technique for anterior cervical discectomy and interbody fusion: 5-year follow-up results of 67 cases. Eur Spine J 2011; 20(6): 899-904. [http://dx.doi.org/10.1007/s00586-010-1642-0] [PMID: 21153596]

[29] Du Q, Lei LQ, Cao GR, *et al.* Percutaneous full-endoscopic anterior transcorporeal cervical discectomy and channel repair: a technique note report. BMC Musculoskelet Disord 2019; 20(1): 280. [http://dx.doi.org/10.1186/s12891-019-2659-0] [PMID: 31182078]

[30] Zdeblick TA, Zou D, Warden KE, McCabe R, Kunz D, Vanderby R. Cervical stability after foraminotomy. A biomechanical *in vitro* analysis. J Bone Joint Surg Am 1992; 74(1): 22-7. [http://dx.doi.org/10.2106/00004623-199274010-00004] [PMID: 1734010]

[31] Figueiredo EG, Castillo De la Cruz M, Theodore N, Deshmukh P, Preul MC. Modified cervical laminoforaminotomy based on anatomic landmarks reduces need for bony removal. Minim Invasive Neurosurg 2006; 49(1): 37-42. [http://dx.doi.org/10.1055/s-2006-932146] [PMID: 16547881]

[32] Tanaka N, Fujimoto Y, An HS, Ikuta Y, Yasuda M. The anatomic relation among the nerve roots, intervertebral foramina, and intervertebral discs of the cervical spine. Spine 2000; 25(3): 286-91. [http://dx.doi.org/10.1097/00007632-200002010-00005] [PMID: 10703098]

[33] Hwang JC, Bae HG, Cho SW, Cho SJ, Park HK, Chang JC. Morphometric study of the nerve roots around the lateral mass for posterior foraminotomy. J Korean Neurosurg Soc 2010; 47(5): 358-64.

[http://dx.doi.org/10.3340/jkns.2010.47.5.358] [PMID: 20539795]

[34] Xu R, Ebraheim NA, Nadaud MC, Yeasting RA, Stanescu S. The location of the cervical nerve roots on the posterior aspect of the cervical spine. Spine 1995; 20(21): 2267-71. [http://dx.doi.org/10.1097/00007632-199511000-00001] [PMID: 8553111]

[35] Barakat M, Hussein Y. Anatomical study of the cervical nerve roots for posterior foraminotomy: cadaveric study. Eur Spine J 2012; 21(7): 1383-8. [http://dx.doi.org/10.1007/s00586-012-2158-6] [PMID: 22270247]

[36] Park HJ, Kim SS, Lee SY, et al. A practical MRI grading system for cervical foraminal stenosis based on oblique sagittal images. Br J Radiol 2013; 86(1025): 20120515. [http://dx.doi.org/10.1259/bjr.20120515] [PMID: 23410800]

[37] Kang Y, Lee JW, Koh YH, et al. New MRI grading system for the cervical canal stenosis. AJR Am J Roentgenol 2011; 197(1): W134-40. [http://dx.doi.org/10.2214/AJR.10.5560] [PMID: 21700974]

[38] Muhle C, Weinert D, Falliner A, et al. Dynamic changes of the spinal canal in patients with cervical spondylosis at flexion and extension using magnetic resonance imaging. Invest Radiol 1998; 33(8): 444-9. [http://dx.doi.org/10.1097/00004424-199808000-00004] [PMID: 9704283]

[39] Odom GL, Kristoff FV. Unilateral rupture of cervical disc. N C Med J 1948; 9(3): 117-22. [PMID: 18858901]

[40] Crandall PH, Hanafee WN. Cervical spondylotic myelopathy studies by air myelography. Am J Roentgenol Radium Ther Nucl Med 1964; 92: 1261-9. [PMID: 14237481]

[41] Crandall PH, Batzdorf U. Cervical spondylotic myelopathy. J Neurosurg 1966; 25(1): 57-66. [http://dx.doi.org/10.3171/jns.1966.25.1.0057] [PMID: 5947048]

[42] Hattori S, Kawai K, Mabuchi Y, Shibayama M. The relationship between magnetic resonance imaging and quantitative electromyography findings in patients with compressive cervical myelopathy. Spine 2010; 35(8): E290-4. [http://dx.doi.org/10.1097/BRS.0b013e3181c84700] [PMID: 20354473]

[43] Hattori T, Sakakibara R, Yasuda K, Murayama N, Hirayama K. Micturitional disturbance in cervical spondylotic myelopathy. J Spinal Disord 1990; 3(1): 16-8. [http://dx.doi.org/10.1097/00002517-199003000-00003] [PMID: 2134406]

[44] Hattori S, Saiki K, Kawai S. Diagnosis of the level and severity of cord lesion in cervical spondylotic myelopathy. Spinal evoked potentials. Spine 1979; 4(6): 478-85. [http://dx.doi.org/10.1097/00007632-197911000-00005] [PMID: 515838]

[45] Fang W, Huang L, Feng F, et al. Anterior cervical discectomy and fusion versus posterior cervical foraminotomy for the treatment of single-level unilateral cervical radiculopathy: a meta-analysis. J Orthop Surg Res 2020; 15(1): 202. [http://dx.doi.org/10.1186/s13018-020-01723-5] [PMID: 32487109]

[46] Chen BH, Natarajan RN, An HS, Andersson GB. Comparison of biomechanical response to surgical procedures used for cervical radiculopathy: posterior keyhole foraminotomy versus anterior foraminotomy and discectomy versus anterior discectomy with fusion. J Spinal Disord 2001; 14(1): 17-20. [http://dx.doi.org/10.1097/00002517-200102000-00004] [PMID: 11242270]

[47] Davis CH, Odom GL, Woodhall B. Survey of ruptured intervertebral disks in the cervical region. N C Med J 1953; 14(2): 61-6. [PMID: 13025978]

[48] Epstein NE. A review of complication rates for Anterior Cervical Diskectomy and Fusion (ACDF). Surg Neurol Int 2019; 10: 100. [http://dx.doi.org/10.25259/SNI-191-2019] [PMID: 31528438]

[49] Lee HC, Chen CH, Wu CY, Guo JH, Chen YS. Comparison of radiological outcomes and complications between single-level and multilevel anterior cervical discectomy and fusion (ACDF) by using a polyetheretherketone (PEEK) cage-plate fusion system. Medicine (Baltimore) 2019; 98(5): e14277. [http://dx.doi.org/10.1097/MD.0000000000014277] [PMID: 30702590]

[50] Li C, Tang X, Chen S, Meng Y, Zhang W. Clinical application of large channel endoscopic decompression in posterior cervical spine disorders. BMC Musculoskelet Disord 2019; 20(1): 548. [http://dx.doi.org/10.1186/s12891-019-2920-6] [PMID: 31739780]

[51] Ranson WA, Neifert SN, Cheung ZB, Mikhail CM, Caridi JM, Cho SK. Predicting in-hospital complications after anterior cervical discectomy and fusion: a comparison of the elixhauser and charlson comorbidity indices. World Neurosurg 2020; 134: e487-96. [http://dx.doi.org/10.1016/j.wneu.2019.10.102] [PMID: 31669536]

[52] Ramírez León JF, Rugeles Ortíz JG, Martínez CR, Alonso Cuéllar GO, Lewandrowski KU. Surgical treatment of cervical radiculopathy using an anterior cervical endoscopic decompression. J Spine Surg 2020; 6 (Suppl. 1): S179-85. [http://dx.doi.org/10.21037/jss.2019.09.24] [PMID: 32195426]

[53] Narain AS, Hijji FY, Haws BE, et al. Risk factors for medical and surgical complications after 1--level anterior cervical discectomy and fusion procedures. Int J Spine Surg 2020; 14(3): 286-93. [http://dx.doi.org/10.14444/7038] [PMID: 32699749]

[54] Ebot J, Domingo R, Nottmeier E. Post-operative dysphagia in patients undergoing a four level anterior cervical discectomy and fusion (ACDF). J Clin Neurosci 2020; 72: 211-3. [http://dx.doi.org/10.1016/j.jocn.2019.12.002] [PMID: 31839384]

[55] Al Eissa S, Konbaz F, Aldeghaither S, et al. Anterior cervical discectomy and fusion complications and thirty-day mortality and morbidity. Cureus 2020; 12(4): e7643. [PMID: 32411545]

[56] Yew AY, Nguyen MT, Hsu WK, Patel AA. Quantitative risk factor analysis of postoperative dysphagia after anterior cervical discectomy and fusion (ACDF) using the eating assessment tool-10 (EAT-10). Spine 2019; 44(2): E82-8. [http://dx.doi.org/10.1097/BRS.0000000000002770] [PMID: 29965886]

[57] Kashkoush A, Mehta A, Agarwal N, et al. Perioperative neurological complications following anterior cervical discectomy and fusion: clinical impact on 317,789 patients from the national inpatient sample. World Neurosurg 2019; 128: e107-15. [http://dx.doi.org/10.1016/j.wneu.2019.04.037] [PMID: 30980979]

[58] Khanna R, Kim RB, Lam SK, Cybulski GR, Smith ZA, Dahdaleh NS. Comparing short-term complications of inpatient versus outpatient single-level anterior cervical discectomy and fusion: an analysis of 6940 patients using the ACS-NSQIP database. Clin Spine Surg 2018; 31(1): 43-7. [http://dx.doi.org/10.1097/BSD.0000000000000499] [PMID: 28079682]

[59] Kelly MP, Eliasberg CD, Riley MS, Ajiboye RM, SooHoo NF. Reoperation and complications after anterior cervical discectomy and fusion and cervical disc arthroplasty: a study of 52,395 cases. Eur Spine J 2018; 27(6): 1432-9. [http://dx.doi.org/10.1007/s00586-018-5570-8] [PMID: 29605899]

第5章 内镜下颈神经后支切断术的适应证和临床效果

Indications and Outcomes with Endoscopic Posterior Cervical Rhizotomy

Kai-Uwe Lewandrowski　Ralf Rothoerl　Stefan Hellinger　Hyeun Sung Kim　著

摘 要

对于那些存在轴性颈痛但不伴有神经根性肩臂痛（或仅伴有轻微神经根性肩臂痛）的患者而言，脊柱医护人员提供的治疗策略并不能达到令人满意的结果。这类患者多存在早期颈椎椎间盘和小关节的退行性改变，并伴有无明显脊柱失稳的脊柱序列轻微改变。他们具有明确的症状，并且尽管经过多疗程物理治疗、脊椎注射、生活方式调整、非甾体抗炎药治疗，以及其他医疗和支持性护理措施，症状都无法得到有效缓解。传统的基于影像学的治疗方案可能并不适用于该类患者，并且其中相当一部分患者并没有接受针对性治疗。本章介绍了内镜下颈神经后支切断术的适应证和临床效果，该技术在可视化内镜的辅助下，联合机械和射频消融处理小关节，对存在症状的节段行微创椎板切开术。该治疗方法主要适用于在影像学层面表现轻微，而临床症状无法通过传统治疗手段获得有效缓解的患者。文中提供该治疗方法的理论依据，并分析该方法可能的疼痛缓解机制。疼痛缓解不仅可以通过对颈椎小关节复合体的机械处理和射频消融来实现，还可以通过对受影响节段颈神经根背根神经活动的调节来实现。结果显示，大多数患者预后良好，并且该手术方案存在明显优势。因此，未来有必要对其临床效果进行进一步的验证。

关键词

轴性颈痛，颈椎，减压，退变，椎间盘突出症，内镜，撞击，微创，开放，射频，神经根切断术，椎管狭窄

早在 1954 年，Chambers 等将颈神经后支切断术作为一种治疗轴性颈痛的方式在患者中进行了首次实践。并且在 20 世纪 60 年代，人们也陆续报道了与该手术相关的临床效果。在早期，颈神经后支切断术主要被用于治疗源于颈部痉挛或运动障碍综合征的斜颈患者 [1, 2]。并且最初的治疗方法是对颈神经后支进行直接干预，进而达到限制其活动的目的。1977 年，在一项涉及 16 例肌张力障碍和手足徐动型脑瘫（cerebral plasy，CP）患者的研究中，Fraioli 等对双侧颈神经后支切断术的临床结果进行了报道 [3]。结果显示，通过行 $C_1 \sim C_6$ 颈神经后支切断术可以显著减轻患者肌肉痉挛和手足徐动，并能够有效改善患者的姿势和自主活动情况。不过，在该研究中，作者报道了 5 例患者出现了相应并发症，这些患者术后立即出现呼吸不均匀和节律不齐并伴有嗜睡，其中有 4 例患者出现了膈肌麻痹问题，并且随后出现了肺炎症状，除 1 例患者康复外，其余 3 例患者最后均因肺炎失去了生命。除此之外，在上述出现并发症的患者中，4 例患者出现了长达 3 个月尿潴留的问题。作者认为，这些并发症的出现可能源于颈神经后支上行网状纤维发生损伤。Fraioli 等的早期报道显示，在治疗脑瘫（CP）伴随症状时，颈神经后支切断术存在潜在的严重不良反应 [3]。

后来，人们将颈神经后支切断术应用到了恶性肿瘤引起的面部和颈部顽固性疼痛患者之中。Mracek 等报道 13 例恶性肿瘤患者（喉癌 4 例、腮腺癌 2 例、舌癌 2 例、咽癌 1 例、上颌癌 1 例、唇癌 1 例、扁桃体癌 1 例、枕骨癌 1 例，多数伴有颌下转移）在局部麻醉下行第Ⅴ、Ⅶ、Ⅸ和Ⅹ对脑神经束切断术 [4]，及切断 1～3 根敏感的颈神经后支后疼痛得到明显控制。而 1985 年 Grunert 等证实 [5]，颈神经根后支切断术可用于治疗顽固性肩痛。在其发表的 *Results of cervical chordotomy with and without rhizotomy in therapy-resistant pain in the shoulder and arm* 文中，作者报道了 39 例患者接受上颈椎（C_1/C_2）水平脊髓前外侧束切断术，其中大多数患者（30 例）是具有顽固性肩、臂疼痛的癌症患者，9 例为良性病变患者。研究人员对其中的 9 例肿瘤患者和 2 例良性病变

患者同时进行了脊髓前外侧束切断术和颈神经根后支切断术。结果证实，上颈椎水平脊髓前外侧束切断术能够有效缓解癌症患者运用其他治疗方式不能立刻有效控制的疼痛。不过，研究发现，脊神经根切断术并不会提供更多的好处[5]。Kapoor 等报道，在行颈神经后支切断术之前，对 17 例枕神经痛患者进行了 CT 引导下的神经根阻滞（32 根 C_2 或 C_2 和 C_3 神经根阻滞），疼痛可暂时缓解[6]。作者分别行单侧（$n=16$）或双侧（$n=1$）硬膜内 C_1（$n=9$）、C_2（$n=17$）、C_3（$n=17$）或 C_4（$n=7$）神经后支切断术，在为期 20 个月的平均随访内，11 例（64.7%）患者实现了完全缓解，2 例（11.8%）获得了部分缓解，4 例（23.5%）则没有获得缓解。该研究认为，对合适患者行硬膜内颈神经后支切断术可能会获得良好的镇痛效果。并且 Gande 等通过对 70 例接受硬膜内颈神经后支切断术治疗顽固性枕神经痛患者进行长达 14 年的随访研究中，也证实了这些结论[7]。

在 20 世纪 90 年代初，疼痛治疗措施多不具有较大的侵袭性。1994 年 Babur 等在 Mount Sinai Medical Journal 上报道了关节突关节颈神经后支切断术治疗颈神经根炎[8]。该研究纳入了 133 例患有顽固性颈椎小关节痛的患者，并且累计成功进行了 166 次颈椎小关节去神经化或颈椎小关节神经后支切断术。除此之外，Li 等利用内镜辅助下行神经后支切断术来治疗小关节源性慢性下背痛患者[9]。并且 Duff 等证明，通过射频（radiofrequency，RF）切断颈神经后支内侧支可以有效治疗关节突关节源性的颈痛[10]。研究人员重点关注疼痛完全缓解的时间、镇痛药的使用及任何与手术相关的问题。该研究结果显示，术后 12 个月随访中，疼痛完全缓解的患者高达 63.64%，并且疼痛完全缓解的中位数持续时间为 12 个月。通常情况下，疼痛缓解的患者术后 6 周内成功停用了处方类止痛药。该组病例中未出现二次手术、感染或意外入院等情况。因此，研究人员认为，经皮颈部 RF 神经后根切断术可以有效治疗源于颈椎关节突关节病变的颈痛[10]。在此之后，颈椎小关节 RF 消融术就成为一种治疗该类型颈痛患者的主流方法。2018 年 Palea 等[11] 报道，通常情况下，需要先采用斜入路将 RF 探头置于颈椎小关节的前外侧囊，将电极尽可能置入在颈神经后支内侧支的近端位置。之所以采用斜入路方式，是因为这样可以便于人们对患者的运动和感觉功能同时进行测试，这样可以确保电极位置不会导致颈神经前支或椎动脉发生明显损伤。相比之下，直接后路方式可将 RF 电极放置在整个小关节上，同时可以将神经根或椎动脉损伤风险降至最低。在为期 4 年随访中证实，沿着小关节囊较大的后部区域进行 RF 消融可以得到与传统靶点消融更接近神经根的效果，并在技术上，这种方法更直接，风险也更小[11]。

本章针对 Palea 等开创的内镜下颈神经后支切断术的有效性进行了验证，并且 Palea 等通过对颈椎小关节和关节囊的解剖和神经支配进行详细回顾后发现[11]，颈椎小关节囊内存在较为广泛的神经分布，这些神经并不仅仅来源于内侧感觉支，这是传统 RF 治疗的靶点。本章认为，由于脊柱内镜辅助技术使得外科医生能够通过显示器直观了解 RF 消融过程，因此其可以有效提高手术安全性。除此之外，内镜下磨钻的使用由于更彻底的去神经化，因此可以实现更持久的疼痛缓解。

一、外科技术

在行内镜下颈神经后支切断术前，患者需要接受局部麻醉和镇静处理，采取俯卧位固定在颈部泡沫垫上，部分患者在手术过程中会使用喉罩（laryngeal airway mask，LMA），而一些患者可能需要插管，并由麻醉医生进行监测，以确保其通气状态良好。然后即可按照标准的手术方式进行相应处置。首先，进行后前位（posterior-anterior，PA）透视和侧位（lateral，LAT）透视，以确定手术节段。其次，采用直接后路方式，将穿刺针置于相应节段颈椎小关节中段。局部注射 0.5～1mm 的 1% 布比卡因后，通过穿刺针引入导丝（如患者接受了全身麻醉，无须进行额外的局部麻醉）。然后，以导丝为中心行 6～11mm 的皮肤切口，引入逐级扩张器，并将其推到颈椎小关节上，将内镜工作套管直接置于颈椎椎板和小关节之间的交界处。最后，引入颈椎内镜，调整位置使其能够直接显示颈椎小关节囊和椎板内侧交界处（图 5-1 和图 5-2）。需要注意的是，不要向前或侧方推进内镜，这样可以避免内镜在颈椎小关节上出现滑移。另外，作者介绍了一种高速外科钻头，该钻头能够在不破坏关节囊的情况下，实现对其他任何关节囊外组织进行精细清除。作者喜欢将这种机械去神经术与小范围椎板切开术联合使用，并且这两种手术使用的钻头相同，有时还会用到 Kerrison 咬骨钳（图 5-3），这样可以广泛处理延伸到颈椎小关节囊的神经（详见 Palea 的报道[11]），以及小关节腹侧的支配神经（详见 Yin 等的报道[12]）。如果诊断检查提示患者疼痛涉及多个节段，则需要在去神经手术过程中对相邻节段进行处理，以解决来自相邻节段的交叉神经支配[12-18]。使用钻头对显露在小关节骨面的神经分布进行机械去神经处理后，插入射频探头以紧缩和消融关节囊外纤维组织及对颈椎小关节复合体进行清理。除此之外，也可以使用射频来进行止血。取出内镜工

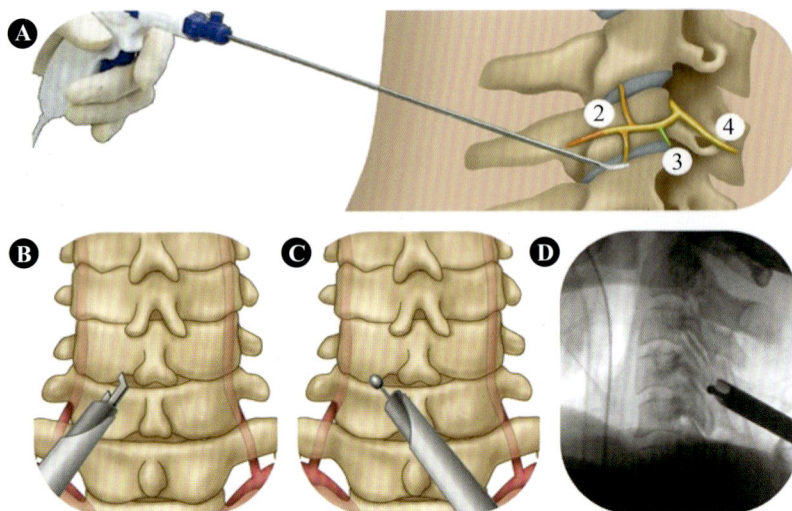

▲ 图 5-1　射频消融颈椎小关节复合体后方软组织的示意

A 和 B. Kerrison 咬骨钳清除小关节囊；C 和 D. 高速钻头进行有限的椎板切开。A 中，②表示支配颈椎小关节复合体的颈神经后支内侧支；③表示窦椎神经前支；④表示颈神经前支

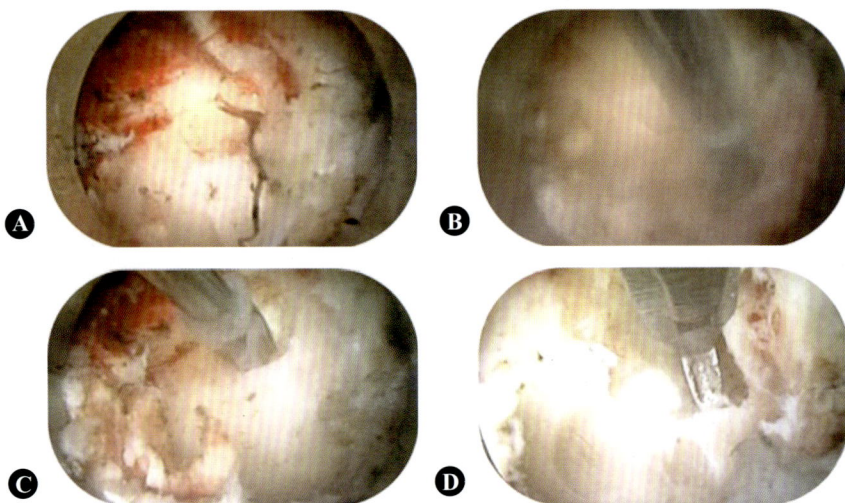

▲ 图 5-2　A. 置入内镜后，通过内镜工作套管观察；B. 清创小关节囊并用射频探头止血；C. 使用高速钻头，在不破坏小关节囊的情况下，将小关节复合体剥离；D. 显露黄韧带行有限椎板切开

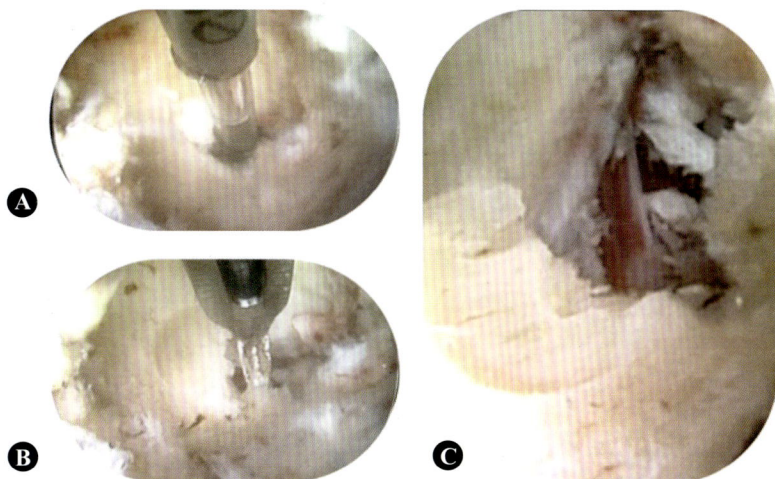

▲ 图 5-3　**A.** 脉冲射频用于颈椎管外侧静脉复合体的止血；**B.** 使用 **Kerrison** 咬骨钳扩大椎板，显露出颈髓外侧；**C.** 显露颈神经根

作套管后，使用 3-0 可吸收缝线对皮肤切口进行缝合。

二、临床研究

内镜下颈神经后支切断术的纳入标准：①轴性颈痛持续 3 个月以上；②接受为期 6 周的物理和非甾体抗炎药（anti-inflammatorie，NSAID）治疗无效；③无明显神经功能障碍；④高级影像检查显示颈椎存在早期退行性病变；⑤用 0.5ml 1% 局部麻醉药行诊断性颈神经后内侧支阻滞后疼痛缓解超过 50%。排除标准：①感染；②存在骨折或其他任何创伤；③椎管或椎间孔严重狭窄；④存在内科并发症（包括血液病、糖尿病和胃肠道溃疡）；⑤年龄＜18 岁；⑥孕妇。

2015—2019 年，本研究共纳入 371 名患者，女性 187 名（50.4%），男性 184 名（49.6%），年龄 33—62 岁，平均年龄为 46.2 岁。随访时间为 24～53 个月，平均随访期为时间 27.9 个月。本研究使用颈椎功能障碍指数（neck disability index，NDI）和颈肩疼痛 VAS 评分对患者预后进行评估。该研究所纳入的对象为接受神经根切断术（运用 Kerrison 咬骨钳联合磨钻）的患者，术中运用射频消融对其至少 1 个（多数为 2 个）节段进行了去神经化。传统基于影像学的治疗指南（如前路颈椎椎间盘切除椎间融合术或后路颈椎椎间孔成形、减压术伴或不伴融合术）评估这些患者的病情并不十分严重。这些患者的症状往往无法通过物理治疗、非甾体抗炎药和慢性疼痛治疗方案得到有效缓解，因此他们往往会感到困惑和沮丧。因此，如果患者的疼痛能够通过诊断性颈神经后支内侧束阻滞得到 50% 的缓解，那么这类患者应适合接受去神经化手术治疗。需要指出的是，在该研究中，研究人员对患者的筛选很可能是后来之见 [19, 20]，并且存在选择偏见 [21-23]。研究人员试图对严重残疾、慢性疼痛、无法工作和需要麻醉药来控制疼痛的患者提供某些同情治疗。尽管上述纳入标准和排除标准可以在一定程度上指导患者选择，但作者并没有试图区分小关节突源性轴性颈痛和因颈神经根炎或受损导致的神经根性疼痛，其中前者的疼痛可能会放射到肩臂，而后者的疼痛则在大多数时候局限于颈部，很少会出现疼痛放射到手臂的情况。在现实中，对其进行精确区分是不符合实际的 [24]。并且这种区分也不会起到明显作用，这是因为在脊柱的其他区域观察和报道的，能够充分缓解疼痛的诊断性神经阻滞同样具有很高的准确性和阳性预测价值。

在该研究中，所有患者均无颈神经根或椎动脉损伤，且无切口并发症和术后剧痛，所有患者术后在门诊手术中心恢复室通常休息 30～60min 后即可离开。通过对患者主要预后指标进行分析可以看出，该组患者的 NDI 从术前的平均 49.4%±11.9%（中度颈椎功能障碍）降至 14.1%±6.3%（轻度颈椎功能障碍）。需要指出的是，在就诊时，大多数患者（75.5%；139）的 NDI 评分在 15～24 分（30%～48%），属于中度颈椎功能障碍。15 例（8.15%）患者属于重度颈椎功能障碍（25～34 分；50%～64%）。其余 30 例患者属于轻度颈椎功能障碍（5～14 分；10%～28%）。而在术后，所有患者的颈部功能障碍程度均至少改善了 1 个等级。并在最终为期 27.9 个月的随访期内，122 例（66.3%）患者的颈痛均没有复发。并且更为重要的是，在随访期间无 1 例患者接受了任何重复的颈神经根切断术。值得注意的是，对于随访时间最长（53 个月）的患者而言，在随访结束时，其仍然不存在颈痛问题。颈部和手臂的疼痛也得到类似改善，颈部 VAS 评分由术前的 7.9±1.8 降至术后的 2.4±0.9，手臂 VAS 评分由术前的 3.6±1.1 降为术后的 1.9±0.4。

三、讨论

对于慢性颈痛的老年患者 [25]，无论疼痛是否会放射到肩部或手臂，都可能导致颈部功能障碍，并让患者感到非常沮丧。这类患者没有发现高级影像学上的结构改变，不能通过影像学来解释其临床症状 [24]。对于这些患者，可以在内镜可视化的辅助下，联合机械和射频小关节消融术，这种手术方案比多次的物理治疗、非甾体抗炎药，以及介入治疗和内科疼痛处理方案具有更好的效果。需要指出的是，真正的小关节突源性的颈痛症状可能会非常严重，并且可能会放射到肩部、上臂、肌肉间隙及肌筋膜平面[26]。在通过诊断性神经阻滞确定患者适合内镜下颈神经后支切断术后，该手术方案在 184 例患者中得到了成功实施，术后患者颈痛症状得到了显著改善，其中 66.3%（122 例）的患者颈痛得到了完全缓解，其余患者的颈部功能障碍也恢复到了一个最低水平，并且截至最后一次随访，所有患者均没有进行任何二次颈神经后支切断术。

　　需要指出的是，该组病例研究存在的最明显局限是研究人员无法辨别患者的疼痛是轴性小关节突源性颈痛，还是神经根性疼痛（或者两者兼有）[26]。在作者看来，这种辨别完全不切实际，也没有必要提供充分的证据证明在内镜下进行颈椎去神经化手术的可行性，因为这已经被其他学者在腰椎中证实[9, 27]。内镜下颈神经后支切断术可以使得患者长期获益，在我们的研究中没有任何一个患者进行额外的去神经手术或减压融合术。接下来讨论聚焦于该手术在长期缓解疼痛的机制方面。本研究认为，最可能的原因是小关节囊的神经支配可以通过该手术得到彻底破坏。在内镜辅助下，使用动力磨钻从内侧到外侧对颈椎小关节柱的骨组织进行清理和消融，并行椎板小开窗破坏相邻水平的任何交叉神经或源于其他神经纤维的神经支配，这些神经支配来源于从脊髓发出的颈神经根，并从小关节复合体下方走行[28-31]。在介入疼痛治疗文献中描述的其他机制可应用于调节有症状性颈神经根的背根神经节活动，特别是能够在作者描述的可视化内镜下颈神经后根切断术中应用射频[32-36]。

　　在作者连续 5 年的病例研究中，后路内镜下联合机械和射频消融行颈神经后支切断术，不但能持久、有效的缓解疼痛，并且手术极其安全，没有发生颈神经根或椎动脉损伤。虽然作者还不完全了解疼痛缓解的确切机制，但可信的是，所有患者的症状都是由神经根性症状和小关节突源性症状共同组成的。作者的理论支持他们在研究早期观察到的附加椎板切开术所获得的额外疼痛缓解。因此，作者会继续在内镜下颈神经后支切断术中附加椎板切开术，无论他们是否完全理解附加椎板切开术如何提供额外的益处。

小结

　　综上所述，本手术方案作者已经进行了长时间的研究证实。相关多中心临床试验表明，内镜下联合机械和颈神经后支切断术已经成为颈椎小关节复合体去神经治疗的主流方案。

参考文献

[1] Benedetti A, Carbonin C, Colombo F. Extended posterior cervical rhizotomy for severe spastic syndromes with dyskinesias. Appl Neurophysiol 1977-1978; 40(1): 41-7. [PMID: 666311]

[2] Heimburger RF, Slominski A, Griswold P. Cervical posterior rhizotomy for reducing spasticity in cerebral palsy. J Neurosurg 1973; 39(1): 30-4. [http://dx.doi.org/10.3171/jns.1973.39.1.0030] [PMID: 4717140]

[3] Fraioli B, Nucci F, Baldassarre L. Bilateral cervical posterior rhizotomy: effects on dystonia and athetosis, on respiration and other autonomic functions. Appl Neurophysiol 1977-1978; 40(1): 26-40. [PMID: 666310]

[4] Mracek Z. Cervical tractotomy V, IX, X and VII and accompanying rhizotomy in incurable pain due to malignant tumors of the facial-cervical reagion. Zentralbl Neurochir 1978; 39(3): 311-6. [PMID: 86250]

[5] Grunert P, Sunder-Plassmann M. Results of cervical chordotomy with and without rhizotomy in therapy-resistant pain in the shoulder and arm. Zentralbl Neurochir 1985; 46(3): 267-71. [PMID: 4090809]

[6] Kapoor V, Rothfus WE, Grahovac SZ, Amin Kassam SZ, Horowitz MB. Refractory occipital neuralgia: preoperative assessment with CT-guided nerve block prior to dorsal cervical rhizotomy. AJNR Am J Neuroradiol 2003; 24(10): 2105-10. [PMID: 14625243]

[7] Gande AV, Chivukula S, Moossy JJ, et al. Long-term outcomes of intradural cervical dorsal root rhizotomy for refractory occipital neuralgia. J Neurosurg 2016; 125(1): 102-10. [http://dx.doi.org/10.3171/2015.6.JNS142772] [PMID: 26684782]

[8] Babur H. Facet rhizotomy for cervical radiculitis. Mt Sinai J Med 1994; 61(3): 265-71. [PMID: 8072511]

[9] Li ZZ, Hou SX, Shang WL, Song KR, Wu WW. Evaluation of endoscopic dorsal ramus rhizotomy in managing facetogenic chronic low back pain. Clin Neurol Neurosurg 2014; 126: 11-7. [http://dx.doi.org/10.1016/j.clineuro.2014.08.014] [PMID: 25194305]

[10] Duff P, Das B, McCrory C. Percutaneous radiofrequency rhizotomy for cervical zygapophyseal joint mediated neck pain: a retrospective review of outcomes in forty-four cases. J Back Musculoskeletal Rehabil 2016; 29(1): 1-5. [http://dx.doi.org/10.3233/BMR-150597] [PMID: 26406215]

[11] Palea O, Andar HM, Lugo R, Granville M, Jacobson RE. Direct posterior bipolar cervical facet radiofrequency rhizotomy: a simpler and safer approach to denervate the facet capsule. Cureus 2018; 10(3): e2322. [http://dx.doi.org/10.7759/cureus.2322] [PMID: 29765790]

[12] Yin W, Willard F, Dixon T, Bogduk N. Ventral innervation of the lateral C1-C2 joint: an anatomical study. Pain Med 2008; 9(8): 1022-9. [http://dx.doi.org/10.1111/j.1526-4637.2008.00493.x] [PMID: 18721172]

[13] Kallakuri S, Li Y, Chen C, Cavanaugh JM. Innervation of cervical ventral facet joint capsule: histological evidence. World J Orthop 2012; 3(2): 10-4. [http://dx.doi.org/10.5312/wjo.v3.i2.10]

[PMID: 22470845]

[14] Zhou HY, Chen AM, Guo FJ, Liao GJ, Xiao WD. Sensory and sympathetic innervation of cervical facet joint in rats. Chin J Traumatol 2006; 9(6): 377-80. [PMID: 17096935]

[15] Casatti CA, Frigo L, Bauer JA. Origin of sensory and autonomic innervation of the rat temporomandibular joint: a retrograde axonal tracing study with the fluorescent dye fast blue. J Dent Res 1999; 78(3): 776-83. [http://dx.doi.org/10.1177/00220345990780031001] [PMID: 10096453]

[16] Yoshida N, Nishiyama K, Tonosaki Y, Kikuchi S, Sugiura Y. Sympathetic and sensory innervation of the rat shoulder joint: a WGA-HRP tracing and CGRP immunohistochemical study. Anat Embryol (Berl) 1995; 191(5): 465-9. [http://dx.doi.org/10.1007/BF00304431] [PMID: 7625615]

[17] Wiberg M, Widenfalk B. An anatomical study of the origin of sympathetic and sensory innervation of the elbow and knee joint in the monkey. Neurosci Lett 1991; 127(2): 185-8. [http://dx.doi.org/10.1016/0304-3940(91)90790-Z] [PMID: 1881630]

[18] Widenfalk B, Wiberg M. Origin of sympathetic and sensory innervation of the temporo-mandibular joint. A retrograde axonal tracing study in the rat. Neurosci Lett 1990; 109(1-2): 30-5. [http://dx.doi.org/10.1016/0304-3940(90)90533-F] [PMID: 1690367]

[19] Zwaan L, Monteiro S, Sherbino J, Ilgen J, Howey B, Norman G. Is bias in the eye of the beholder? A vignette study to assess recognition of cognitive biases in clinical case workups. BMJ Qual Saf 2017; 26(2): 104-10. [http://dx.doi.org/10.1136/bmjqs-2015-005014] [PMID: 26825476]

[20] Henriksen K, Kaplan H. Hindsight bias, outcome knowledge and adaptive learning. Qual Saf Health Care 2003; 12 (Suppl. 2): ii46-50. [http://dx.doi.org/10.1136/qhc.12.suppl_2.ii46] [PMID: 14645895]

[21] Noseworthy PA, Attia ZI, Brewer LC, et al. Assessing and mitigating bias in medical artificial intelligence: the effects of race and ethnicity on a deep learning model for ECG analysis. Circ Arrhythm Electrophysiol 2020; 13(3): e007988. [http://dx.doi.org/10.1161/CIRCEP.119.007988] [PMID: 32064914]

[22] Sibbald M, Sherbino J, Ilgen JS, et al. Correction to: Debiasing versus knowledge retrieval checklists to reduce diagnostic error in ECG interpretation. Adv Health Sci Educ Theory Pract 2019; 24(3): 441-2. [http://dx.doi.org/10.1007/s10459-019-09884-7] [PMID: 30915640]

[23] Sibbald M, Cavalcanti RB. The biasing effect of clinical history on physical examination diagnostic accuracy. Med Educ 2011; 45(8): 827-34. [http://dx.doi.org/10.1111/j.1365-2923.2011.03997.x] [PMID: 21752079]

[24] Jensen RK, Jensen TS, Grøn S, et al. Prevalence of MRI findings in the cervical spine in patients with persistent neck pain based on quantification of narrative MRI reports. Chiropr Man Therap 2019; 27: 13. [http://dx.doi.org/10.1186/s12998-019-0233-3] [PMID: 30873276]

[25] Moskovich R. Neck pain in the elderly: common causes and management. Geriatrics 1988; 43(4): 65-70.

[26] LaGrew J, Balduyeu P, Vasilopoulos T, Kumar S. Incidence of cervicogenic headache following lower cervical radiofrequency neurotomy. Pain Physician 2019; 22(2): E127-32. [PMID: 30921990]

[27] Haufe SM, Mork AR. Endoscopic facet debridement for the treatment of facet arthritic pain--a novel new technique. Int J Med Sci 2010; 7(3): 120-3. [http://dx.doi.org/10.7150/ijms.7.120] [PMID: 20567612]

[28] Hampton DW, Steeves JD, Fawcett JW, Ramer MS. Spinally upregulated noggin suppresses axonal and dendritic plasticity following dorsal rhizotomy. Exp Neurol 2007; 204(1): 366-79. [http://dx.doi.org/10.1016/j.expneurol.2006.11.017] [PMID: 17258709]

[29] Song XJ, Cao JL, Li HC, Zheng JH, Song XS, Xiong LZ. Upregulation and redistribution of ephrinB and EphB receptor in dorsal root ganglion and spinal dorsal horn neurons after peripheral nerve injury

and dorsal rhizotomy. Eur J Pain 2008; 12(8): 1031-9. [http://dx.doi.org/10.1016/j.ejpain.2008.01.011] [PMID: 18321739]

[30] Wang TH, Wang XY, Li XL, Chen HM, Wu LF. Effect of electroacupuncture on neurotrophin expression in cat spinal cord after partial dorsal rhizotomy. Neurochem Res 2007; 32(8): 1415-22. [http://dx.doi.org/10.1007/s11064-007-9326-9] [PMID: 17406982]

[31] Zhou X, Yang JW, Zhang W, et al. Role of NGF in spared DRG following partial dorsal rhizotomy in cats. Neuropeptides 2009; 43(5): 363-9. [http://dx.doi.org/10.1016/j.npep.2009.07.001] [PMID: 19664821]

[32] Kwak SG, Lee DG, Chang MC. Effectiveness of pulsed radiofrequency treatment on cervical radicular pain: A meta-analysis. Medicine (Baltimore) 2018; 97(31): e11761. [http://dx.doi.org/10.1097/MD.0000000000011761] [PMID: 30075599]

[33] O'Gara A, Leahy A, McCrory C, Das B. Dorsal root ganglion pulsed radiofrequency treatment for chronic cervical radicular pain: a retrospective review of outcomes in fifty-nine cases. Ir J Med Sci 2020; 189(1): 299-303. [http://dx.doi.org/10.1007/s11845-019-02087-4] [PMID: 31441007]

[34] Park J, Lee YJ, Kim ED. Clinical effects of pulsed radiofrequency to the thoracic sympathetic ganglion versus the cervical sympathetic chain in patients with upper-extremity complex regional pain syndrome: a retrospective analysis. Medicine (Baltimore) 2019; 98(5): e14282. [http://dx.doi.org/10.1097/MD.0000000000014282] [PMID: 30702594]

[35] Wang F, Zhou Q, Xiao L, et al. A randomized comparative study of pulsed radiofrequency treatment with or without selective nerve root block for chronic cervical radicular pain. Pain Pract 2017; 17(5): 589-95. [http://dx.doi.org/10.1111/papr.12493] [PMID: 27739217]

[36] Yang S, Chang MC. Effect of bipolar pulsed radiofrequency on chronic cervical radicular pain refractory to monopolar pulsed radiofrequency. Ann Palliat Med 2020; 9(2): 169-74. [http://dx.doi.org/10.21037/apm.2020.02.19] [PMID: 32156143]

第6章 前路内镜颈椎椎间盘切除术
Anterior Endoscopic Cervical Discectomy

Malcolm Pestonji　Álvaro Dowling　Helton Delfino　Kai-Uwe Lewandrowski　著

摘 要

前路内镜颈椎椎间盘切除术是在脊柱微创手术时代诞生的一种外科手术。通过 4mm 切口行颈椎椎间盘切除术，在熟练的术者中，可以作为门诊手术，患者可以在术后当天出院。视频内镜设备和减压工具的最新进展促进了内镜脊柱手术技术对常见的软性颈椎椎间盘突出症的治疗。作者回顾了该手术的步骤，并将其定位为一种保留颈椎运动功能的手术，可以缓解对非手术治疗效果欠佳的上肢神经根性症状。对于颈椎早期退行性病变的年轻患者，持续的手臂根性疼痛可能是 AECD 最合适的指征。我们回顾了临床的手术细节和结果，以说明技术要点和手术常见的术后问题，如果不注意细节的话，节段性后凸和椎间盘间隙的塌陷是最相关的术后问题。

关键词

颈椎解剖学，前路内镜，颈椎椎间盘突出症

前路内镜颈椎椎间盘切除术（anterior endoscopic cervical discectomy，AECD）可能是所有颈椎内镜手术中要求最高的手术。了解颈椎前路的应用外科解剖知识是至关重要的，以避免内镜下工作套管在穿过颈椎前路的路径时对重要结构造成损伤（图 6-1）。由于退变节段晚期的椎间盘高度降低，经皮连续扩张接近颈椎椎间盘间隙时，再将工作套管放置进椎间盘间隙可能会很困难。椎前骨赘或前纵韧带的钙化可能会增加手术的难度。然而对于年轻患者而言，它具有运动保留的优势。在本章，作者回顾了手术适应证、手术步骤、纳入标准和排除标准及术后护理相关内容。

一、解剖学注意事项

颈浅筋膜非常薄，覆盖在颈阔肌上。四层颈深筋膜分别覆盖着颈部肌肉。这个筋膜系统是由填充肌肉、血管和颈部脏器之间空隙的疏松结缔组织组成的。这个组织是可变的，形成薄的筋膜层或松散排列的结缔组织基质。它很容易被解剖。浅层包围着胸锁乳突肌，在中线处结合。中层覆盖着带状肌肉，形成连接气管、食管和喉返神经的内脏筋膜。翼状筋膜两侧附着在内脏筋膜内侧，与颈动脉鞘外侧相连。深层为椎前筋膜，覆盖脊柱前表面、颈长肌和斜角肌（图 6-2）。

二、内镜器械

作者团队使用了各种内镜。由于他们分别来自智利、巴西、美国和印度，因此在他们各自的国家有几个相应供应商。本章的外科医生对不同类型的颈椎内镜有所偏好，图 6-3 所示为其中之一。通常，颈椎内镜由一个 4mm 硬镜和杆状透镜系统组成。较小的结构和较少的载光光纤，这可能会影响图像的分辨率

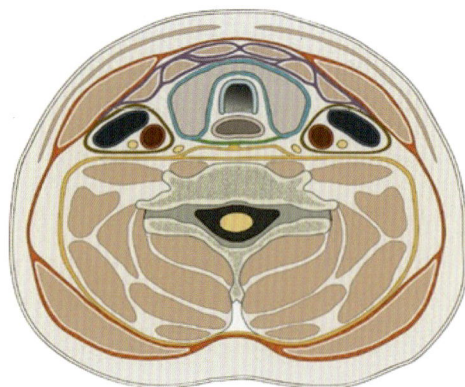

▲ 图 6-1　颈部横截面示意

显示 $C_{5/6}$ 水平的颈椎运动节段，绿色线表示气管食管沟的内容物。紫色线勾勒出前带肌，红色线勾勒出颈浅肌，即颈椎前部的颈阔肌（上）。棕色线勾画出两侧颈动脉鞘的内容物

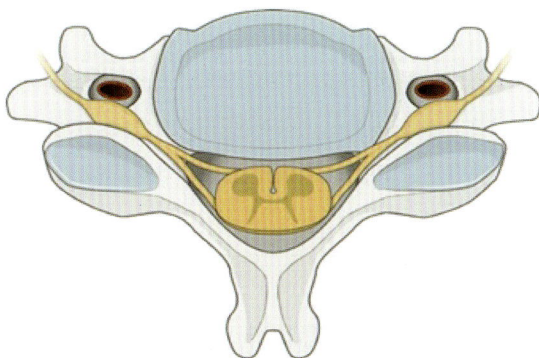

▲ 图 6-2　C₅/₆ 水平的横截面示意
显示脊髓和颈椎椎管内的神经，出口神经根位于椎动脉后方向外走行

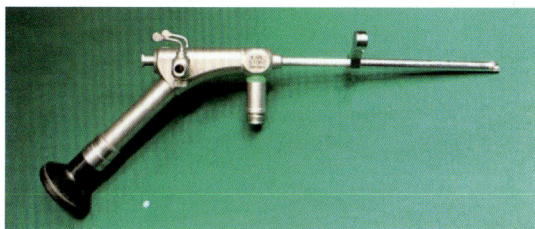

▲ 图 6-3　4mm 德国史托斯（Storz）颈椎内镜
中央工作通道内径 2.7mm，可容纳 2.5mm 工具。该内镜有常用的 CCD 摄像机的目镜附件。此灯被连接到底部的快速连接件上。内镜有两个用于冲洗液和吸引通道的停止旋塞组件。工作套筒有一个斜面尖端和一个叶片，以帮助操作手术期间的工作套管

和失真。

　　每个颈椎内镜都配备有一套标准的连续扩张器、工作套筒和手术器械（图 6-4）。这些装置包括抓钳、管状椎板咬骨钳、神经钩和神经剥离子。一些镜下动力磨钻最近也可以使用。

三、体位和设置

　　对于 AECD 手术，患者必须处于仰卧位，颈部轻度伸展。脖子下有一个 7cm 厚的短垫子。为了严格固定患者，双膝固定在手术台上，两臂沿着患者的躯干放置。透视 C 臂放在颈椎手术的另一侧。外科医生的位置可根据患者进行手术的舒适程度而有所不同，但通常定位于手术入路的同一侧，前方有显示器（图 6-5）。

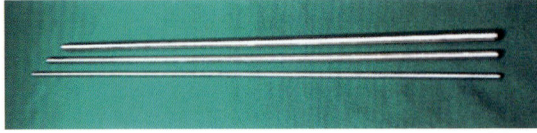

▲ 图 6-4　用于放置工作套筒的连续扩张器和 **4mm Storz** 颈椎内镜的照片

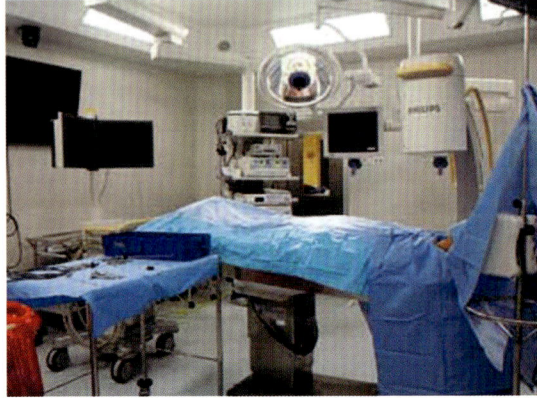

▲ 图 6-5　手术室设备的安置

患者仰卧位，显露的颈部前表面。C 臂和显示屏放置在手术入路和外科医生对面

　　根据胸锁乳突肌内缘、颈部中轴和胸骨上缘的位置，在正位（anteroposterior，AP）和侧位透视图中标记。患者身上盖着的无菌布悬垂，让麻醉医生可以看到患者头部，并在手术时与患者交谈。局部麻醉作用于皮肤或更深的手术中操作区域。这些麻醉差别细节，以及它们如何应用于颈椎内镜脊柱手术将在本文单独一章讨论。

四、开始和切皮前的要点

· 将患者置于反向 Trendelenburg 体位。患者远端必须有足部支架支撑，以免患者向下滑动。这个体位可以降低血压和手术部位出血。

· 脊柱不能被过度牵引或伸展，以确保气管和食管保持活动。

· 在两块肩胛骨之间放一个垫，头部下垫一个枕头，以便颈椎伸展。

· 肩膀必须始终使用黏合剂 / 拉伸胶带从肩部向下拉，以观察下颈椎节段，因为肩部可能会阻碍外侧 C 臂视图。

· 避免使用腕部牵引，因为麻醉状态下持续牵引将导致神经损伤。

- 外科医生可以从气管插管中获益。在入路过程中，它可作为气管和食管远离中线安全侧的指南。

- 此外，由于在内镜手术中颈部不固定可能会摆动，所以必须将头部固定在桌子上，保持头部居中。

五、两指的活动和针的放置

首先，外科医生必须向内侧移动气管食管复合体的内容物，向外侧移动颈动脉鞘的内容物。可根据椎间盘突出的位置选择入路侧。一般来说，后外侧椎间盘突出是从对侧进入的。由于颈长肌位于颈椎的外侧，将外科医生的 2 根手指在这些肌肉上滚动可能有助于触诊和分离颈椎前部。颈前部层与层之间的筋膜层和松散的结缔组织，允许徒手从内到外侧活动和拉伸气管食管沟以放置入路针。正侧位的透视图也有助于评估组织推动是否足够。作者认为，做好手术通道的松解和初始针的放置是内镜下颈椎前路通道的关键。一旦将入路针和导丝放入手术颈椎椎间盘间隙，其余的手术过程就是直接放置连续扩张器和内镜下工作插管（图 6-6）。

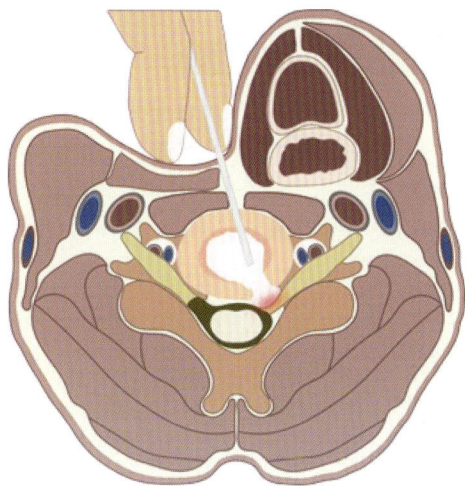

▲ 图 6-6　气管食管沟内椎前组织的两指活动示意
颈椎前路中手指触诊要与双侧颈长肌在保持接触。在正侧位透视视图下引导进入穿刺针

通过正位和侧位透视影像，确定颈椎手术的节段。入点可能是突出的同侧或对侧，这取决于外科医生的偏好。在胸锁乳突肌和气管之间，向椎体前表面

手指施加压力。喉和气管向内侧移位，颈动脉鞘向外侧移位。一根穿刺针（如一根 18G 穿刺针）沿食指边缘插入，内倾约 25° 进入椎间盘间隙，并通过透视进行确认。如果患者使用镇静药而不是全身麻醉，可以进行疼痛诱发试验。做一个 5mm 的皮肤切口，放置导丝。取下套管针后，通过导线依次置入直径为 2.5～3.5mm（取决于椎间盘高度）的扩张管并进入椎间隙。最后插入工作管道，开始椎间盘切除术。有时椎前骨赘会阻碍器械的插入，所以必须要做标记。从这一点上，外科医生通过高清视频进行每一步的可视化。首先用射频打开椎间盘纤维环，一旦进入椎间盘，就用内镜钳取出突出物（图 6-7）。

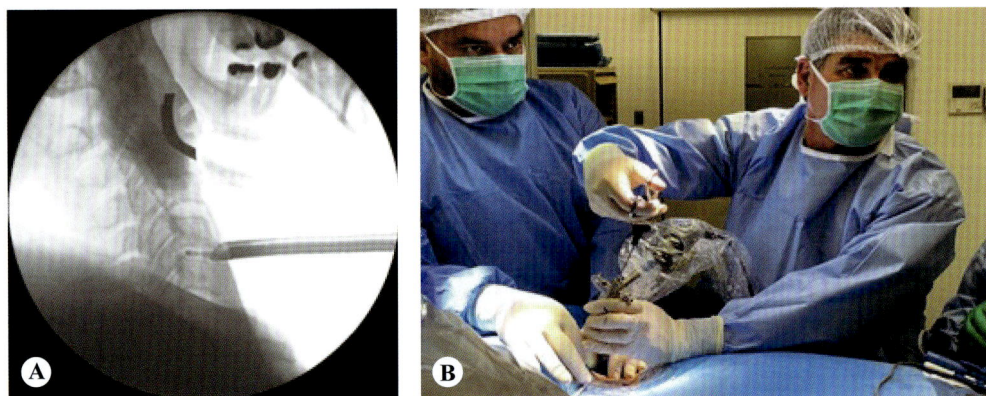

▲ 图 6-7 **A.** 侧位透视影像来证实手术节段、内镜钳与椎间盘突出物的正确位置，取出套管针后，依次插入扩张管，最后留下一个工作的套管；**B.** 当外科医生通过高清视频进行可视化椎间盘切除术的每个步骤时，使用内镜系统和高清视频设备在手术中直接可视化下插入髓核钳

　　有一些技术要点值得一提。作者使用一个 2mm 的空心扩张器作为第一个扩张器。第一个扩张器通过导丝，并轻轻向前推进，从而使其向颈椎深处推进，同时用单手手指推开气管食管复合体。一旦到达纤维环，第一个扩张器应置入手术椎间盘水平，但不超过其深度的 50%。另一个直径为 3mm 和 4mm 的连续扩张器套入 2mm 扩张器，再次推进不超过椎间盘侧面深度的 50%。将推进限制在 50% 以内或更少是一个必要步骤，因为连续扩张器直径的累积增加可能会将碎裂的椎间盘组织挤入神经管，甚至是挤入椎管。当插入内镜工作管道并移除扩张器时，也应采取类似的注意措施。在此阶段，可用木槌轻轻地推进工作套管（图 6-8）。

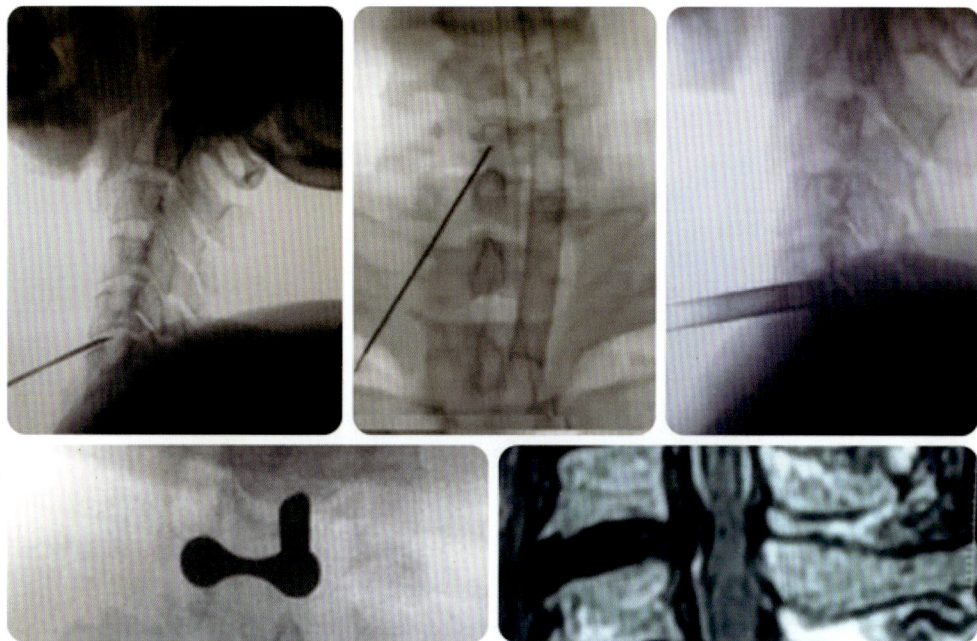

▲ 图 6-8 穿刺针放置和内镜工作管道放置到 $C_{5/6}$ 手术水平，矢状面 MRI 显示椎间盘突出

六、内镜手术要点

通常，有两种情况可能会给脊柱内镜医生造成一定程度的困难。如何取出经小破口突出的髓核，且只能看到髓核的尾部，以及如何取出一个与椎间盘主体不相连或不连续的游离髓核？作者建议以下手术要点，以期能更好地接近和取出突出的椎间盘。

- 小心地将套管推入椎间盘，并在后环顶端间隙之间轻轻敲击，以进一步促进椎间盘间隙的垂直扩张。工作插管可在侧位透视影像上推至颈椎椎体后缘 1mm。

- 由于后纵韧带（posterior longitudinal ligament，PLL）被拉伸，可以使用神经钩，以便进入突出的椎间盘。

- 通过将神经钩小心地旋转分离开脊髓，椎间盘可以逐渐从椎间孔或颈椎中央管中剥离出来。

- 神经探钩过猛地伸入椎间盘间隙，可能撕裂后纵韧带，使后纵韧带的破口更大。

- 可将突出的椎间盘碎片拉入手术视野，一旦松弛，可用抓钳取出。

• 在这个时候，典型的椎体后缘增生，可以使用 1mm 管状 Kerrison 咬骨钳进一步增加减压范围。这些操作可能会增加内镜的空间，通过轻轻地钩住、抓取，甚至拉动，将其引导到更多的游离髓核，从而允许在椎间盘空间内小心地处理这些游离髓核（图 6-9）。

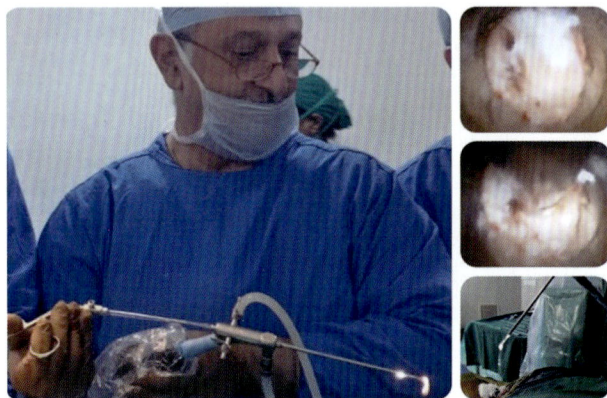

▲ 图 6-9　通过 AECD 切除颈椎椎间盘突出
术中图像显示后环和后纵韧带的撕裂处，并使用髓核钳取出游离的椎间盘

• 工作管道的进一步置入和后韧带复合体的切除可以直接显示硬脊膜。侧射激光器，如 Ho:YAG 和钕激光器，可能在增加 PLL 的破口大小时很有帮助。
• 额外使用柔性夹钳或钩可能有助于去除难以触及的游离髓核碎片。

七、术后管理

取出内镜和工作管道后，外科医生应在切口轻轻按压几分钟，并使用一个小手术敷料覆盖（本章的作者不使用引流管）。患者在麻醉恢复后可即刻活动。麻醉恢复方案可能因患者是否接受了全身麻醉下的 AECD 或监护麻醉（monitored anesthesia care，MAC）而有所不同。应用软颈围，并交代患者在站起来行走时佩戴它，直到术后 1～2 周后的第一次术后随诊。建议患者术后从软性食物开始恢复饮食。通常情况下，患者在当天服用非麻醉性镇痛药即可佩戴颈托出院回家。物理康复治疗是在术后第一次就诊时由外科医生决定的。术后康复通常是简单的，因为大多数患者没有疼痛，在没有神经根性疼痛的情况下可以迅速恢复功能。

八、临床系列

2015 年 1 月至 2019 年 9 月，第二作者的团队评估了 23 例在清醒状态镇静下通过内镜技术进行前路颈椎椎间盘切除术的患者。所有患者术前均出现颈部和上肢疼痛，保守治疗至少 4 个月无效。明显的颈椎病和脊髓病引起的中央型颈椎管狭窄的患者被排除。平均随访 29 个月，最少 6 个月，最多 48 个月。采用颈椎功能障碍指数（neck disability index，NDI）和视觉模拟评分法（visual analog scale，VAS）对颈部和手臂疼痛确定临床疗效。手术时间 30～70min，平均 40min，术后平均住院时间为 5h。NDI 的平均得分从 49% 提高到了 16%。颈部和手臂疼痛的 VAS 评分也显著降低，从术前到术后的平均分数为 6 分（P <0.05）。本研究中，无术中并发症、语言障碍、食管损伤。2 例患者出现术后相关并发症：均进行了融合术。Odom 标准评价：优良 52%，良好 40%，较差 8%，无血管或食管并发症。

九、讨论

AECD 是一个微创内镜下的颈椎减压手术，更适合于保留手术节段运动功能的年轻患者，对于退行性病变的老年颈椎患者并不适合，包括颈椎前凸，间隙高度严重丢失，以及广泛的骨赘增生导致脊髓损伤病例。然而，孤立的软性颈椎椎间盘突出症仍然是一个合理的手术指征。建立 AECD 手术适应证的标准和选择合适的手术患者已在本章的第二作者撰写的本文中详细描述。

从 AECD 的详细技术和步骤描述中可以明显看出，这种微创手术的临床成功率高度依赖于外科医生的技能水平和对于应用手术解剖学的理解。由于重要的血管、气管和食管靠近手术区域，使这些结构处于危险之中，并可能由于对手术或解剖结构不熟悉而产生灾难性的并发症。因此，作者建议新手内镜脊柱外科医生从事正式的操作前，并参加各自国家严格的相关培训项目的专业培训，旁边需要经验丰富的资深内镜脊柱外科医生指导，来缩短 AECD 的学习曲线，以减轻和减少患者风险。AECD 最危险的方面是将内镜工作通道放入手术颈椎椎间盘。一旦这种成功建立的通路，只要外科医生及其助手保持对椎间盘间隙内工作插管的控制，颈椎前部重要结构的损伤可能性就会减少。使用内镜下椎板咬骨器、髓核钳等工具进行内镜下颈椎椎间盘切除术，在大屏幕上的内镜可视化下，内镜下脊柱外科医生可能更熟悉，因为他们在脊柱其他区域有丰富的内镜经验。没有任何脊柱内镜操作经验的外科医生不应该一开始就进行颈椎内镜手术。相反，本章的外科医生作者建议完全不了解脊柱内镜的脊柱外科新手，从腰椎间盘切除术病例开始，让医生自己熟悉技术和屏幕上的可视化内镜。这方面可能显得微不足道，但外科医生没有任何内镜手术经验（无论是膝关节镜或肩关节镜骨科医生或脑神经外科内镜手术医生[1]），就不能很熟练地在视频屏幕上识别神经解剖结构。

作为不断扩大的颈椎内镜手术组合的一部分[1-14]，AECD 在熟练操作人员中显示出了可靠的临床结果改善[7, 9-13]。2011 年，Tzaan 等报道了 107 例连续接受 AECD[11] 治疗的患者。86 例（80%）患者有完整的 1 年随访数据，随访范围为 12～60 个月，整个患者组的平均随访时间为 22.4 个月。该研究的作者报道了改善显著的视觉模拟量表法（VAS）和颈椎功能障碍指数（NDI）的改善（$P<0.001$）。他们还使用改良的 Macnab 标准评估了术后 AECD 的结果。29 例（34%）和 49 例（57%）患者取得了良好的效果。只有 2 例患者（107 例中的 2 例，2%）有手术并发症。第 1 例患者有颈动脉损伤，并成功地使用血管造影放置的支架进行治疗。第 2 例患者术后出现头痛，但未经治疗后恢复。Tzaan 等提醒说，AECD 虽然提供了与开放的颈椎椎间盘切除术相当的结果，但存在主要并发症风险，并建议注意病例的选择和操作细节[11]。这些发现被 Yang 等证实，2010 年 3 月至 2012 年 7 月他们共纳入 84 例患者[12]。他们应用 AECD 治疗 42 例患者与另外 42 例患者进行后路内镜（posterior endoscopic cervical discectomy，PECD），并对结果进行了比较。AECD 组的手术时间比 PECD 组略短（63.5min vs. 78.5min）。此外，AECD 组的椎间盘切除的平均量（0.6g vs. 0.3g）高于 PECD 组。然而，AECD 患者术后椎间盘高度的损失高于 PECD 患者（1.0mm vs. 0.5mm）。AECD 患者的住院时间也比 PECD 患者更长（4.9 天 vs. 4.5 天）。两组患者的 Macnab 预后均有改善，差异无统计学意义（$P=0.211$ 和 $P=0.257$）。Yang 等报道了 4 例手术相关并发症（AECD 组 2 例，PECD 组 2 例），总并发症发生率为 4.8%[12]。这些内镜技术的实用性在颈椎前路椎间盘切除椎间融合术（anterior cervical discectomy and fusion，ACDF）中的应用已被其他人证实。虽然在此讨论这些超出了本章的范围，内镜 ACDF 已经在本文的另一章中描述。

小结

AECD 在技术上是可行的，患者术后可以迅速恢复功能，这通常可以在门诊手术室进行。手术仅有较小的疼痛和有效的疼痛缓解从而允许患者迅速起床活动，通常在1h内从恢复室出院，最低限度的颈托固定。尽管如此，AECD具有很大的手术风险，并且在未经训练的医生手中，可能会使患者面临颈动脉鞘、气管或食管损伤的风险。如果不迅速诊断和治疗，血管损伤可能是灾难性的。这些并发症的管理已在本文的另一章中讨论过。有意精通AECD的外科医生应尽可能参加正式的培训，并与经验丰富的外科专家一起进行培训，以获得必要的技能，以最大限度地提高患者的临床疗效，并将与AECD相关的风险降到最低。

参考文献

[1] Srinivasan VM, Kan P, Germanwala AV, et al. Key perspectives on Woven EndoBridge device for wide-necked bifurcation aneurysms, endoscopic endonasal clipping of intracranial aneurysms, retrosigmoid versus translabyrinthine approaches for acoustic neuromas, and impact of local intraoperative steroid administration on postoperative dysphagia following anterior cervical discectomy and fusion. Surg Neurol Int 2016; 7 (Suppl. 27): S720-4. [http://dx.doi.org/10.4103/2152-7806.192511] [PMID: 27857863]

[2] Ahn Y, Keum HJ, Shin SH. Percutaneous endoscopic cervical discectomy Versus anterior cervical discectomy and fusion: a comparative cohort study with a five-year follow-up. J Clin Med 2020; 9(2): E371. [http://dx.doi.org/10.3390/jcm9020371] [PMID: 32013206]

[3] Chu L, Yang JS, Yu KX, Chen CM, Hao DJ, Deng ZL. Usage of bone wax to facilitate percutaneous endoscopic cervical discectomy via anterior transcorporeal approach for cervical intervertebral disc herniation. World Neurosurg 2018; 118: 102-8. [http://dx.doi.org/10.1016/j.wneu.2018.07.070] [PMID: 30026139]

[4] Deng ZL, Chu L, Chen L, Yang JS. Anterior transcorporeal approach of percutaneous endoscopic cervical discectomy for disc herniation at the C4-C5 levels: a technical note. Spine J 2016; 16(5): 659-66. [http://dx.doi.org/10.1016/j.spinee.2016.01.187] [PMID: 26850173]

[5] Du Q, Lei LQ, Cao GR, et al. Percutaneous full-endoscopic anterior transcorporeal cervical discectomy and channel repair: a technique note report. BMC Musculoskelet Disord 2019; 20(1): 280. [http://dx.doi.org/10.1186/s12891-019-2659-0] [PMID: 31182078]

[6] Erwood MS, Walters BC, Connolly TM, et al. Assessment of the reliability of the fiberoptic endoscopic evaluation of swallowing as an outcome measure in patients undergoing revision anterior cervical discectomy and fusion. World Neurosurg 2019; 130: e199-205. [http://dx.doi.org/10.1016/j.wneu.2019.06.028] [PMID: 31203083]

[7] Liu KX, Massoud B. Endoscopic anterior cervical discectomy under epidurogram guidance. Surg Technol Int 2010; 20: 373-8. [PMID: 21082589]

[8] Ren J, Li R, Zhu K, et al. Biomechanical comparison of percutaneous posterior endoscopic cervical discectomy and anterior cervical decompression and fusion on the treatment of cervical spondylotic

radiculopathy. J Orthop Surg Res 2019; 14(1): 71. [http://dx.doi.org/10.1186/s13018-019-1113-1] [PMID: 30832736]

[9] Tacconi L, Giordan E. A novel hybrid endoscopic approach for anterior cervical discectomy and fusion and a meta-analysis of the literature. World Neurosurg 2019; 131: e237-46. [http://dx.doi.org/10.1016/j.wneu.2019.07.122] [PMID: 31349080]

[10] Tan J, Zheng Y, Gong L, Liu X, Li J, Du W. Anterior cervical discectomy and interbody fusion by endoscopic approach: a preliminary report. J Neurosurg Spine 2008; 8(1): 17-21. [http://dx.doi.org/10.3171/SPI-08/01/017] [PMID: 18173342]

[11] Tzaan WC. Anterior percutaneous endoscopic cervical discectomy for cervical intervertebral disc herniation: outcome, complications, and technique. J Spinal Disord Tech 2011; 24(7): 421-31. [http://dx.doi.org/10.1097/BSD.0b013e31820ef328] [PMID: 21430567]

[12] Yang JS, Chu L, Chen L, Chen F, Ke ZY, Deng ZL. Anterior or posterior approach of full-endoscopic cervical discectomy for cervical intervertebral disc herniation? A comparative cohort study. Spine 2014; 39(21): 1743-50. [http://dx.doi.org/10.1097/BRS.0000000000000508] [PMID: 25010095]

[13] Yao N, Wang C, Wang W, Wang L. Full-endoscopic technique for anterior cervical discectomy and interbody fusion: 5-year follow-up results of 67 cases. Eur Spine J 2011; 20(6): 899-904. [http://dx.doi.org/10.1007/s00586-010-1642-0] [PMID: 21153596]

[14] Yuchi CX, Sun G, Chen C, *et al.* Comparison of the biomechanical changes after percutaneous fullendoscopic anterior cervical discectomy *versus* posterior cervical foraminotomy at C_5-C_6: A finite element-based study. World Neurosurg 2019; 128: e905-11. [http://dx.doi.org/10.1016/j.wneu.2019.05.025] [PMID: 31096026]

第 7 章　经皮内镜前路颈椎椎间盘切除术

Anterior Transcorporeal Approach of Percutaneous Endoscopic Cervical Discectomy

Zhong-Liang Deng　Lei Chu　Liang Chen　Jun-Song Yang　著

摘　要

经皮内镜颈椎椎间盘切除术旨在作为颈椎椎间盘突出导致的颈椎神经根病保守治疗失败的与传统的开放式颈椎前路椎间盘切除术之间的阶梯治疗。传统的开放式颈椎前路椎间盘切除术手术常需要融合，很少考虑保留运动节段。PECD 可分为前路和后路。前路的 PECD 需要破坏更多的纤维前环，导致椎间盘的高度进一步坍塌，因此备受质疑。当向上或向下脱垂的椎间盘碎片卡在椎体后面时，前路的经椎间盘入路的 PECD 可能变得更受限制。即使 ACDF 手术，也可能需要进行椎体次全切除术来取出这类游离的椎间盘碎片。因此，作者主张通过经颈椎椎体的小骨通道进行前路手术。手术路径可以自由地瞄准病变组织，从而使外科医生更灵活地移除突出的椎间盘，同时通过有限的骨切除来取出突出的椎间盘，以保留手术节段和相邻节段的运动功能。作者通过病例说明了所涉及的手术过程、所需设备、手术要点和技术特点，以实现可靠的临床改进而无并发症。这种简化的颈椎前路减压手术改善了患者的预后，无手术相关并发症，如吞咽困难、霍纳综合征、喉返神经麻痹、迷走神经损伤、气管食管损伤或颈椎前路血肿。作者得出结论，经椎体 PECD 适用于门诊手术中心，提供了突出椎间盘的良好直接可视化，同时对颈椎的医源性损伤很小。此外，它最大限度地降低了由于经椎间盘入路所导致的椎间隙高度丢失的风险。

关键词

颈椎，椎间盘切除术，内镜，椎间盘突出症，微创手术，经椎体入路

虽然大多数脊柱外科医生接受颈椎前路椎间盘切除椎间融合术（anterior cervical discectomy and fusion，ACDF）作为治疗保守治疗失败的症状性颈椎椎间盘突出症的金标准[1-8]，但该手术公认的问题（包括邻椎病、植入物的失败和下沉、假关节病、椎间高度的丢失）催生了微创手术的发展。一些人主张将经皮内镜颈椎椎间盘切除术（percutaneous endoscopic cervical discectomy，PECD）作为一种替代方法，旨在为非手术治疗和介入治疗失败的患者提供治疗。然而，根据常规医疗必要性标准，世界卫生组织仍然认为，PECD 不能作为 ACDF 的合格替代手术[9-12]。PECD 允许从前路经椎间盘入路和后路椎板间入路进入颈椎。前路有再次损伤颈椎椎间盘前环和髓核的风险，该风险与手术椎间盘的晚期退变有关，伴有椎间盘高度进行性垂直塌陷的进展，在某些情况下还会出现症状复发[13-17]。

为了防止这些问题的出现，George[17, 18] 提出了前路经椎体内镜入路。已有大量采用这种方法的文献发表，描述了这种颈椎前路减压及其改进方法的成功临床结果，包括微创的椎间孔及勾突关节成形技术[19-28]。与传统开放手术、显微镜手术一样，保留颈椎椎间盘结构并保留包含横突孔的横突内侧壁，是所有这些经椎体手术的基本要点，而不需要内镜下直接显露这些内容物。

本章中，作者介绍了前路内镜下经椎体内入路治疗症状性颈椎椎间盘突出症，并举例说明了该手术的临床优势。作者将演示 PECD 的优势，因为手术时间较短，也因为通过内镜能直视下看到突出的颈椎椎间盘组织，术中医源性损伤的手术风险较低，所以 PECD 更适合在门诊手术中心进行。

一、外科技术

首先，作者在实施该手术技术前，先尝试了在尸体上进行经皮内镜前路颈

椎椎间盘切除术（PECD）。置患者于可透视手术台上，采取仰卧体位，颈椎轻微后伸，在全身麻醉和持续神经电生理监测下进行。调节患者体位，使得可以在正侧位透视中快速成像，而不妨碍手术进行（图7-1），助手站在主刀医生同侧。作者首选的内镜设备是 SPINENDOS GmbH 的颈椎套件。正侧位透视定位后，标记手术节段，于胸锁乳突肌内缘，略低于体表标记，行8mm横向皮肤切口。采用"双指"技术将气管食管推向内侧，将颈动脉鞘推向外侧。该技术可创建一个小的安全窗，通过最合适的路径将穿刺导针经椎体置入靶点部位。右利手的外科医生应该用左手食指和中指将整个气管食管内容物推到对面。

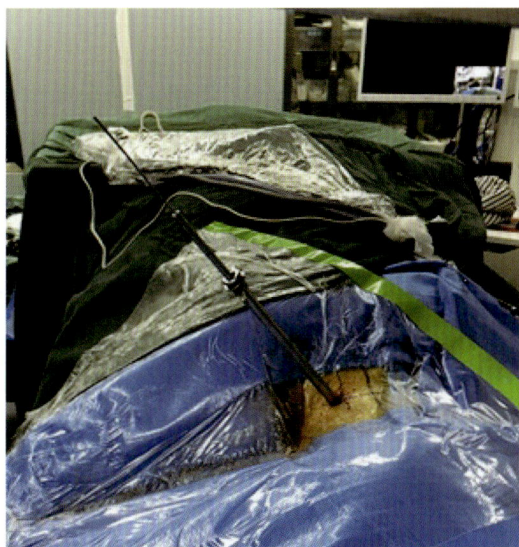

▲ 图 7-1　与导丝一起，扩张保护套和外部工作套筒通过创建的导丝依次插入目标椎体

　　通过皮肤切口，胸腰椎椎体成形术的穿刺针及套件通过克氏针前进到颈椎椎体的前部（图7-2）。一旦进入椎体前方，在透视下小心地向头端和内侧移动该通道，以便将其准确地定位在手术椎间盘附近和下方的椎体上，以瞄准颈椎管侧方的病变组织（图7-3）。通过术中透视确认理想的通道位置后，移除克氏针，然后将椎体成形穿刺针的针芯敲入目标颈椎椎体以锚定在椎体前表面。椎体成形术针的外鞘穿过 C_5 椎体，直到在正侧位向上针芯尖端到达 C_5 椎后上缘附近。然后，取出针芯。使用克氏针探及颈椎椎体的后壁，在透视下检查尖锐的穿刺针是否穿透 C_5 椎体的后壁（图7-3和图7-4）。理想情况下，克氏针应位于手术椎体

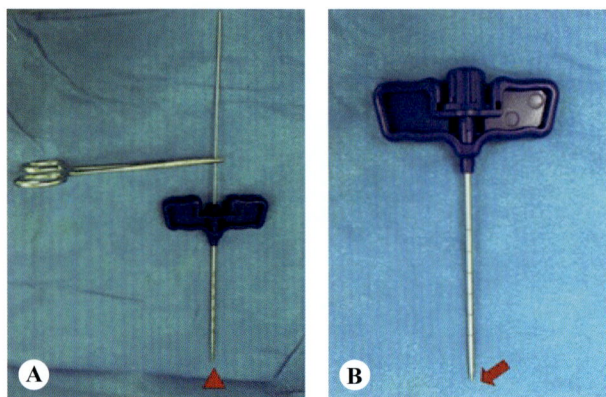

▲ 图 7-2 一种自行设计的穿刺针复合体
在外侧有一个椎体成形针的非斜面护套，在套件内有一个克氏针（A）。红箭头显示的是钝尖，被锋利的针芯（红箭，中间）取代（B）

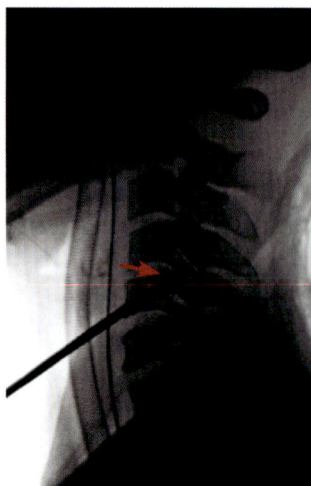

▲ 图 7-3 侧位术中透视图，显示穿刺针复合体，外侧为椎体成形针的非斜角保护套，内芯为克氏针
红箭显示了将穿刺针复合体放置在目标椎体后上缘附近（红箭，右侧）。注：气管插管和胃管是可见的，在初次穿刺时用作标志

内。然后置入连续扩张器和内镜的工作套管，并将其放置在克氏针所标记的最终位置（图 7-4）。内镜工作套管放置满意后，移除扩张器保护套和克氏针。颈椎内镜的引入有助于直接和连续地观察减压部位，以显露症状性致密性骨赘或突出

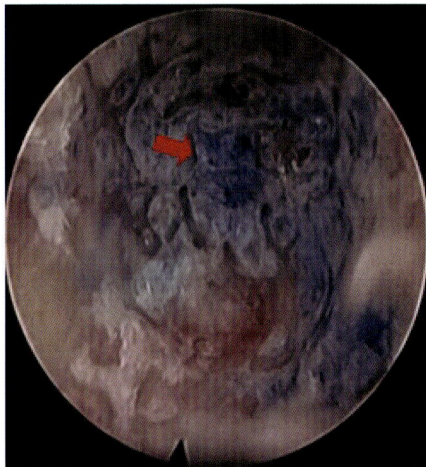

▲ 图 7-4 由于蓝染，含有靛红色（红箭）的骨蜡在内镜下很容易看到，这可以引导钻孔过程沿着设计轨迹进行

椎间盘。上述操作是在 0.9% 生理盐水连续灌洗的情况下进行的。

此时，可能需要扩大手术椎体通道，作者使用高速磨钻扩大之前建立的手术通道，以到达致密病变部位。在连续透视监视下，颈椎椎体的后上壁被穿透（图 7-5）。此时，可用钝钩检查颈椎椎体后壁是否打开。如果需要进一步减压，可使用内镜 Kerrison 咬骨钳扩大孔口。出血可使用低能量脉冲双极射频探头（Elliquence，LLC Long Island NY）处理，以保持清晰的视野。有时，在用髓核钳取出突出的髓核后，可能需要切开后纵韧带来分离和彻底取出突出的椎间盘（图 7-6）。通过硬膜囊的膨隆来评估脊髓的减压，直视下检查和使用钝性神经钩探查来评估出口神经根的减压。在取出内镜器械之前，应仔细止血。这可以通过将骨蜡放入隧道中来实现止血（图 7-7）。将 JP 型管道抽吸系统放置在经骨进入通道中，以避免术后手术部位血肿。通常，这种经椎体内镜减压可在约 75min 内完成。然后用皮内缝合线缝合切口，并用不透水的敷料覆盖。术后 24h 拔除引流管。

二、临床系列

作者分析了 2014 年 10 月至 2015 年 3 月手术的 5 例患者 PECD 手术的初步临床结果[29]。伦理委员会批准了重庆医科大学第二附属医院和西安交通大学红会医院的研究。有 3 例女性和 2 例男性颈椎椎间盘突出症患者，接受了通过颈

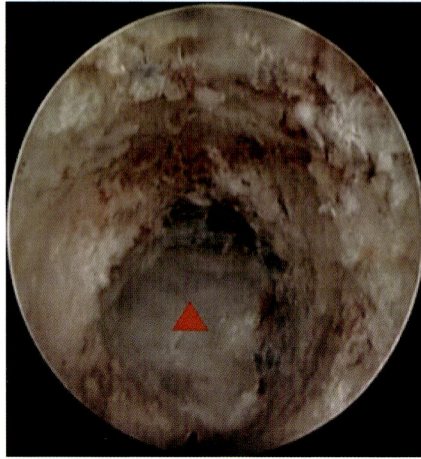

▲ 图 7-5 通过椎体后上壁的通道口（红箭头）观察，显露突出的椎间盘

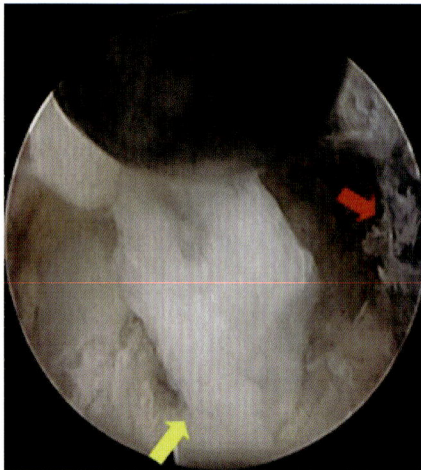

▲ 图 7-6 椎体后上壁通道的术中内镜视图，显示用髓核钳取出突出的椎间盘（黄箭）。值得注意的是，周围含有亚甲蓝的骨蜡可见（红箭）

前路经椎体入路的 PECD（表 7-1）。患者的平均年龄为 42.8±5.0 岁，37—50 岁。平均随访时间为 10.4±3.9 个月，6~16 个月。其中，3 例为经保守治疗无效的神经根型颈椎病患者，2 例为脊髓受压的脊髓型颈椎病患者。采用美国脊髓损伤协会评分系统仔细评估并记录患者的神经状态，要求患者在视觉模拟量表法（VAS）上标记颈部和手臂疼痛的严重程度，范围为 0（无疼痛）~10（极度疼痛）。

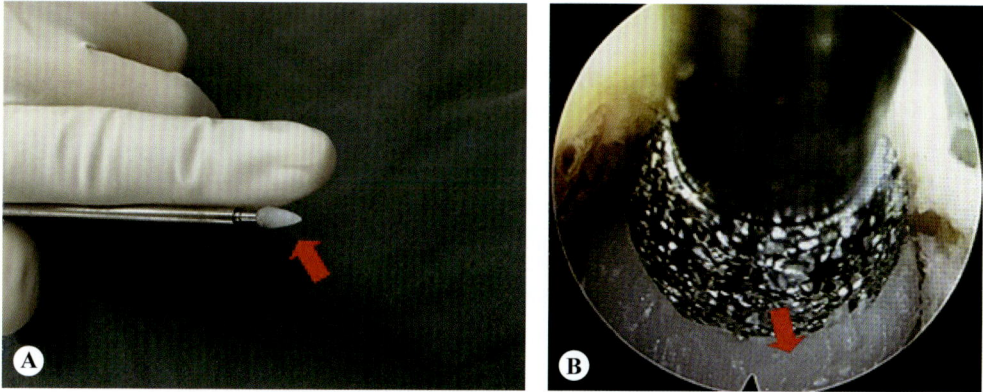

▲ 图 7-7 内镜下金刚砂磨头上涂抹的骨蜡（A）（红箭）有助于钻孔过程中的止血（B）

表 7-1 经皮内镜颈椎椎间盘切除术患者的一般资料

年龄（岁）	性　别	手术指征	手术节段	术前颈肩部及手臂疼痛 VAS 评分	术前 JOA 评分	术后 6 个月 VAS 评分	术后 6 个月 JOA 评分
37	女	脊髓型	$C_{4\sim5}$	7	10	2	14
40	男	神经根型	$C_{5\sim6}$	8	14	1	15
45	女	神经根型	$C_{4\sim5}$	7	13	2	15
42	女	神经根型	$C_{5\sim6}$	8	14	1	16
50	男	脊髓型	$C_{5\sim6}$	6	11	2	15

VAS. 视觉模拟量表法；JOA. 日本骨科协会

术后 1 个月、3 个月、6 个月和 12 个月对患者进行临床评估，行 X 线片、计算机断层扫描（computed tomography，CT）和磁共振成像（magnetic resonance imaging，MRI）检查。入选标准为经保守治疗至少 6 周后无效的患者，或神经功能突然恶化，伴有无法忍受的疼痛，症状与术前 MRI 扫描一致，单节段中央或旁中央椎间盘突出。排除标准包括术中难以达到的椎间盘突出、$C_{6\sim7}$ 节段向下移位的椎间盘突出，存在相关的椎间孔狭窄、椎间盘侧方突出、严重肥胖、难以将气管食管推到对侧的短颈及钙化的椎间盘突出。

所有 5 例患者均成功完成 PECD。术前平均 VAS 评分为 7.2 ± 0.8，JOA 评分为 12.4 ± 1.8。术后 6 个月，颈部和手臂疼痛的平均 VAS 及 JOA 分别为 1.6 ± 1.1 和 15.0 ± 0.7。术者没有遇到任何与手术相关的并发症。由于没有出现吞咽困难、霍纳综合征、喉返神经麻痹、迷走神经损伤、气管食管和血管损伤、颈部血肿、椎间盘感染或术后头痛等并发症，作者认为 PECD 手术是安全有效的。在术后 3 个月的随访中，也没有明显的影像学证据显示椎间隙塌陷或手术节段不稳定。术后 CT 显示，容纳内镜工作套管而形成的骨隧道部分愈合。一般而言，术后 6 个月时，骨隧道几近愈合（图 7-8）。

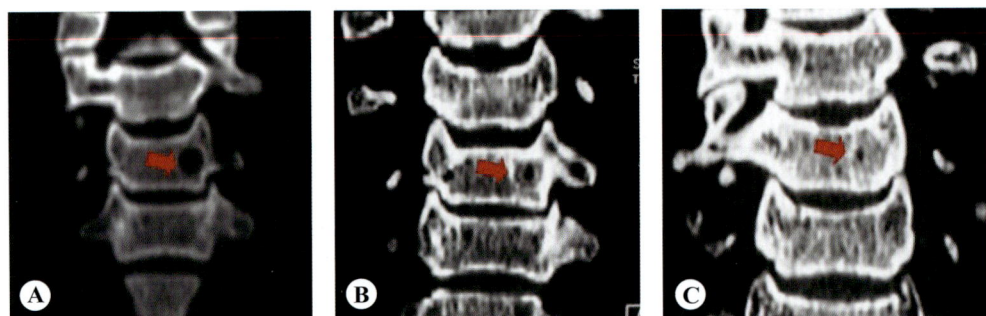

▲ 图 7-8　术后 1 个月（A）、3 个月（B）和 6 个月（C）的 CT 冠状重建视图动态显示了骨愈合过程

值得注意的是，术后 6 个月，骨隧道几乎消失。红色箭头表示骨隧道逐渐收缩和愈合

本章前面引用的病例展示了 1 例 37 岁表现为颈后部疼痛和四肢无力 9 个月的女性颈椎椎间盘突出症患者，采用了 PECD 的手术 [30]。患者主诉上肢刺痛和麻木，四肢肌力 3 级，霍夫曼征和其他上运动神经元阳性，患者被诊断为脊髓型颈椎病导致的脊髓功能障碍。术前 MRI 显示巨大的 $C_{4/5}$ 椎间盘突出，导致严重的脊髓压迫。患者术前 CT 也发现椎间盘突出物内有钙化。通过让患者戴上柔软的颈围 3 周，进行了一次短暂的保守治疗尝试，但没有明显的临床改善。然后，成功地进行了 PECD，术后颈部和手臂疼痛立即缓解。她的颈部和手臂疼痛 VAS 评分从术前的 7 分降至术后的 3 分。她的步态和四肢控制力逐步改善，肌张力较术前降低，上运动神经元损伤体征减少。在末次随访中，患者神经功能完全

恢复，疼痛几乎完全缓解。术后 MRI 证实椎间盘完全切除。术后 CT 证实经椎体骨隧道壁完好。术后 3 个月随访时，没有影像学证据显示椎间隙狭窄或节段不稳定。CT 显示骨隧道部分愈合。该患者未出现上述手术相关并发症。

三、讨论

最近，PECD 作为 ACDF 的可替代方案受到了广泛关注 [28, 31-35]。由于它可能避免了颈椎融合术的一些缺点——主要是邻椎病（adjacent segment disease，ASD）[36, 37]，它获得了广泛关注。除了该远期并发症，ACDF 还有其他围术期问题，如吞咽困难、喉返神经麻痹、霍纳综合征、迷走神经损伤、气管食管和血管损伤、术后血肿、椎间盘感染或术后头痛 [38-46]。传统上，颈椎内镜椎间盘切除术是从前路经椎间盘 [28, 31] 或后路经椎板间 [47-49] 入路进行的。据报道，两种技术的临床结果均为良好 [14, 31, 50]。值得注意的是，文献报道的经前路椎间盘入路的椎间隙高度下降发生在术后几个月中，这很可能是因为经前路椎间盘入路中取出了更多的椎间盘组织。此外，经椎间盘入路可能对健康的椎间盘造成更多损伤，从而导致进一步的医源性椎间盘退变，最终导致椎间盘高度丢失。这一问题促成了经前方椎体入路的临床应用，但对于是否需要修复骨隧道，还是可以自发成骨而不需要骨移植来修复，引起了广泛关注。尽管这些并发症毫无疑问是与手术相关的，而先前文献中的研究人员采用的是开放式或显微外科技术 [19-28]。相比而言，作者的贡献是通过内镜手术的应用进一步缩小入路，并克服其局限性。因为内镜操作和通过一个小的椎体内通道到达狭窄手术区域，在椎体后上壁通过一个小孔取出突出的椎间盘被证明是困难的，特别是椎间盘碎片较大或钙化时 [29, 34]。

使用内镜技术设备平台进行经椎体入路有几个优点。首先，持续生理盐水的灌洗、内镜设备的照明、放大和清晰度提供了更好的手术减压的可视化，同时来自灌洗液的压力减少了出血。作者不建议在靠近脊髓的部位使用双极电凝术。而 Avitene™ 的使用是值得推荐的 [51]。间歇抽吸通道中积聚的血液也有助于保持术野的清晰。有时，脉冲双极射频可用于控制颈前硬膜外静脉丛出血。通常，搏动的神经组织和硬膜外脂肪漂浮表明减压充分。内镜冲洗的另一个令人满意的作用是由于手术部位持续冲洗，减少了潜在的感染风险。可调视角的内镜也提高了外科医生观察、操作和安全摘除椎间盘突出物的能力，同时降低了术中医源性损伤的风险。

经椎体入路 PECD 也可能存在一些局限。作者将这种内镜技术的应用仅限于中央型椎间盘突出症的治疗。相比之下，开放式经椎间盘入路使外科医生在治疗旁中央椎间盘突出或侧方狭窄时具有更大的灵活性，但其代价是破坏完整的椎间盘组织。此外，在经椎间盘入路的相对和绝对禁忌的情况下，经椎体入路 PECD 可能是可行的。例如，颈椎间隙高度＜4mm 或颈椎椎间盘前方骨赘可能是相对或绝对禁忌证，取决于设备要求和外科医生的技能水平，后者还决定了外科医生是否能更好地使用开放式或内镜 PECD 技术更好地处理巨大中央型和旁中央型椎间盘突出症。而椎间孔型椎间盘突出更适用于后路椎板间入路，无论是开放式减压、内镜下还是使用其他 MIS 技术的减压，都可以直接用来行椎间孔成形和椎间盘切除。然而，后路手术的实用性可能有限，特别是如果需要切除导致脊髓压迫的巨大中央型突出物时。尤其是作者展示病例所示，大型向上或向下移位的突出物似乎最适合经前路椎体 PECD 技术，因为经骨通道可以直接针对手术病变区域，而无须过度骨切除且保留颈椎运动——这一步骤在常规 ACDF 中几乎是不可避免，手术可能会将该手术转变为多节段手术，从而增加 ASD 的风险。

手术入路和显露的一些技术细节和风险值得讨论。例如，在初次钝性手指解剖和经皮放置椎体成形术套管针期间，颈动脉鞘内容物——颈静脉更危险，迷走神经和交感神经丛（霍纳综合征）的损伤风险是客观存在的。因此，作者建议初学者通过更熟悉的气管食管鞘钝性解剖进行微开放显露，可以在显微镜下显露，以显露颈椎前路，以便于放置内镜工作套管。作者对椎体成形术穿刺针进行了改进，使其具有非斜角尖端，并在 C 臂透视下采用咽后前路进行 C_1 椎体成形手术时验证了其安全性 [32]。这种改良的钝性椎体成形套管针将通过导丝引入，以最大限度地降低手术过程中医源性损伤的风险。另一个需要考虑的方法是将胃管导管插入食管，并采用气管插管，这 2 种方法在透视图像上都很容易识别，应该有助于外科医生将套管针安全地放置在颈椎前方。前部经椎体 PECD 的另一个潜在缺陷是可能侵犯横突的内侧壁，横突包含横孔内的椎动脉。建议在采用经钩椎关节技术时需显露椎动脉 [52-57]。相反，作者建议不要危及椎动脉，并对该方法进行了修改，亦强调了这一细节。颈椎椎体的宽度为 19～22mm，明显小于胸椎或腰椎椎体。因此，持续进行经椎体入路减压对于确保经前路 PECD 手术的安全性至关重要 [58]。另一个考虑因素是颈长肌（longus colli muscle，LCM）的横向松解，这有时可能是必要的。据报道，在开放颈椎椎间盘切除术中，需要放置牵引器以维持手术通道，因此需要松解 LCM。然而，作者提醒读者，因为存在交感神经丛损伤的风险，这可能导致霍纳综合征，因为交感神经丛主要位于 LCM 的外侧边缘。同样，通过 7 或 8mm 切口的经皮内镜手术可以防止这些问题。同时，喉返神经麻痹和吞咽困难的风险也可能低于开放式颈椎前路手术。

从作者一系列的病例中可以看出，精确的穿刺路径对于简化该操作极为重要。由于操作空间太窄，取出突出的椎间盘可能会变得相对困难。术中透视和镜下图像的使用和仔细研判，有助于更好地开展经椎体 PECD。Kim 等建议使用基于 O 臂的术中导航，进一步提高通道初始放置的准确性，以构建进入颈椎后上壁的通道。还建议对新手外科医生进行尸体训练，尤其是那些没有脊柱内镜经验的医生 [23]。作者坚信，随着舒适度的提高和对其手术技能的提升，外科医生更能够充分利用微创内镜入路低手术并发症的优势。内镜 PECD 技术能够将颈前部及椎前内脏内容物的医源性损伤降至最低的关键优势，使该治疗方法非常适合在门诊手术中心应用。使用现代 ERAS 麻醉方案 [59-61] 可以促进 ASC 的早期出院，并允许更快的整体恢复、更短的术后麻醉独立时间及更快的重返社会。

本系列病例的局限性在于只有 5 例患者。虽然在内镜下经椎体前路的可行性已经确立，但是否有效、安全和可靠，还需要对更大的样本量进一步研究。长期随访研究需要确定患者是否存在任何不可预见的风险。至少在理论上，经椎体放置工作通道，存在术后颈椎后凸或不稳定的风险。在我们有限的 1 年随访中，未观察到术后不稳定，只有 1 例患者出现椎间隙进行性塌陷。到目前为止，作者研究的临床数据表明术后椎间盘高度降低的风险较低。然而，有必要进行 1 项对比研究，以确定在使用内镜技术的情况下，前路经椎体 PECD 是否确实有利于长期症状缓解，同时保持椎间隙高度。

小结

前路经椎体入路是一种用于治疗颈椎椎间盘突出症的新入路概念。这种方法的优点是多方面的，包括改善手术病变区域的可视化，减少患者围术期的负担，降低颈前部重要结构的医源性损伤风险。从理论上讲，椎间隙继发性塌陷的可能性也可能较低，这种情况通常见于经椎间盘切除术和 ACDF 常见的相邻节段疾病。更大样本量的研究和更长期的随访需要验证这些概念。

致谢：这项工作得到了重庆市卫生局重点项目（编号：2011-1-053）对邓忠良的部分资助。

参考文献

[1] De la Garza-Ramos R, Xu R, Ramhmdani S, *et al.* Long-term clinical outcomes following 3- and 4-level anterior cervical discectomy and fusion. J Neurosurg Spine 2016; 24(6): 885-91. [http://dx.doi.org/10.3171/2015.10.SPINE15795] [PMID: 26895527]

[2] Findlay C, Ayis S, Demetriades AK. Total disc replacement *versus* anterior cervical discectomy and fusion: a systematic review with meta-analysis of data from a total of 3160 patients across 14 randomized controlled trials with both short- and medium- to long-term outcomes. Bone Joint J 2018; 100-B(8): 991-1001. [http://dx.doi.org/10.1302/0301-620X.100B8.BJJ-2018-0120.R1] [PMID: 30062947]

[3] Grasso G, Landi A. Long-term clinical and radiological outcomes following anterior cervical discectomy and fusion by zero-profile anchored cage. J Craniovertebr Junction Spine 2018; 9(2): 87-92. [http://dx.doi.org/10.4103/jcvjs.JCVJS_36_18] [PMID: 30008525]

[4] Hu Y, Lv G, Ren S, Johansen D. Mid-to long-term outcomes of cervical disc arthroplasty *versus* anterior cervical discectomy and fusion for treatment of symptomatic cervical disc disease: a systematic review and meta-analysis of eight prospective randomized controlled trials. PLoS One 2016; 11(2): e0149312. [http://dx.doi.org/10.1371/journal.pone.0149312] [PMID: 26872258]

[5] Lee CJ, Boody BS, Demeter J, Smucker JD, Sasso RC. Long-term radiographic and functional outcomes of patients with absence of radiographic union at 2 years after single-level anterior cervical discectomy and fusion. Global Spine J 2020; 10(6): 741-7. [http://dx.doi.org/10.1177/2192568219874768] [PMID: 32707013]

[6] Bohlman HH, Emery SE, Goodfellow DB, Jones PK. Robinson anterior cervical discectomy and arthrodesis for cervical radiculopathy. Long-term follow-up of one hundred and twenty-two patients. J Bone Joint Surg Am 1993; 75(9): 1298-307. [http://dx.doi.org/10.2106/00004623-199309000-00005] [PMID: 8408151]

[7] Emery SE, Fisher JR, Bohlman HH. Three-level anterior cervical discectomy and fusion: radiographic and clinical results. Spine 1997; 22(22): 2622-4. [http://dx.doi.org/10.1097/00007632-199711150-00008] [PMID: 9399447]

[8] Zdeblick TA, Hughes SS, Riew KD, Bohlman HH. Failed anterior cervical discectomy and arthrodesis. Analysis and treatment of thirty-five patients. J Bone Joint Surg Am 1997; 79(4): 523-32. [http://dx.doi.org/10.2106/00004623-199704000-00007] [PMID: 9111396]

[9] Epstein NE. A review of complication rates for Anterior Cervical Diskectomy and Fusion (ACDF). Surg Neurol Int 2019; 10: 100. [http://dx.doi.org/10.25259/SNI-191-2019] [PMID: 31528438]

[10] Laxer EB, Brigham CD, Darden BV, *et al.* Adjacent segment degeneration following ProDisc-C total disc replacement (TDR) and anterior cervical discectomy and fusion (ACDF): does surgeon bias effect radiographic interpretation? Eur Spine J 2017; 26(4): 1199-204. [http://dx.doi.org/10.1007/s00586-016-4780-1] [PMID: 27650387]

[11] Yang Y, Ma L, Liu H, *et al.* Comparison of the incidence of patient-reported post-operative dysphagia between ACDF with a traditional anterior plate and artificial cervical disc replacement. Clin Neurol Neurosurg 2016; 148: 72-8. [http://dx.doi.org/10.1016/j.clineuro.2016.07.020] [PMID: 27428486]

[12] Yew AY, Nguyen MT, Hsu WK, Patel AA. Quantitative risk factor analysis of postoperative dysphagia after Anterior Cervical Discectomy and Fusion (ACDF) using the Eating Assessment Tool-10 (EAT-10). Spine 2019; 44(2): E82-8. [http://dx.doi.org/10.1097/BRS.0000000000002770] [PMID: 29965886]

[13] Ruetten S, Komp M, Merk H, Godolias G. Full-endoscopic anterior decompression *versus* conventional anterior decompression and fusion in cervical disc herniations. Int Orthop 2009; 33(6): 1677-82. [http://dx.doi.org/10.1007/s00264-008-0684-y] [PMID: 19015851]

[14] Ahn Y, Lee SH, Shin SW. Percutaneous endoscopic cervical discectomy: clinical outcome and radiographic changes. Photomed Laser Surg 2005; 23(4): 362-8. [http://dx.doi.org/10.1089/pho.2005.23.362] [PMID: 16144477]

[15] Tzaan WC. Anterior percutaneous endoscopic cervical discectomy for cervical intervertebral disc herniation: outcome, complications, and technique. J Spinal Disord Tech 2011; 24(7): 421-31. [http://dx.doi.org/10.1097/BSD.0b013e31820ef328] [PMID: 21430567]

[16] Ahn Y, Keum HJ, Shin SH. Percutaneous endoscopic cervical discectomy *versus* anterior cervical discectomy and fusion: a comparative cohort study with a five-year follow-up. J Clin Med 2020; 9(2): E371. [http://dx.doi.org/10.3390/jcm9020371] [PMID: 32013206]

[17] George B, Zerah M, Lot G, Hurth M. Oblique transcorporeal approach to anteriorly located lesions in the cervical spinal canal. Acta Neurochir (Wien) 1993; 121(3-4): 187-90. [http://dx.doi.org/10.1007/BF01809273] [PMID: 8512017]

[18] George B, Lot G, Mourier KL, Reizine D. Cervical spondylosis. Resection by oblique transcorporeal approach. Neurochirurgie 1993; 39(3): 171-7. [PMID: 8295649]

[19] Hakuba A. Trans-unco-discal approach. A combined anterior and lateral approach to cervical discs. J Neurosurg 1976; 45(3): 284-91. [http://dx.doi.org/10.3171/jns.1976. 45.3.0284] [PMID: 781189]

[20] Kishi H, Hakuba A. A combined anterior and lateral approach for cervical spondylosis; trans-unc-discal approach (TUD method). No Shinkei Geka 1992; 20(8): 843-8. [PMID: 1508310]

[21] Jho HD, Kim WK, Kim MH. Anterior microforaminotomy for treatment of cervical radiculopathy: part 1--disc-preserving "functional cervical disc surgery". Neurosurgery 2002; 51(5) (Suppl.): S46-53. [http://dx.doi.org/10.1097/00006123-200211002-00007] [PMID: 12234429]

[22] Choi G, Lee SH, Bhanot A, Chae YS, Jung B, Lee S. Modified transcorporeal anterior cervical microforaminotomy for cervical radiculopathy: a technical note and early results. Eur Spine J 2007; 16(9): 1387-93. [http://dx.doi.org/10.1007/s00586-006-0286-6] [PMID: 17203272]

[23] Kim JS, Eun SS, Prada N, Choi G, Lee SH. Modified transcorporeal anterior cervical microforaminotomy assisted by O-arm-based navigation: a technical case report. Eur Spine J 2011; 20 (Suppl. 2): S147-52. [http://dx.doi.org/10.1007/s00586-010-1454-2] [PMID: 20490870]

[24] Hong WJ, Kim WK, Park CW, *et al.* Comparison between transuncal approach and upper vertebral transcorporeal approach for unilateral cervical radiculopathy - a preliminary report. Minim Invasive Neurosurg 2006; 49(5): 296-301. [http://dx.doi.org/10.1055/s-2006-954828] [PMID: 17163344]

[25] Choi KC, Ahn Y, Lee CD, Lee SH. Combined anterior approach with transcorporeal herniotomy for a huge migrated cervical disc herniation. Korean J Spine 2011; 8(4): 292-4. [http://dx.doi.org/10.14245/kjs.2011.8.4.292] [PMID: 26064148]

[26] Choi G, Arbatti NJ, Modi HN, *et al.* Transcorporeal tunnel approach for unilateral cervical radiculopathy: a 2-year follow-up review and results. Minim Invasive Neurosurg 2010; 53(3): 127-31. [http://dx.doi.org/10.1055/s-0030-1249681] [PMID: 20809454]

[27] Du Q, Lei LQ, Cao GR, *et al.* Percutaneous full-endoscopic anterior transcorporeal cervical discectomy and channel repair: a technique note report. BMC Musculoskelet Disord 2019; 20(1): 280. [http://dx.doi.org/10.1186/s12891-019-2659-0] [PMID: 31182078]

[28] Ren Y, Yang J, Chen CM, *et al.* Outcomes of discectomy by using full-endoscopic visualization technique *via* the transcorporeal and transdiscal approaches in the treatment of cervical intervertebral disc herniation: a comparative study. BioMed Res Int 2020; 2020: 5613459. [http://dx.doi.

org/10.1155/2020/5613459] [PMID: 32596328]

[29] Chu L, Yang JS, Yu KX, Chen CM, Hao DJ, Deng ZL. Usage of bone wax to facilitate percutaneous endoscopic cervical discectomy *via* anterior transcorporeal approach for cervical intervertebral disc herniation. World Neurosurg 2018; 118: 102-8. [http://dx.doi.org/10.1016/j.wneu.2018.07.070] [PMID: 30026139]

[30] Deng ZL, Chu L, Chen L, Yang JS. Anterior transcorporeal approach of percutaneous endoscopic cervical discectomy for disc herniation at the C4-C5 levels: a technical note. Spine J 2016; 16(5): 659-66. [http://dx.doi.org/10.1016/j.spinee.2016.01.187] [PMID: 26850173]

[31] Yang JS, Chu L, Chen L, Chen F, Ke ZY, Deng ZL. Anterior or posterior approach of full-endoscopic cervical discectomy for cervical intervertebral disc herniation? A comparative cohort study. Spine 2014; 39(21): 1743-50. [http://dx.doi.org/10.1097/BRS.0000000000000508] [PMID: 25010095]

[32] Yang JS, Chu L, Xiao FT, *et al.* Anterior retropharyngeal approach to C1 for percutaneous vertebroplasty under C-arm fluoroscopy. Spine J 2015; 15(3): 539-45. [http://dx.doi.org/10.1016/j.spinee.2014.12.014] [PMID: 25523378]

[33] Yu KX, Chu L, Yang JS, *et al.* Anterior transcorporeal approach to percutaneous endoscopic cervical diskectomy for single-level cervical intervertebral disk herniation: case series with 2-Year follow-up. World Neurosurg 2019; 122: e1345-53. [http://dx.doi.org/10.1016/j.wneu.2018.11.045] [PMID: 30448574]

[34] Yang J, Chu L, Deng Z, *et al.* Clinical study of single-level cervical disc herniation treated by fullendoscopic decompression *via* anterior transcorporeal approach. Zhongguo Xiu Fu Chong Jian Wai Ke Za Zhi 2020; 34(5): 543-9. [PMID: 32410418]

[35] Yang JS, Chu L, Chen H, Liu P, Hao DJ. Comment on "effective range of percutaneous posterior fullendoscopic paramedian cervical disc herniation discectomy and indications for patient selection". BioMed Res Int 2020; 2020: 3548194. [PMID: 32337243]

[36] Verma K, Gandhi SD, Maltenfort M, *et al.* Rate of adjacent segment disease in cervical disc arthroplasty *versus* single-level fusion: meta-analysis of prospective studies. Spine 2013; 38(26): 2253-7. [http://dx.doi.org/10.1097/BRS.0000000000000052] [PMID: 24335631]

[37] Shriver MF, Lubelski D, Sharma AM, Steinmetz MP, Benzel EC, Mroz TE. Adjacent segment degeneration and disease following cervical arthroplasty: a systematic review and meta-analysis. Spine J 2016; 16(2): 168-81. [http://dx.doi.org/10.1016/j.spinee.2015.10.032] [PMID: 26515401]

[38] Arshi A, Wang C, Park HY, *et al.* Ambulatory anterior cervical discectomy and fusion is associated with a higher risk of revision surgery and perioperative complications: an analysis of a large nationwide database. Spine J 2018; 18(7): 1180-7. [http://dx.doi.org/10.1016/j.spinee.2017.11.012] [PMID: 29155340]

[39] Kelly MP, Eliasberg CD, Riley MS, Ajiboye RM, SooHoo NF. Reoperation and complications after anterior cervical discectomy and fusion and cervical disc arthroplasty: a study of 52,395 cases. Eur Spine J 2018; 27(6): 1432-9. [http://dx.doi.org/10.1007/s00586-018-5570-8] [PMID: 29605899]

[40] Khanna R, Kim RB, Lam SK, Cybulski GR, Smith ZA, Dahdaleh NS. Comparing short-term complications of inpatient *versus* outpatient single-level anterior cervical discectomy and fusion: an analysis of 6940 patients using the ACS-NSQIP database. Clin Spine Surg 2018; 31(1): 43-7. [http://dx.doi.org/10.1097/BSD.0000000000000499] [PMID: 28079682]

[41] Rumalla K, Smith KA, Arnold PM. Cervical total disc replacement and anterior cervical discectomy and fusion: reoperation rates, complications, and hospital resource utilization in 72 688 patients in the United States. Neurosurgery 2018; 82(4): 441-53. [http://dx.doi.org/10.1093/neuros/nyx289] [PMID: 28973385]

[42] Kashkoush A, Mehta A, Agarwal N, *et al.* Perioperative neurological complications following anterior cervical discectomy and fusion: clinical impact on 317, 789 patients from the national inpatient sample. World Neurosurg 2019; 128: e107-15. [http://dx.doi.org/10.1016/j.wneu.2019.04.037] [PMID: 30980979]

[43] Lee HC, Chen CH, Wu CY, Guo JH, Chen YS. Comparison of radiological outcomes and complications between single-level and multilevel anterior cervical discectomy and fusion (ACDF) by using a polyetheretherketone (PEEK) cage-plate fusion system. Medicine (Baltimore) 2019; 98(5): e14277. [http://dx.doi.org/10.1097/MD.0000000000014277] [PMID: 30702590]

[44] Al Eissa S, Konbaz F, Aldeghaither S, *et al.* Anterior cervical discectomy and fusion complications and thirty-day mortality and morbidity. Cureus 2020; 12(4): e7643. [PMID: 32411545]

[45] Narain AS, Hijji FY, Haws BE, *et al.* Risk factors for medical and surgical complications after 1--level anterior cervical discectomy and fusion procedures. Int J Spine Surg 2020; 14(3): 286-93. [http://dx.doi.org/10.14444/7038] [PMID: 32699749]

[46] Ranson WA, Neifert SN, Cheung ZB, Mikhail CM, Caridi JM, Cho SK. Predicting in-hospital complications after anterior cervical discectomy and fusion: a comparison of the elixhauser and charlson comorbidity indices. World Neurosurg 2020; 134: e487-96. [http://dx.doi.org/10.1016/j.wneu.2019.10.102] [PMID: 31669536]

[47] Liao C, Ren Q, Chu L, *et al.* Modified posterior percutaneous endoscopic cervical discectomy for lateral cervical disc herniation: the vertical anchoring technique. Eur Spine J 2018; 27(6): 1460-8. [http://dx.doi.org/10.1007/s00586-018-5527-y] [PMID: 29478117]

[48] Liu C, Liu K, Chu L, Chen L, Deng Z. Posterior percutaneous endoscopic cervical discectomy through lamina-hole approach for cervical intervertebral disc herniation. Int J Neurosci 2019; 129(7): 627-34. [http://dx.doi.org/10.1080/00207454.2018.1503176] [PMID: 30238849]

[49] Yu KX, Chu L, Chen L, Shi L, Deng ZL. A novel posterior trench approach involving percutaneous endoscopic cervical discectomy for central cervical intervertebral disc herniation. Clin Spine Surg 2019; 32(1): 10-7. [http://dx.doi.org/10.1097/BSD.0000000000000680] [PMID: 29979215]

[50] Ruetten S, Komp M, Merk H, Godolias G. Full-endoscopic cervical posterior foraminotomy for the operation of lateral disc herniations using 5.9-mm endoscopes: a prospective, randomized, controlled study. Spine 2008; 33(9): 940-8. [http://dx.doi.org/10.1097/BRS.0b013e31816c8b67] [PMID: 18427313]

[51] Watanabe G, Misaki T, Kotoh K. Microfibrillar collagen (Avitene) and antibiotic-containing fibringlue after median sternotomy. J Card Surg 1997; 12(2): 110-1. [http://dx.doi.org/10.1111/j.1540-8191.1997.tb00104.x] [PMID: 9271731]

[52] Jho HD. Microsurgical anterior cervical foraminotomy for radiculopathy: a new approach to cervical disc herniation. J Neurosurg 1996; 84(2): 155-60. [http://dx.doi.org/10.3171/jns.1996.84.2.0155] [PMID: 8592215]

[53] Jho HD. Spinal cord decompression *via* microsurgical anterior foraminotomy for spondylotic cervical myelopathy. Minim Invasive Neurosurg 1997; 40(4): 124-9. [http://dx.doi.org/10.1055/s-2008-1053432] [PMID: 9477400]

[54] Jho HD. Decompression *via* microsurgical anterior foraminotomy for cervical spondylotic myelopathy. Technical note. J Neurosurg 1997; 86(2): 297-302. [http://dx.doi.org/10.3171/jns.1997.86.2.0297] [PMID: 9010435]

[55] Taşçioğlu AO, Attar A, Taşçioğlu B. Microsurgical anterior cervical foraminotomy (uncinatectomy) for cervical disc herniation. Report of three cases. J Neurosurg 2001; 94(1) (Suppl.): 121-5. [PMID: 11147846]

[56] Saringer W, Nöbauer I, Reddy M, Tschabitscher M, Horaczek A. Microsurgical anterior cervical foraminotomy (uncoforaminotomy) for unilateral radiculopathy: clinical results of a new technique. Acta Neurochir (Wien) 2002; 144(7): 685-94. [http://dx.doi.org/10.1007/s00701-002-0953-2] [PMID: 12181702]

[57] Grigorian Iu A, Stepanian MA, Onopchenko EV, Kadin LA, Khimochko EB, Lunina ES. Microsurgical anterior cervical foraminotomy in spondylogenous cervical radiculopathy. Vopr Neirokhir 2008; (2): 31-5.

[58] Sampath P, Bendebba M, Davis JD, Ducker T. Outcome in patients with cervical radiculopathy. Prospective, multicenter study with independent clinical review. Spine 1999; 24(6): 591-7. [http://dx.doi.org/10.1097/00007632-199903150-00021] [PMID: 10101827]

[59] Huang M, Brusko GD, Borowsky PA, et al. The University of Miami spine surgery ERAS protocol: a review of our journey. J Spine Surg 2020; 6 (Suppl. 1): S29-34. [http://dx.doi.org/10.21037/jss.2019.11.10] [PMID: 32195411]

[60] Wang MY, Chang HK, Grossman J. Reduced acute care costs with the ERAS® minimally invasive transforaminal lumbar interbody fusion compared with conventional minimally invasive transforaminal lumbar interbody fusion. Neurosurgery 2018; 83(4): 827-34. [http://dx.doi.org/10.1093/neuros/nyx400] [PMID: 28945854]

[61] Wang MY, Tessitore E, Berrington N, Dailey A. Introduction. Enhanced recovery after surgery (ERAS) in spine. Neurosurg Focus 2019; 46(4): E1. [http://dx.doi.org/10.3171/2019.1.FOCUS1957] [PMID: 30933910]

第8章 经前路内镜颈椎椎间盘切除术和椎间孔成形术治疗颈椎椎间盘突出和颈椎椎间孔狭窄

Anterior Endoscopic Cervical Discectomy and Foraminoplasty for Herniated Disc and Lateral Canal Stenosis

Jorge Felipe Ramírez León　José Gabriel Rugeles Ortíz　Carolina Ramírez
Martínez1　Nicolás Prada Ramírez　Enrique Osorio Fonseca
Gabriel Oswaldo Alonso Cuéllar　著

摘 要

颈椎椎间孔成形术是治疗难治性颈椎神经根性疼痛的常用术式。传统上，颈椎椎间孔成形术常采用后路完成。随着脊柱微创手术技术的出现，前路手术也被用于治疗颈神经根腋侧受压所致的疼痛。本章的作者介绍了经前路内镜椎间盘切除椎间孔成形手术，该手术使用了由逐级扩张通道、环钻、咬骨钳和脉冲射频探针组成的系统。主要从患者的体位、手术通道的放置、单个手术器械的使用，以及临床结果等方面描述手术步骤。作者简要介绍了其团队在 21 年间的临床经验。他们共对 169 例患者进行了 232 次手术，其中包括单节段和多达 4 节段的椎间盘突出手术（219/232；94.39%）。另有 13 例（4.9%）患者接受了颈椎椎间孔狭窄的手术。在 1 年的随访中，90% 的患者被评为 Macnab 优和良的结果，而 7% 和 3% 的患者分别报道了中等和较差的结果。因为该手术方式暂未出现术中、术后并发症或与该手术相关的再次手术的情况，因此作者推荐它作为替代前路颈椎椎间盘切除椎间融合术的一种简化门诊手术。

关键词

前路，颈椎椎间盘突出症，内镜手术，椎间孔狭窄，门诊，脉冲射频，神经根痛

在 1955 年 Robinson 和 Smith 首次报道了颈椎前路椎间盘切除椎间融合术（anterior cervical discectomy and fusion，ACDF）[1]。ACDF 已成为治疗颈椎中央管狭窄和侧隐窝狭窄的主要手术方式。虽然 ACDF 的临床结果普遍良好，患者满意度较高，但存在邻椎病（adjacent segment disease，ASD）和需要再次进行融合术的并发症 [2-8]。许多开放手术的策略被采用以避免 ACDF 后 ASD 的发生。随着内镜技术的进一步发展，脊柱微创手术技术（minimally invasive spinal surgery technology，MISST）受到了广泛关注 [2, 3, 6]。然而，在治疗颈椎椎间盘突出症和椎管狭窄方面，其倡导者仍旧需要举证说明其脊柱微创技术优越性。

一、背景

颈椎椎间孔狭窄是指出口根在椎间孔区的狭窄。这种病理可由椎间盘突出症、骨赘增生导致。后者常由邻近骨结构的退变或微骨折引起，或合并椎间盘突出症。椎间盘膨出引起的骨膜膨胀也被认为是骨赘形成的刺激因素，骨赘可刺激颈神经根。在早期阶段，颈椎管狭窄可能是无症状的 [9]，随着病情进展，可出现颈部轴性疼痛，并放射至手臂相应的皮节。但常不伴脊髓受累的表现，但有些病例可以观察到。诊断应基于详细的病史和体格检查和影像学检查，包括 X 线片（前后位，侧位，过伸和过屈位）MRI 和 CT。大部分神经根型颈椎病是可选择保守治疗的，但约 25% 的患者可能需要手术治疗。当各种保守治疗措施（如使用镇痛药、物理治疗、软硬颈围、硬膜外类固醇注射和选择性神经阻滞 [10]）无效，患者出现剧烈、持续的疼痛或进行性神经功能损害方可考虑手术治疗。一般来说，非手术治疗应至少持续 6 周 [11, 12]。外科手术方式的选择取

决于外科医生个人的培训和偏好，以及可提供的必要手术器械和植入物。

二、目的

颈椎管减压术式可分为开放式、小切口开放式和内镜手术。开放式的传统手术于 1950 年发展起来，被认为是治疗颈椎椎间孔狭窄的金标准术式[13-15]。开放性手术治疗方案包括开放性椎间孔成形术、ACDF 等减压、融合术式。为减少与传统开放手术相关的并发症，对颈椎椎间孔狭窄的微创技术逐渐被提出，主要包括小切口开放手术和内镜技术，微创手术避免了传统开放手术术中失血多、术后疼痛和肌肉萎缩等不足，因而备受推崇[16, 17]。根据作者使用内镜方法治疗神经根性疼痛已有 19 年的历史。在本章，作者将讨论各种方法的治疗结果，并将其与内镜颈椎椎间孔成形术的结果进行比较。

三、经前路内镜下颈椎椎间孔成形术

其目的是扩大椎间孔区域，去除增生的组织和骨赘，从而实现神经结构的减压。其优点之一是可实现多个节段的减压而无须融合。前路内镜颈椎椎间孔成形术（anterior endoscopic cervical foraminoplasty，AECF）是在内镜下从前经皮入路切除椎间孔区压迫神经结构的退变组织。手术原理与开放减压相同，目的是扩大椎间孔窗口，去除增生肥厚的组织和骨赘，实现对神经结构减压。它的优点之一是，它可以在一个或几个节段上进行，而不需要进行融合。

（一）适应证

初始适应证主要包括包容型椎间盘突出症不伴髓核移位、旁侧型椎间盘突出症[18, 19]、有骨赘引起的椎间孔骨性狭窄[18, 20]。最近有学者报道了采用前路经皮内镜经椎体治疗后纵韧带骨化（ossified posterior longitudinal ligament，OPLL）和脊髓型颈椎病（cervical spondylotic myelopathy，CSM）的可行性，该入路已成功应用于 1 例 OPLL 病例报道和 1 项为期 2 年的单节段 CSM 随访研究中[21, 22]。

（二）禁忌证

主要包括颈椎椎间盘源性疼痛伴超过 50% 的椎间隙高度丢失、椎间隙塌陷、椎间不稳、感染、凝血障碍、解剖变异、严重的神经功能损害、髓核游离、进展性脊髓损害、椎间盘突出伴钙化、后纵韧带骨化[23]。值得注意的是，不应该对诊断不明确的患者实施 MIS。

（三）患者体位与麻醉

患者取俯卧位，常规消毒铺巾以显露出从下颌到上胸部的整个区域。手术标志应充分显露，主要包括胸锁乳突肌的外侧界、胸骨切迹和锁骨头。作者建议从左到右覆盖整个颈前区，以帮助外科医生确定最佳手术切口和入路。基于现代监护麻醉（monitored anesthesia care，MAC）协议，麻醉方式可选择局部麻醉和基础镇静，无须气管插管，面罩给氧通常足以维持充分的氧合。可采用 1% 的布比卡因对皮肤和手术区域进行局部麻醉。术中患者应保持清醒以便为手术医生及时提供反馈信息。

（四）设备和仪器

颈椎内镜手术需要高科技设备来实施。关键设备主要包括内镜 – 视频平台、热源、颈椎内镜及其配套器械。内镜——视频平台包括显示屏、视频处理器、光源和摄像机、动力控制中心和灌洗等设备。热源使用的是双极射频。这种装置可以通过内镜的工作通道到达椎间盘内空间进行凝血、纤维环成形术和髓核成形术。辅助工具包括脊髓探针、扩张器、套管、环钻、磨钻（图 8-1）。

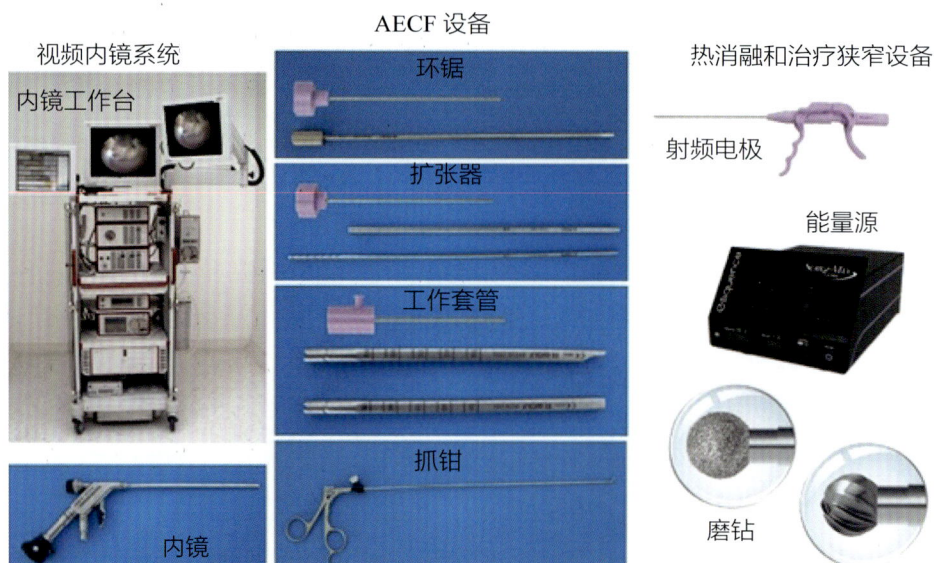

▲ 图 8-1　AECF 所需仪器

四、手术技术

患者仰卧，肩下置枕，颈椎过伸（通常，没有必要使用任何的机械过伸装置）。正侧位透视确定目标椎间隙并规划手术切口。手术切口位于目标椎间隙的水平延长线与胸锁乳突肌内侧边缘的交点（图 8-2）。

完成手术切口定位后，将患者头部微向对侧倾斜以利操作。术者需用手指紧压肌肉与气管之间的空隙，即气管食管沟。并将食管和气管需要向内侧推移，将神经血管束向外侧推移。然后用局部麻醉药浸润皮肤后做 4mm 的手术切口，在透视辅助下，通过切口放置套管和扩张器，轻轻转动，直至目标椎间盘的纤维环前缘（图 8-3）。套管、扩张器和环钻是 MiniDiscFx™ 颈椎椎间盘成形术的一部分。

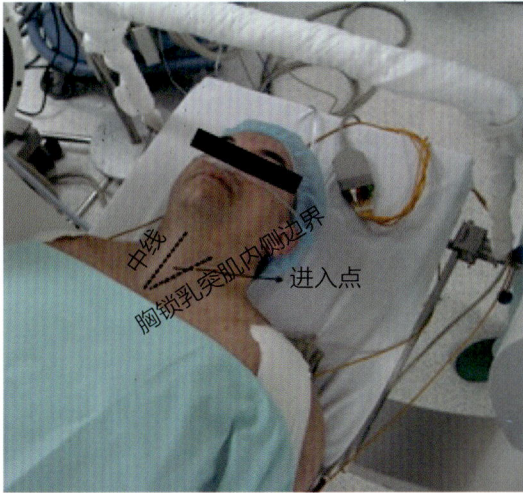

▲ 图 8-2　颈前路的切口位于中线外侧
气管外侧边界和胸锁肌内侧边界用虚线勾画和表示

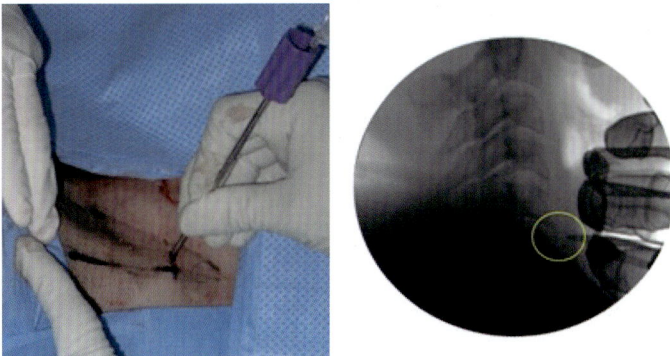

▲ 图 8-3　在透视辅助下，通过环形运动将钝头扩张器推进至目标椎间盘纤维环前缘

透视确认扩张器的尖端位于椎间盘前缘后，继续进针至椎间盘后 1/3 处。值得注意的是，采用钝头器械进行钝性分离以避免不必要的血管结构的刺伤对于此步骤是非常重要的（图 8-4）[24]。

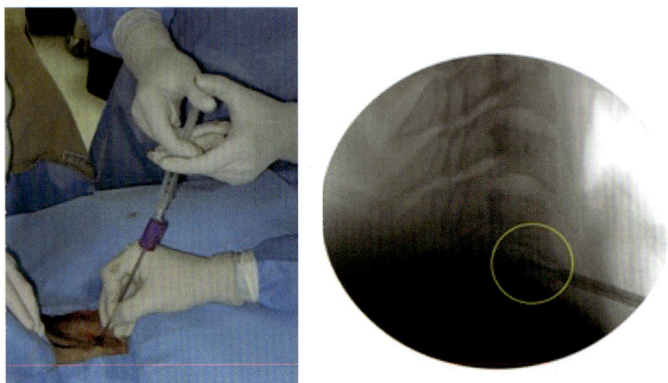

▲ 图 8-4 在透视引导下，穿刺针安全地进入目标椎间隙

穿刺进入椎间隙后，可进行椎间盘造影。目的是明确疼痛是源于椎间盘（VAS 评分＞5 为阳性），并与平时疼痛一致。此外，椎间盘造影还可以显示椎间盘的解剖轮廓、椎间盘内部的缺损、裂隙，以及明确造影剂渗漏处即纤维环裂口的位置、突出的椎间盘与后纵韧带和钩椎关节复合体的位置关系。然后用环钻手动旋转推进切开纤维环。

一旦确定了导丝的位置，就取出穿刺针，然后将套管放置在椎间盘纤维环前环上。放置内镜后，使用双极射频探头来显露椎前筋膜、止血，建立清晰的镜下视野。然后进行椎间盘切除并钳取髓核。最后，用磨钻磨除孔区增生的骨赘。有时，由于骨赘的大小压迫神经结构，有必要使用骨凿（图 8-5），镜下确认神经根减压充分、松弛后结束手术（图 8-6）。

五、学习曲线

虽然这种手术入路损伤重要结构的情况非常少见，但必须考虑颈前区存在相关解剖结构。外科医生必须注意颈前区应用外科解剖。获得满意临床结果的一个关键因素是手术医生需要适当的培训。手术的学习曲线是陡峭的，临床结果与外科医生的技能直接相关。作者建议先完成 20～30 例腰椎内镜手术，随后

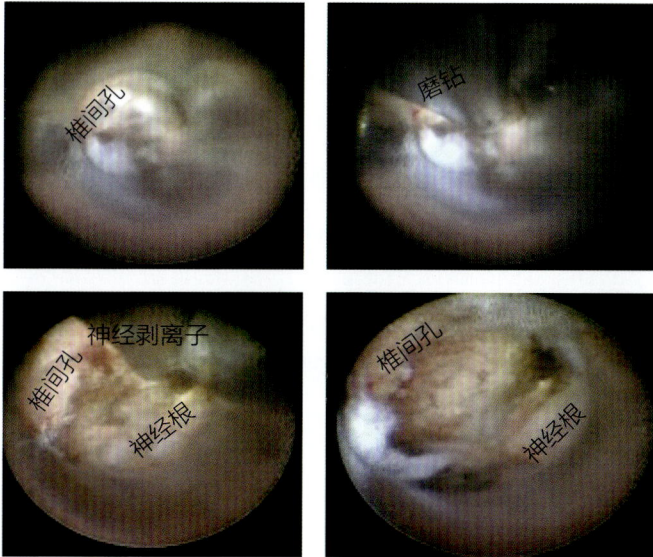

▲ 图 8-5　用磨砂头磨钻和凿子进行椎间孔成形术时的术中内镜视图

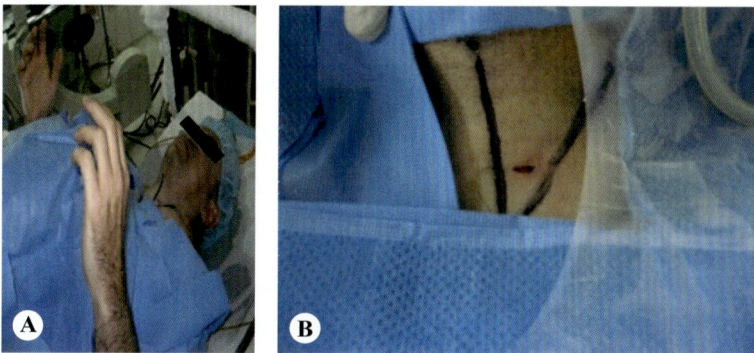

▲ 图 8-6　术后手臂活动能力的评估切口（A），手术切口（B）

完成 10～15 例颈椎非内镜手术，如颈椎椎间盘热成形术，然后，在有经验的外科医生的监督下完成包容型椎间盘突出的颈椎内镜手术。此外建议参加训练中心的尸体培训班也是提高手术技术的重要举措之一。患者的选择和外科医生的技能水平对于手术取得良好效果至关重要。这组作者建议将先进技术纳入外科医生的临床计划。应考虑将其纳入外科住院医生和脊柱研究基金培训计划。它及时满足了患者和支付者对治疗颈神经根病的简单、高效和可靠的治疗方案的需求。

六、临床系列

1997 年 10 月在拉丁美洲首次报道应用经前路颈椎内镜技术治疗神经根型颈椎病。截至 2018 年，共 169 例患者接受了 232 次手术。其中颈椎椎间盘突出症占 94.39%（219 例），颈椎椎间孔狭窄占 4.9%（13 例）。采用 Macnab 标准、视觉模拟评分法（visual analogue scale，VAS）和颈椎功能障碍指数（neck disability index，NDI）评估临床结果。在一年的随访中，90% 的患者被评为 Macnab 优和良的结果，而 7% 和 3% 的患者分别报道了中等和较差的结果。VAS 评分由术前的 8 分显著改善至末次随访时的 2 分。且无手术并发症及再手术的病例报道。

七、讨论

目前，开放手术仍是治疗颈椎椎间孔狭窄的主流术式 [15, 25]。作为一种安全有效的手段，这类开放手术已经有超过 30 年的临床应用。一篇纳入 846 例手术病例的综述报道采用经后路椎间孔成形术治疗神经根病，有效率达 96%[26]。类似的，近期文献报道其有效率可达 64%～93.6%[27-28]。相较于开放手术，Ruetten 等 [29-31] 报道经前路颈椎内镜手术的有效率为 88.5%。

在作者的报道中，内镜手术与开放手术获得了相似的临床结果。Saringer 等报道了经前路颈椎内镜下椎间孔成形术治疗 16 例单侧神经根型颈椎病的患者（n=7：椎间盘；n=9：骨赘）的临床结果，平均随访时间为 13.8 个月。术后改善率 96% 以上，末次随访无并发症和再手术病例。在该研究中，87.6 名患者报道了较高的总体满意度，93.8% 的患者在 3.8 周内恢复了类似的术前活动 [23]。Fessler 等报道，在 25 例 [32] 患者中，92% 的患者症状得到了良好的缓解。

文献表明，不同方式的颈前路椎间盘切除和椎间孔成形术获得的结果与开放、小开放前路和前后路内镜入路相似。然而，MIS 的固有益处可能是决定外科医生追求何种技术的一个因素。

小结

颈前路内镜技术治疗颈椎狭窄的临床结果在改善和症状缓解方面与传统开放术式相似。内镜下前路手术的临床结果与开放或微创开放手术的结果无显著差异。考虑到 MIS 并发症发生率低，在减少住院时间、失血、术后疼痛和麻醉方面具有明显优势，很明显，前路内镜下椎间孔成形术可能是开放式和其他MIS 技术的一种有吸引力的替代方案 [33, 34]。

利益冲突：本手稿不旨在或意在推动任何其他议程，除了报道内镜脊柱减压术后的临床结果数据。汇编这些临床相关信息的动机绝不是出于任何目的因其出版而创建和（或）相关，作者对工作的所有方面负责，以确保与工作任何部分的准确性或完整性相关的问题得到适当的调查和解决。作者是 Elliquence，LLC 的顾问，前 3 名作者是 Ortomac，SA 的参与者。

参考文献

[1] Smith GW, Robinson RA. The treatment of certain cervical-spine disorders by anterior removal of the intervertebral disc and interbody fusion. J Bone Joint Surg Am 1958; 40-A(3): 607-24. [http://dx.doi.org/10.2106/00004623-195840030-00009] [PMID: 13539086]

[2] Yang SD, Zhu YB, Yan SZ, Di J, Yang DL, Ding WY. Anterior cervical discectomy and fusion surgery *versus* total disc replacement: A comparative study with minimum of 10-year follow-up. Sci Rep 2017; 7(1): 16443. [http://dx.doi.org/10.1038/s41598-017-16670-1] [PMID: 29180636]

[3] Li XC, Huang CM, Zhong CF, Liang RW, Luo SJ. Minimally invasive procedure reduces adjacent segment degeneration and disease: New benefit-based global meta-analysis. PLoS One 2017; 12(2): e0171546. [http://dx.doi.org/10.1371/journal.pone.0171546] [PMID: 28207762]

[4] Laxer EB, Brigham CD, Darden BV, *et al.* Adjacent segment degeneration following ProDisc-C total disc replacement (TDR) and anterior cervical discectomy and fusion (ACDF): does surgeon bias effect radiographic interpretation? Eur Spine J 2017; 26(4): 1199-204. [http://dx.doi.org/10.1007/s00586-016-4780-1] [PMID: 27650387]

[5] Shriver MF, Lubelski D, Sharma AM, Steinmetz MP, Benzel EC, Mroz TE. Adjacent segment degeneration and disease following cervical arthroplasty: a systematic review and meta-analysis. Spine J 2016; 16(2): 168-81. [http://dx.doi.org/10.1016/j.spinee.2015.10.032] [PMID: 26515401]

[6] Yee TJ, Terman SW, La Marca F, Park P. Comparison of adjacent segment disease after minimally invasive or open transforaminal lumbar interbody fusion. J Clin Neurosci 2014; 21(10): 1796-801. [http://dx.doi.org/10.1016/j.jocn.2014.03.010] [PMID: 24880486]

[7] Verma K, Gandhi SD, Maltenfort M, *et al.* Rate of adjacent segment disease in cervical disc arthroplasty *versus* single-level fusion: meta-analysis of prospective studies. Spine 2013; 38(26): 2253-7. [http://dx.doi.org/10.1097/BRS.0000000000000052] [PMID: 24335631]

[8] Liu CY, Xia T, Tian JW. New progress in adjacent segment degeneration/disease. Orthop Surg 2010; 2(3): 182-6. [http://dx.doi.org/10.1111/j.1757-7861.2010.00084.x] [PMID: 22009946]

[9] Roh JS, Teng AL, Yoo JU, Davis J, Furey C, Bohlman HH. Degenerative disorders of the lumbar and cervical spine. Orthop Clin North Am 2005; 36(3): 255-62. [http://dx.doi.org/10.1016/j.ocl.2005.01.007] [PMID: 15950685]

[10] Woods BI, Hilibrand AS. Cervical radiculopathy: epidemiology, etiology, diagnosis, and treatment. J

Spinal Disord Tech 2015; 28(5): E251-9. [http://dx.doi.org/10.1097/BSD.0000000000000284] [PMID: 25985461]

[11] Childress MA. Spine Conditions: Cervical Spine Conditions. FP Essent 2017; 461: 11-4. [PMID: 29019639]

[12] Childress MA, Becker BA. Nonoperative Management of Cervical Radiculopathy. Am Fam Physician 2016; 93(9): 746-54. [PMID: 27175952]

[13] Pingel A, Castein J, Kandziora F. Posterior stabilization of the cervical spine with lateral mass screws. Eur Spine J 2015; 24 (Suppl. 8): S947-8. [http://dx.doi.org/10.1007/s00586-015-4237-y] [PMID: 26438171]

[14] Pingel A, Kandziora F. Anterior decompression and fusion for cervical spinal canal stenosis. Eur Spine J 2013; 22(3): 673-4. [http://dx.doi.org/10.1007/s00586-013-2708-6] [PMID: 23423161]

[15] Pingel A, Kandziora F. Anterior decompression and fusion for cervical neuroforaminal stenosis. Eur Spine J 2013; 22(3): 671-2. [http://dx.doi.org/10.1007/s00586-013-2709-5] [PMID: 23417749]

[16] Schubert M, Merk S. Retrospective evaluation of efficiency and safety of an anterior percutaneous approach for cervical discectomy. Asian Spine J 2014; 8(4): 412-20. [http://dx.doi.org/10.4184/asj.2014.8.4.412] [PMID: 25187857]

[17] Tzaan WC. Anterior percutaneous endoscopic cervical discectomy for cervical intervertebral disc herniation: outcome, complications, and technique. J Spinal Disord Tech 2011; 24(7): 421-31. [http://dx.doi.org/10.1097/BSD.0b013e31820ef328] [PMID: 21430567]

[18] Ahn Y, Keum HJ, Shin SH. Percutaneous endoscopic cervical discectomy *versus* anterior cervical discectomy and fusion: a comparative cohort study with a five-year follow-up. J Clin Med 2020; 9(2): E371. [http://dx.doi.org/10.3390/jcm9020371] [PMID: 32013206]

[19] Ahn Y, Lee SH, Shin SW. Percutaneous endoscopic cervical discectomy: clinical outcome and radiographic changes. Photomed Laser Surg 2005; 23(4): 362-8. [http://dx.doi.org/10.1089/pho.2005.23.362] [PMID: 16144477]

[20] Ramírez León JF, Rugeles Ortíz JG, Martínez CR, Alonso Cuéllar GO, Lewandrowski KU. Surgical treatment of cervical radiculopathy using an anterior cervical endoscopic decompression. J Spine Surg 2020; 6 (Suppl. 1): S179-85. [http://dx.doi.org/10.21037/jss.2019.09.24] [PMID: 32195426]

[21] Kong W, Xin Z, Du Q, Cao G, Liao W. Anterior percutaneous full-endoscopic transcorporeal decompression of the spinal cord for single-segment cervical pondylotic myelopathy: The technical interpretation and 2 years of clinical follow-up. J Orthop Surg Res 2019; 14(1): 461. [http://dx.doi.org/10.1186/s13018-019-1474-5] [PMID: 31870395]

[22] Kong W, Ao J, Cao G, Xia T, Liu L, Liao W. Local Spinal Cord Decompression Through a Full Endoscopic Percutaneous Transcorporeal Approach for Cervicothoracic Ossification of the Posterior Longitudinal Ligament at the T1-T2 Level. World Neurosurg 2018; 112: 287-93. [http://dx.doi.org/10.1016/j.wneu.2018.01.099] [PMID: 29410033]

[23] Saringer WF, Reddy B, Nöauer-Huhmann I, *et al.* Endoscopic anterior cervical foraminotomy for unilateral radiculopathy: anatomical morphometric analysis and preliminary clinical experience. J Neurosurg 2003; 98(2) (Suppl.): 171-80. [PMID: 12650402]

[24] Ramirez Leon JF, Rugeles Ortiz JG, Ramirez C, Osorio JA, Prada N, Alonso Cuellar GO. Anterior percutaneous cervical discectomy. Two-year follow-up of a blunt technique procedure. Coluna/Columna 2017; 16(4): 261-4. [http://dx.doi.org/10.1590/s1808-185120171604182181]

[25] Ruetten S, Komp M, Merk H, Godolias G. Full-endoscopic anterior decompression *versus* conventional anterior decompression and fusion in cervical disc herniations. Int Orthop 2009; 33(6): 1677-82. [http://dx.doi.org/10.1007/s00264-008-0684-y] [PMID: 19015851]

[26] Henderson CM, Hennessy RG, Shuey HM Jr, Shackelford EG. Posterior-lateral foraminotomy as an exclusive operative technique for cervical radiculopathy: a review of 846 consecutively operated cases. Neurosurgery 1983; 13(5): 504-12. [http://dx.doi.org/10.1227/00006123-198311000-00004] [PMID: 6316196]

[27] Schöggl A, Reddy M, Saringer W, Ungersböck K. Social and economic outcome after posterior microforaminotomy for cervical spondylotic radiculopathy. Wien Klin Wochenschr 2002; 114(5-6): 200-4. [PMID: 12238309]

[28] Korinth MC, Krüger A, Oertel MF, Gilsbach JM. Posterior foraminotomy or anterior discectomy with polymethyl methacrylate interbody stabilization for cervical soft disc disease: results in 292 patients with monoradiculopathy. Spine 2006; 31(11): 1207-14. [http://dx.doi.org/10.1097/01. brs.0000217604.02663.59] [PMID: 16688033]

[29] Ruetten S, Komp M, Merk H, Godolias G. Full-endoscopic cervical posterior foraminotomy for the operation of lateral disc herniations using 5.9-mm endoscopes: a prospective, randomized, controlled study. Spine 2008; 33(9): 940-8. [http://dx.doi.org/10.1097/BRS.0b013e31816c8b67] [PMID: 18427313]

[30] Komp M, Oezdemir S, Hahn P, Ruetten S. Full-endoscopic posterior foraminotomy surgery for cervical disc herniations. Oper Orthop Traumatol 2018; 30(1): 13-24. [http://dx.doi.org/10.1007/s00064-017-0529-1] [PMID: 29318337]

[31] Ruetten S, Komp M, Merk H, Godolias G. A new full-endoscopic technique for cervical posterior foraminotomy in the treatment of lateral disc herniations using 6.9-mm endoscopes: prospective 2-year results of 87 patients. Minim Invasive Neurosurg 2007; 50(4): 219-26. [http://dx.doi.org/10.1055/s-2007-985860] [PMID: 17948181]

[32] Fessler RG, Khoo LT. Minimally invasive cervical microendoscopic foraminotomy: an initial clinical experience. Neurosurgery 2002; 51(5) (Suppl.): S37-45. [http://dx.doi.org/10.1097/00006123-200211002-00006] [PMID: 12234428]

[33] Clark JG, Abdullah KG, Steinmetz MP, Benzel EC, Mroz TE. Minimally Invasive *versus* Open Cervical Foraminotomy: A Systematic Review. Global Spine J 2011; 1(1): 9-14. [http://dx.doi.org/10.1055/s-0031-1296050] [PMID: 24353931]

[34] Dowling A. Endoscopic anterior cervical discectomy. London: JP Brothers 2013.

第9章 后路全内镜颈椎椎间盘切除与椎间孔成形术

Posterior Full Endoscopic Cervical Discectomy & Foraminotomy

Álvaro Dowling   Kai-Uwe Lewandrowski   Hyeun Sung Kim   著

摘 要

神经根型颈椎病是临床常见的源于颈椎退变进展所致的失能性疾病。后路内镜颈椎椎间盘切除手术保护了软组织和实现了椎间孔减压，术后颈椎不稳定可能性也较小。作者用示例和术中图片详尽描述了这个技术。"V"点就是目标点，由上下椎板间隙边缘和节突关节联合部内侧缘组成，上下关节突内侧交界处的汇合处很容易识别。在前后位 X 线片上表现为一个"V"形。另外，作者还通过分析 25 例 29 个节段经"V"点技术的影像学和临床结果提供了前瞻的 PECD 临床结果。大多数 PECD 手术在 $C_{5/6}$、$C_{6/7}$ 节段。平均随访 29.6 个月。有 4% 运动损害的并发症发生率，但 1 年后恢复。大部分患者在 VAS 和 ODI 评分上有显著改善，按照 Macnab 标准，96% 病例达到良和优的效果。回顾评估 X 线片和 CT 发现矢状面椎间孔面积增加和椎间孔高度增加。PECD 可在腹背侧方向产生最大的椎间孔前后径。基于我们的观察，PECD 是颈后路椎间孔成形的一个好的选择。临床和影像学结果都是乐观的。

关键词

神经根型颈椎病，全内镜椎间盘切除，后路椎间孔成形

120

在 20 世纪中叶，Spurling 和 Scoville 首先介绍了颈后路椎间孔成形术（posterior cervical foraminotomy，PCF）[1]。传统上常规颈后路椎间孔成形术通过开放的术式，采用后正中切口行双侧减压或采用旁正中切口行单侧减压。2001年，微创的内镜椎板—椎间孔成形术首次被报道，微创脊柱手术避免了更长的住院时间、全身麻醉、更多的术中失血、更长的恢复和康复时间、更大的软组织损伤、更高的手术并发症风险，而且减少了手术相关的疼痛[2-4]。经皮、微创和内镜对于开放手术是颇具吸引力的选择[5]。

如今，伴或不伴椎间孔成形的后路全内镜下颈椎椎间盘切除（posterior full-endosccopic cervical discectomy，PECD）已经有固定的操作规范，很多作者已经报道了可喜的临床疗效[6, 7]。本章的作者仍然认为，通过他们的临床操作的示例来完成这个详尽的颈椎内镜手术文献回顾是值得的。对于一名脊柱内镜新手医生，PECD 是一个更易于学习的颈椎内镜手术技术，而且和前路颈椎全内镜手术相比风险更低。对任何一名脊柱内镜医生，PECD 是个有用的技术，基于此作者在这章呈上了他们对于 PECD 的现代视角。

一、临床表现

神经根型颈椎病，特征性的症状为持续的上肢、肩部、上背部或颈肩部放射痛，以及手臂疼痛放射至手部，由颈椎椎间孔狭窄所致[8]。肩袖撕裂或其他肩关节病变包括肱二头肌长头腱关节盂附着点分离所致的肩部疼痛应当排除[9]。另外一个需要考虑的重要鉴别诊断的是上肢的周围神经卡压综合征，可导致相似症状[9]。典型的神经根型颈椎病的疼痛是锐痛、刺痛、钝痛、酸痛或灼痛。感觉减退或感觉障碍经常出现在典型放射痛之前[9]。激发试验比如诱发 Spurling 征，可能有助于诊断[10]。患者诉向疼痛侧转头疼痛加重或上肢上举过肩置于头部可缓解疼痛——肩外展放松体征，更多考虑是软性间盘突出。一些作者建议肩外展放松体征阴性患者可能提示颈椎椎间孔骨性狭窄。通常这些患者到脊柱内镜医生处就诊前，已经经历了非手术治疗，包括非甾体抗炎药和物理治疗。但作者推荐在手术前每个患者应该进行至少 6 周的非手术治疗，包括镇痛药、运动疗法、短期颈部固定、小关节阻滞，以及在一些选择性病例经颈椎椎间孔硬脊膜外激素注射。辅助电生理诊断检查如肌电图和神经传导检查可有助于诊断[11]。详细的病史采集、体格检查和临床判断，以及更进一步的影像学评估包括磁共振成像（MRI）和计算机断层扫描（CT）在确定疼痛产生的责任部位是至关重要的[12]。

二、内镜下可视化后路椎间孔成形术的优势

应用内镜手术技术存在一定优势。在逐级扩张后置入内镜工作套筒，通道可无扶持或助手扶持，同时手术医生非优势手把持内镜，优势手控制吸引器和内镜工具。通常不需要固定装置或支持臂，内镜可自由在工作套筒内操作。以作者经验，这种操作技术允许以下几种情况。

- 独有的视角。
- 深部结构更好的照明。
- 神经根路径的确认。

总之，后路颈椎从一个小的、直接的皮肤切口可获得一个更大的手术操作区域，而无须一个与手术区域相应的手术入路。

三、适应证和禁忌证

PECDF 手术适应证是外侧或椎间孔外突出的神经根型颈椎病，退行性椎间孔骨性狭窄，或有根性症状的颈椎管狭窄。作者们向具有下列纳入标准的患者推荐 PECDF。

- 单节段或多节段因骨性椎间孔狭窄所致的单侧神经根病。
- 因后外侧间盘突出导致椎间孔狭窄引起神经根病。
- 患者具有前路手术禁忌证。
- 前路术后持续的神经根病。
- 因外侧或椎间孔外间盘突出所致的神经根病。

禁忌证包括中央椎管狭窄伴脊髓病变、肿瘤或感染。但外科医生的技术水平是不一样的，有时候对一些医生是绝对禁忌证但对其他医生可能只是个相对禁忌证。一个例子是在本书脊髓型颈椎病的另一个作者团队描述了颈椎管狭窄内镜减压。因此作者们提醒那些未来的脊柱内镜医生，当遇到与他们水平相应的相对禁忌证时应斟酌和仔细考虑，如以下情况。

- 中央椎管狭窄伴有脊髓病变（相对）。
- 肿瘤。
- 中央或后外侧突出伴有单一根症状。

四、体位 & 麻醉

患者俯卧位，颈部固定在马蹄形头架上或用胶带固定于泡沫垫上呈中立手

术体位（图 9-1）。通常手术在局部麻醉和基础镇静下进行，特别是计划单节段单侧 PECDF 手术。在手术时间较长或多节段手术情况下应当考虑气管内插管或使用喉罩，这在本书其他章有关全身麻醉已经讨论。早期开展 PECDF 手术的医生预期手术时间较长时应考虑气道安全的全身麻醉。局部麻醉和镇静如监护麻醉（monitored anesthesia care，MAC），患者手术全程的舒适度也应该考虑[13]。比如，军人姿势（颈部伸展同时头屈位）可有利于椎间孔减压，但对患者而言非常不舒服，何况大部分还接受 MAC。另外，全身麻醉阻断了和 MAC 下患者交流的可能性。一些经验丰富的脊柱内镜医生认为在手术过程中没有比和患者沟通更好的安全措施。这超过了术中神经电生理监测的可靠性。在这里讨论这些对立观点已经超出了本章范围。但面对患者疼痛性颈椎病，每个医生应当根据自身能力选择合适的手术方式和麻醉方式，可用的设备和技术支持。整个决策过程应综合考虑上述情况。

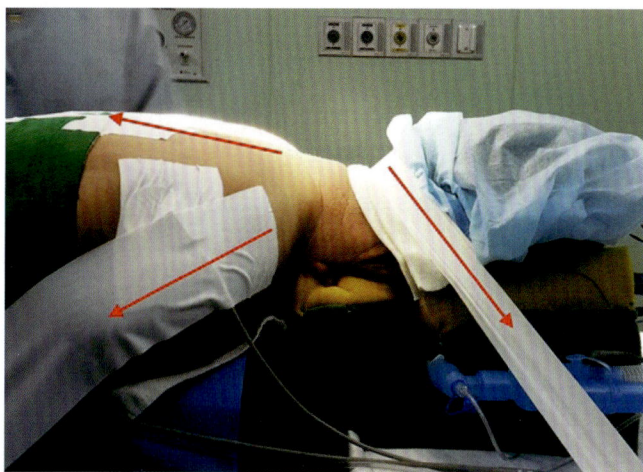

▲ 图 9-1 患者俯卧位，面部泡沫垫保护，全身麻醉
肩部和头部胶带固定，维持颈部中立位

五、位置安排

本章第一作者喜欢站在患者头后方，C 臂置于术侧对面，C 臂显示器和内镜显示器在前面。这样，术中在需要时可直接看见。设备应当选择在术者工作舒适的位置安放。麻醉医生应坐在术者的后方旁边，能看见患者的脸，监测他们

的生命体征，并通过一个小麦克风和耳机与患者沟通，通过交流安慰患者或手术过程中播放音乐。最后应当检查颈部确保位置安全，在 MAC 下应有足够的颈静脉回流和气道气流。如患者是全身麻醉应确保气道安全。俯卧位 LMA 越来越被麻醉医生接受——尤其是习惯工作于门诊日间手术中心的麻醉医生，那里患者转换和出院快速。同时，我们在整个过程中都没有使用神经监测。

六、外科技术

一旦患者体位和麻醉妥当后，侧位和前后位透视定位目标节段和穿刺针植入下位椎弓根。然后在确定的手术节段上做一小于 1cm 的皮肤切口，逐级扩张器置入。最后 7.5mm 工作套筒在拟手术的关节突关节联合部上置入，开始椎间孔成形。这个过程应全程透视以确定工作套筒的位置和任何方位调整（图 9-2）。第一作者偏好与 CCD 电视摄像机相连接的 30° 短内镜。从这步起，医生可以在高分辨影像下可视化每步操作。工具可以从颈椎内镜的中央工作管引入。开始时，激光或双极射频探头用于清理软组织以显露关节突关节。双极射频也可用于电凝止血。磨钻用于磨除椎板表面和关节突以实施椎间孔成形减压（图 9-2）。

用 2～3.5mm Kerrison 咬骨钳咬除磨薄后的骨质（图 9-2）。对于明显关节突关节肥大增生的病例，更广泛的外侧切除是必要的。减压转向内侧，用动力钻或椎板咬骨钳切除小部分下位椎板至椎弓根下方，小心不要损伤硬膜囊。椎间孔病变常常要求头侧比尾侧显露稍多。至关重要的是，保留至少 50% 的关节突关节以维持生物力学的完整。当神经根已充分显露时，一个小神经拉钩将神经从遮挡的椎间盘向上拉开。

椎间盘可以在镜下通过小髓核钳或激光去除，尤其是椎间盘钙化或邻近结构有骨赘时（图 9-2）。最后探查椎间孔以确定完全减压。神经根应恢复正常颜色，硬膜囊搏动有力。在移除工作套筒之前，双极电凝彻底止血。切口以可吸收的单丝尼龙线水平褥式缝合。如图 9-3 所示。

（一）经"V"点椎间孔成形技术

根据前后位和侧位颈椎透视像做皮肤标记。目标点是椎板间隙外侧缘和关节突关节联合部的内侧界——"V"点[14]。上下关节突交汇处内缘在前后位 X 线片上显示为一个"V"。侧位透视像来确认正确节段的关节突关节。"V"点上做切口，置入一软组织撑开装置，透视确认顶端位置。内镜 30° 视角，7.3mm 外径 4.7mm 工作通道（Joimax GmbH，Karlsruhe，Germany），持续 25mmHg 的

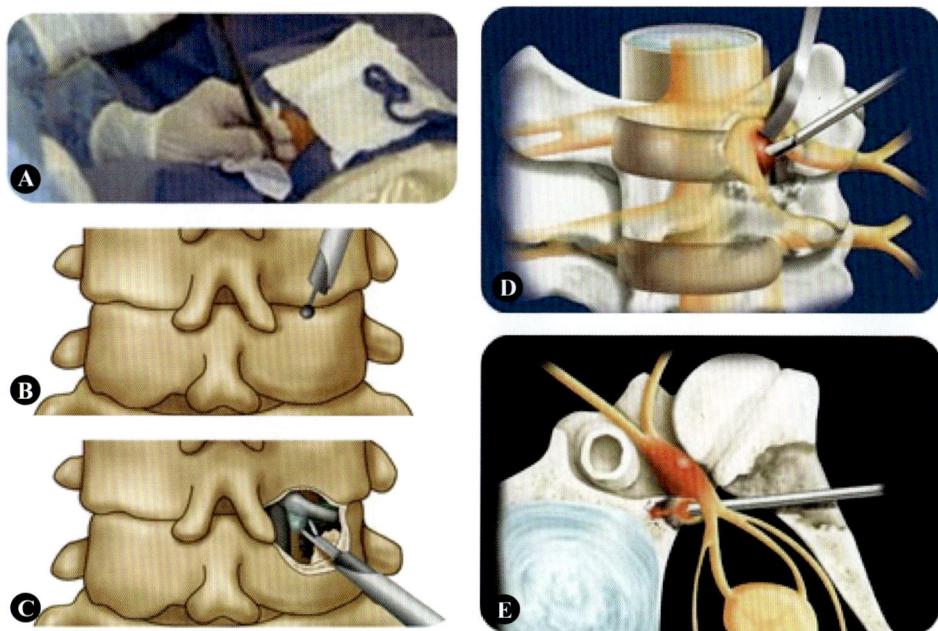

▲ 图 9-2 颈后路椎间孔成形手术技术

A. 克氏针置入和 9mm 切口，扩张通道置入，通过工作套筒建立内镜，在内镜辅助下去除镜下软组织；B 和 C. 在关节突关节联合部内缘确认 "V" 点后，开始椎间孔成形；D. 使用动力钻、椎板咬骨钳行椎间孔成形，方法和开放手术相似；E. 可用激光去除导致颈神经出口根压迫的钙化椎间盘或骨赘（D 和 E. 由 Mauricio Sepúlveda 提供）

生理盐水灌注压下操作。使用射频探头（Ellman 双极射频电凝——Elliquence，Baldwin，New York，USA）止血和清理软组织。一旦 "V" 点确定和透视再次确认后，使用长直的高速磨钻打磨侧块和关节突关节的内面，从椎板 – 关节突交界处 "V" 点上关节突内下约 3mm 往椎板外下部分磨除骨质获得通向神经根的通道，一般根据突出物大小和椎间孔狭窄的程度确定工作窗大小，通常为 3～5mm 直径。然后我们会请麻醉医生远离手术医生方向倾斜患者来磨除下位椎上关节突关节面内上部分（下位椎体上关节突关节面内侧部分位于神经根背侧），这通向靠近椎弓根上方的神经根近侧部分。在后方椎间孔成形完成后，出口根，以及 1/3 硬脊膜显露出来，这两者均紧邻尾侧椎体椎弓根。这标志着作者命名的 "V" 点椎间孔成形术完成（图 9-4）。

（二）后路神经牵开下的颈椎椎间盘切除

椎间孔成形完成后，旋转工作套管斜面开口远离脊髓腋下，出口根被挡住，

125

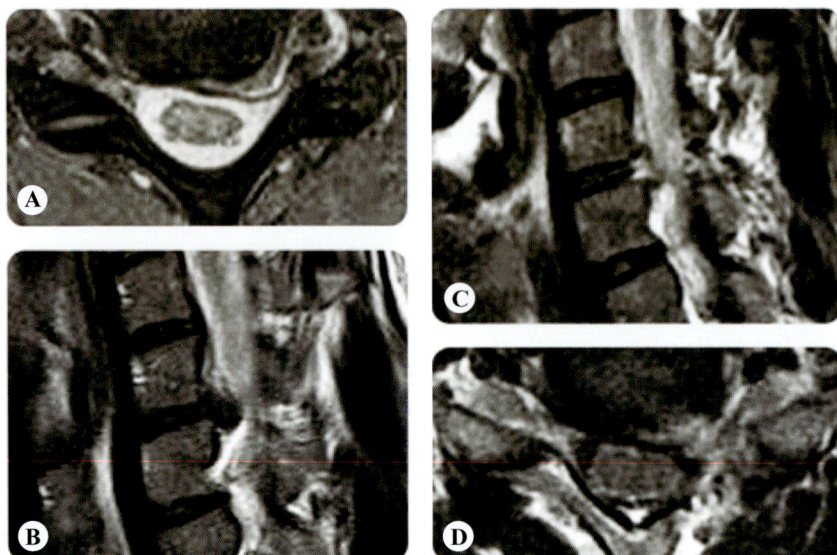

▲ 图 9-3　45 岁男性，$C_{5/6}$ 椎间盘突出症，接受 PECD，术前轴位（A）和矢状位（B）T_2 加权像 MRI。术后 MRI 分别显示充分减压（C）和（D）

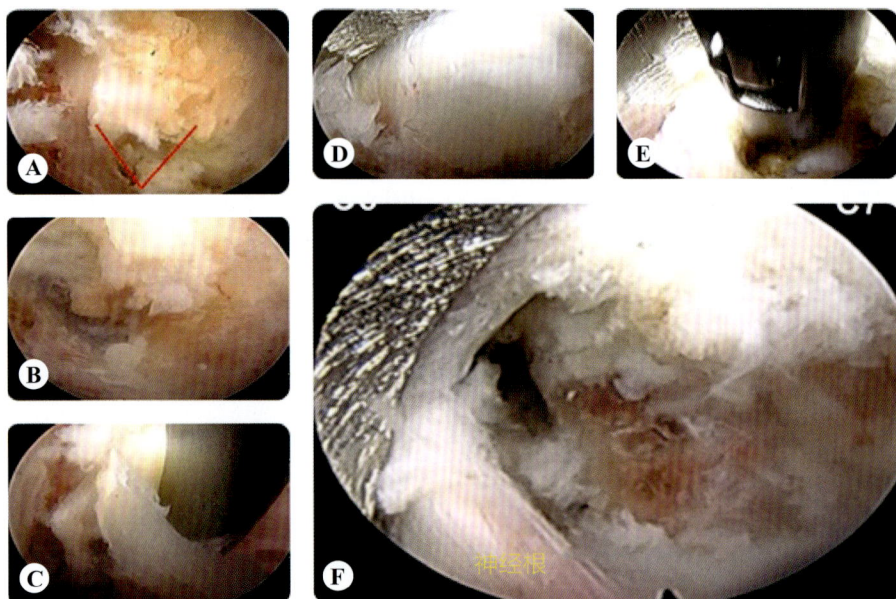

▲ 图 9-4　在后路内镜颈椎椎间盘切除术中获得内镜图像显示椎板"V"点确认（A）。钻孔完成椎间孔成形（B），用一个凿子扩大椎间孔成形部位（C）。旋转工作套管显露椎间盘，同时挡开颈神经根（D）。髓核钳取出突出椎间盘减压（E），直至减压完成（F）

出口根被轻柔推向中间，脱出的间盘显露出来。内镜钳子和椎板咬骨钳取出脱出椎间盘。射频用于止血和轻柔地松解神经结构与椎间盘间的粘连以便于取出脱出椎间盘。钩椎关节增生部分用骨刀切除。椎弓根保持完整，通过工作套管操作将出口根轻轻牵开靠近椎间盘，我们不牵拉脊髓因为这可能导致明显神经性后遗症。留置引流，组织胶逐层关闭切口直至皮肤。

七、临床系列

作者团队在示范性的 25 例 29 个节段的神经根型颈椎病患者使用后路内镜颈椎椎间盘切除技术，进行了前瞻性临床和回顾性影像学评估[14]。在 2016 年 11 月至 2018 年 12 月他们应用"V"点靶点技术进行后路内镜颈椎椎间盘切除术。术前、术后 1 周、术后 3 个月和末次随访分别评估视觉模拟评分法（visual analog scale，VAS）[15]、Oswestry 残障指数（oswestry disability index，ODI）[16]、Macnab 评分的临床结果[17, 18]。术前和术后末次随访 X 线片影像评估颈椎稳定性。CT 评估椎间孔在矢状位上下径、前后径及面积。术前和术后 CT 3D 重建像评估减压面积。

在 29 个节段的后路内镜颈椎椎间盘切除术（PECD），最常见的节段是 $C_{5/6}$ 和 $C_{6/7}$ 平均随访时间 29.6 个月。存在 4% 运动障碍相关的并发症(1 年后可恢复)。在 VAS、ODI 和 Mac Nab 评分有显著临床改善。术前和末次随访的前瞻对比研究发现，VAS 平均改善是 5.08 ± 1.75（分），ODI 是 45.1 ± 13.3（%），根据 Mac Nab 标准 96% 的患者效果达到良和优。影像回顾性评估显示：①矢状位面积增加 21.4mm² ± 11.2mm²；② CT 上下径增加 1.21mm ± 1.30mm；③ CT 前后径增加 2.09mm ± 1.35mm；④ CT 3D 重建减压面积增加 536mm² ± 176mm²，$P < 0.05$。通过这些可喜的结果，作者得出结论：经"V"点靶点技术（图 9-4）进行后路内镜下椎间孔成形和椎间盘切除对于颈椎后路内镜下减压是一个好的选择。术后随访影像学数据清楚地表明了 PECD 具有充分解除颈受压神经根的能力。有关运动损害的 4% 的并发症 1 年后也得以恢复。

八、讨论

神经根型颈椎病是一种常见的颈椎神经根病变的退行性疾病[1]。近来，那些依靠计算机、笔记本电脑和其他便携式设备工作的专业人士可能导致更高的神经根型颈椎病发病率和加速的姿势相关性颈椎退变。因椎间盘突出所致的神经根型颈椎病的自然病史经常是良好的，症状可能自我缓解或采取支持性治疗措施来减少脱垂后炎症细胞因子使症状好转[19]。机械性压迫可能长期存在而症状随治疗而缓解。在 83% 的患者中 2～3 年后症状可自动消失[20]。但尽管经过非手术治疗，仍有小部分患者忍受着明显的失能性症状[20]。对于经历了至少 6 周非手术治疗无效的无髓性症状的神经根型颈椎病病例建议手术治疗。然而很多患者在认真考虑手术治疗之前经历了好几轮急慢性病程周期。

当我们评价各种颈椎手术方式的优缺点时，可能会超出后路内镜下颈椎椎间盘切除术的范围，有证据表明入路相关的创伤和患者门诊 PECD 所有花费远低于传统的前路手术，以及包括颈椎前路椎间盘切除椎间融合术（anterior cervical discectomy and fusion，ACDF）在内的治疗。即便建议保留运动的人工间盘置换术（artificial disc replacement，ADR）[21]，也不是每个患者都准备好做出如此重大的决定。PECD 具有保留运动功能的优势，它不牺牲椎间盘和直接减压，也不需通过植入物来重塑椎间孔高度[22-25]。这些激进的手术方式的负性后果可能包括邻椎病和假关节（这可能成为 ACDF 后期最典型的术后并发症）。另外，前路手术总体并发症率范围为 13.2%～19.3%，这使得 PECD 成为具有吸引力的选择[26]。当然，PECD 相关的一个担心是关节突关节切除过多导致局部失稳[27]。

在术前评估阶段，应在术前包括 MRI 和 CT 的进一步影像研究中仔细分析通向拟手术的颈椎椎间盘入路中的不利因素。应特别注意相应的中央和旁中央区域的骨性存在和骨性压迫。突出软性椎间盘的 2/3 应在颈脊髓硬膜囊的外侧，以提高后路颈椎椎间孔成形和椎间盘切除术的成功机会。在本章开始的总论中，颈椎椎间盘或关节突关节退变所致的单纯的轴性颈痛患者是禁忌。另外影像资料可见的颈椎不稳患者也不应选择 PECD。中央椎间盘突出和钙化椎间盘是相对禁忌证[28, 29]。对于后路颈椎椎间孔成形和椎间盘切除术后颈椎稳定性影响的影像学评估研究较有限，大多 PECD 研究临床和影像疗效评估集中在椎间盘高度保留，颈椎活动范围和颈椎稳定保留上，但直觉上 PECD 较少引起不稳定。这些研究通过这些参数测量展示良好的影像学结果[30]，证实了作者的观点：PECD 很少导致术后不稳定和退行性变加速的问题。临床和影像学评估研究的局限是没有测量减压的量，减压是通过比较术前术后数据得来的。但这些信息空白已被这里的作者所提供的临床系列数据所填补。

当选择 PECD 保留颈部活动似乎理由更充分时，在一些患者这是以颈痛为代价的，这就是许多医生宁愿选择前路而不是后路手术治疗神经根型颈椎病的主要原因之一 [27, 31]。为预防术后颈后凸，不稳定及轴性疼痛，保护颈部软组织和韧带结构是关键。内镜技术的发展，特别是 PECD 目的是保护后方结构和达到传统后路颈椎椎间孔成形相似的目标 [32]。这个方法已被其他一些作者的临床研究系列所证实，他们也取得了良好的临床疗效 [33, 34]。

我们的可行性研究也表明了 PECD 椎间孔减压的范围。我们使用 CT 扫描发现椎间孔同时在矢状位和冠状位有统计学意义的明显扩大。但 PECD 技术在腹背方向减压大于头尾方向，至少在矢状位是这样。2 倍于纵向骨切除量，腹背侧方向平均 2.1mm，头尾方向平均 1.2mm。总的来说，PECD 减压后平均增加了矢状位上椎间孔面积 $21.5mm^2$。借助 CT 3D 重建，椎间孔减压效果可以更精确评估，和术前影像比较从内向外方向上增加了 $537mm^2$。因为 PECD 技术在腹背方向有更明显的减压效果，对于缓解疼痛而言，关节突关节复合体由内向外过多的切除毫无必要。PECD 和开放或其他微创减压技术之间关于椎间孔减压效果在没有基于 CT 比较的数据下，显而易见的是和其他前后路减压技术比较，PECD 优先腹背方向减压效果是另一个益处。作者团队于这里呈现的他们可行性系列临床的观察报道提供了就为何更低的不稳定和后凸发生率的理论解释和基本原理，这在有希望很快统计数据的更广泛临床试验中是可预期的。作者团队分析这些研究发现，PECD 的更低不稳定发生率可能是后路颈椎椎间孔成形患者轴性颈痛率更低的关键。

Raynor 等一个研究报道减压出口根 5mm，为显露神经关节突关节需牺牲 50%[35]。减压 8~10mm，70% 的关节突关节将被减压。但他证明了 70% 关节突关节切除的标本在 159 磅（72.12kg）的负荷下生物力学功能失效，而 50% 切除的在负荷加至 208 磅（93.35kg）时也无此现象。但通常推荐关节突关节减压不超过 50%[35]。作者经 "V" 点 PECD 目的是调整通向颈神经根出口根的路径，从而更进一步减少关节突内侧切除以显露疼痛神经根。我们建议以这里描述的程序同法逐步地实施。这将有助于识别关键结构和提供足够的目标减压，达到良的影像学和临床效果的同时而患者无高比例术后不稳定相关问题。作者在平均 29 个月的随访中没有一例患者发现任何一种这样的问题。

在作者可行性临床研究中手术并发症发生率是 4%，这和其他微创后路颈椎椎间孔成形术文献报道相当 [36-38]。后路颈椎椎间孔成形相关文献中最常见的并发症是切口问题，神经失用和硬膜囊破裂。鉴于 PECD 软组织保护，因为内镜持续移动避免了长时间牵拉任何特定颈部肌肉群，具有减少切口相关并发症的良好潜质[36]。神经失用是一个 PECD 预期的不可避免的后遗症。患者应接受教育和准备好这种令人烦恼的状况。尽管这章作者们在患者中很少有这些困扰，他们中的大多数脊柱内镜手术经验丰富，操作脊柱内镜很多年达到了一个很高的技术水平。因此新手应准备处理可能出现的神经失用或感觉障碍相关的这些术后问题。建议小心和技巧性使用斜面工作套管作为出口神经根牵开器。更多高阶的内镜技术包括椎弓根和椎体磨除创造一个神经下的空间，在本书其他章颈椎内镜中有描述。这些额外的神经下减压可容易到达椎间盘而无须过多神经牵拉。当然这个技术应当更进一步研究[39]。意外的脊髓硬膜破裂在任何内镜步骤中都是一个麻烦。在处理内镜下脊髓硬膜破裂时，对于较小的脊髓硬膜意外破裂，通常策略是补片修补[40]。当然，当将补片贴向脊髓时要避免脊髓损伤，需要万分小心。当遇到颈脊髓硬膜意外破裂时，对于一个经验欠缺的医生应改变手术策略，采用不同的开放或其他微创脊柱手术技术。作者们的观点是，颈脊髓硬膜破裂确实增加了手术风险，手术团队需要高度警惕。

小结

处理症状性颈椎椎间盘椎管外侧和椎间孔突出，PECD 是最常用的内镜微创手术技术。按照开放或其他微创脊柱手术技术标准，至少 2 年的随访 PECD 临床效果是满意的。为降低减压相关的不稳定，作者团队推荐使用经"V"点颈后路内镜减压（trans "V" point posterior endoscopic cervical decompression，TV PECD），即椎间孔成形和椎间盘切除术。和术前比较，椎间孔影像学评估是有统计学显著意义的。没有术后不稳定归因于 PECD 技术在腹背侧方向减压的优势。应向大师学习 PECD 以缩短学习曲线，这是相当重要的，如医生对脊柱内镜总体不熟悉更应如此。

参考文献

[1] Woods BI, Hilibrand AS. Cervical radiculopathy: epidemiology, etiology, diagnosis, and treatment. J Spinal Disord Tech 2015; 28(5): E251-9. [http://dx.doi.org/10.1097/BSD.0000000000000284] [PMID: 25985461]

[2] Adamson TE. Microendoscopic posterior cervical laminoforaminotomy for unilateral radiculopathy:

results of a new technique in 100 cases. J Neurosurg 2001; 95(1) (Suppl.): 51-7. [PMID: 11453432]

[3]   Knight MT, Goswami A, Patko JT. Cervical percutaneous laser disc decompression: preliminary results of an ongoing prospective outcome study. J Clin Laser Med Surg 2001; 19(1): 3-8. [http://dx.doi.org/10.1089/104454701750066875] [PMID: 11547816]

[4]   Taşçioğlu AO, Attar A, Taşçioğlu B. Microsurgical anterior cervical foraminotomy (uncinatectomy) for cervical disc herniation. Report of three cases. J Neurosurg 2001; 94(1) (Suppl.): 121-5. [PMID: 11147846]

[5]   Yabuki S, Kikuchi S. Endoscopic partial laminectomy for cervical myelopathy. J Neurosurg Spine 2005; 2(2): 170-4. [http://dx.doi.org/10.3171/spi.2005.2.2.0170] [PMID: 15739529]

[6]   Saringer WF, Reddy B, Nöbauer-Huhmann I, et al. Endoscopic anterior cervical foraminotomy for unilateral radiculopathy: anatomical morphometric analysis and preliminary clinical experience. J Neurosurg 2003; 98(2) (Suppl.): 171-80. [PMID: 12650402]

[7]   Yuchi CX, Sun G, Chen C, et al. Comparison of the Biomechanical Changes After Percutaneous Full Endoscopic Anterior Cervical Discectomy versus Posterior Cervical Foraminotomy at C_5-C_6: A Finite Element-Based Study. World Neurosurg 2019; 128: e905-11. [http://dx.doi.org/10.1016/j.wneu.2019.05.025] [PMID: 31096026]

[8]   Ramírez León JF, Rugeles Ortíz JG, Martínez CR, Alonso Cuéllar GO, Lewandrowski KU. Surgical treatment of cervical radiculopathy using an anterior cervical endoscopic decompression. J Spine Surg 2020; 6 (Suppl. 1): S179-85. [http://dx.doi.org/10.21037/jss.2019.09.24] [PMID: 32195426]

[9]   Childress MA, Becker BA. Nonoperative Management of Cervical Radiculopathy. Am Fam Physician 2016; 93(9): 746-54. [PMID: 27175952]

[10]   Cvetanovich GL, Hsu AR, Frank RM, An HS, Andersson GB. Spontaneous resorption of a large cervical herniated nucleus pulposus. Am J Orthop 2014; 43(7): E140-5. [PMID: 25046190]

[11]   Hattori S, Kawai K, Mabuchi Y, Shibayama M. The relationship between magnetic resonance imaging and quantitative electromyography findings in patients with compressive cervical myelopathy. Spine 2010; 35(8): E290-4. [http://dx.doi.org/10.1097/BRS.0b013e3181c84700] [PMID: 20354473]

[12]   Park HJ, Kim SS, Lee SY, et al. A practical MRI grading system for cervical foraminal stenosis based on oblique sagittal images. Br J Radiol 2013; 86(1025): 20120515. [http://dx.doi.org/10.1259/bjr.20120515] [PMID: 23410800]

[13]   Ghisi D, Fanelli A, Tosi M, Nuzzi M, Fanelli G. Monitored anesthesia care. Minerva Anestesiol 2005; 71(9): 533-8. [PMID: 16166913]

[14]   Wu PH, Kim HS, Lee YJ, et al. Posterior endoscopic cervical foramiotomy and discectomy: clinical and radiological computer tomography evaluation on the bony effect of decompression with 2 years follow-up. Eur Spine J 2021; 30(2): 534-46. [http://dx.doi.org/10.1007/s00586-020-06637-8] [PMID: 33078265]

[15]   Reed CC, Wolf WA, Cotton CC, Dellon ES. A visual analogue scale and a Likert scale are simple and responsive tools for assessing dysphagia in eosinophilic oesophagitis. Aliment Pharmacol Ther 2017; 45(11): 1443-8. [http://dx.doi.org/10.1111/apt.14061] [PMID: 28370355]

[16]   Fairbank J. Use of Oswestry Disability Index (ODI). Spine 1995; 20(13): 1535-7. [http://dx.doi.org/10.1097/00007632-199507000-00020] [PMID: 8623078]

[17]   Macnab I. Negative disc exploration. An analysis of the causes of nerve-root involvement in sixtyeight patients. J Bone Joint Surg Am 1971; 53(5): 891-903. [http://dx.doi.org/10.2106/00004623-197153050-00004] [PMID: 4326746]

[18]   Macnab I. The surgery of lumbar disc degeneration. Surg Annu 1976; 8: 447-80. [PMID: 936011]

[19]   Lee MJ, Dettori JR, Standaert CJ, Brodt ED, Chapman JR. The natural history of degeneration of the

lumbar and cervical spines: a systematic review. Spine 2012; 37(22) (Suppl.): S18-30. [http://dx.doi.org/10.1097/BRS.0b013e31826cac62] [PMID: 22872220]

[20] Wong JJ, Côté P, Quesnele JJ, Stern PJ, Mior SA. The course and prognostic factors of symptomatic cervical disc herniation with radiculopathy: a systematic review of the literature. Spine J 2014; 14(8): 1781-9. [http://dx.doi.org/10.1016/j.spinee.2014.02.032] [PMID: 24614255]

[21] Richards O, Choi D, Timothy J. Cervical arthroplasty: the beginning, the middle, the end? Br J Neurosurg 2012; 26(1): 2-6. [http://dx.doi.org/10.3109/02688697.2011.595846] [PMID: 21815734]

[22] Lee DG, Park CK, Lee DC. Clinical and radiological results of posterior cervical foraminotomy at two or three levels: a 3-year follow-up. Acta Neurochir (Wien) 2017; 159(12): 2369-77. [http://dx.doi.org/10.1007/s00701-017-3360-4] [PMID: 29063273]

[23] Papavero L, Kothe R. Correction to: Minimally invasive posterior cervical foraminotomy for treatment of radiculopathy : an effective, time-tested, and cost-efficient motion-preservation technique. Oper Orthop Traumatol 2018; 30(1): 46. [http://dx.doi.org/10.1007/s00064-017-0526-4] [PMID: 29270676]

[24] Papavero L, Kothe R. Minimally invasive posterior cervical foraminotomy for treatment of radiculopathy : An effective, time-tested, and cost-efficient motion-preservation technique. Oper Orthop Traumatol 2018; 30(1): 36-45. [http://dx.doi.org/10.1007/s00064-017-0516-6] [PMID: 28929274]

[25] Selvanathan SK, Beagrie C, Thomson S, *et al.* Anterior cervical discectomy and fusion *versus* posterior cervical foraminotomy in the treatment of brachialgia: the Leeds spinal unit experience (2008-2013). Acta Neurochir (Wien) 2015; 157(9): 1595-600. [http://dx.doi.org/10.1007/s00701-015-2491-8] [PMID: 26144567]

[26] Epstein NE. A Review of Complication Rates for Anterior Cervical Diskectomy and Fusion (ACDF). Surg Neurol Int 2019; 10: 100. [http://dx.doi.org/10.25259/SNI-191-2019] [PMID: 31528438]

[27] Jödicke A, Daentzer D, Kästner S, Asamoto S, Böker DK. Risk factors for outcome and complications of dorsal foraminotomy in cervical disc herniation. Surg Neurol 2003; 60(2): 124-9. [http://dx.doi.org/10.1016/S0090-3019(03)00267-2] [PMID: 12900115]

[28] Peto I, Scheiwe C, Kogias E, Hubbe U. Minimally invasive posterior cervical foraminotomy: freiburg experience with 34 patients. Clin Spine Surg 2017; 30(10): E1419-25. [http://dx.doi.org/10.1097/BSD.0000000000000517] [PMID: 28234772]

[29] Witzmann A, Hejazi N, Krasznai L. Posterior cervical foraminotomy. A follow-up study of 67 surgically treated patients with compressive radiculopathy. Neurosurg Rev 2000; 23(4): 213-7. [http://dx.doi.org/10.1007/PL00011957] [PMID: 11153550]

[30] Kwon YJ. Long-term clinical and radiologic outcomes of minimally invasive posterior cervical foraminotomy. J Korean Neurosurg Soc 2014; 56(3): 224-9. [http://dx.doi.org/10.3340/jkns.2014.56.3.224] [PMID: 25368765]

[31] Abe M, Takata Y, Higashino K, *et al.* Foraminoplastic transforaminal percutaneous endoscopic discectomy at the lumbosacral junction under local anesthesia in an elite rugby player. J Med Invest 2015; 62(3-4): 238-41. [http://dx.doi.org/10.2152/jmi.62.238] [PMID: 26399355]

[32] Chang JC, Park HK, Choi SK. Posterior cervical inclinatory foraminotomy for spondylotic radiculopathy preliminary. J Korean Neurosurg Soc 2011; 49(5): 308-13. [http://dx.doi.org/10.3340/jkns.2011.49.5.308] [PMID: 21716632]

[33] Lee SH, Erken HY, Bae J. Percutaneous transforaminal endoscopic lumbar interbody fusion: clinical and radiological results of mean 46-month follow-up. BioMed Res Int 2017; 2017: 3731983. [PMID: 28337448]

[34] Ruetten S, Komp M, Merk H, Godolias G. Full-endoscopic cervical posterior foraminotomy for the operation of lateral disc herniations using 5.9-mm endoscopes: a prospective, randomized, controlled study. Spine 2008; 33(9): 940-8. [http://dx.doi.org/10.1097/BRS.0b013e31816c8b67] [PMID: 18427313]

[35] Raynor RB, Pugh J, Shapiro I. Cervical facetectomy and its effect on spine strength. J Neurosurg 1985; 63(2): 278-82. [http://dx.doi.org/10.3171/jns.1985.63.2.0278] [PMID: 4020449]

[36] Sahai N, Changoor S, Dunn CJ, et al. Minimally invasive posterior cervical foraminotomy as an alternative to anterior cervical discectomy and fusion for unilateral cervical radiculopathy: a systematic review and meta-analysis. Spine 2019; 44(24): 1731-9. [http://dx.doi.org/10.1097/BRS.0000000000003156] [PMID: 31343619]

[37] Skovrlj B, Gologorsky Y, Haque R, Fessler RG, Qureshi SA. Complications, outcomes, and need for fusion after minimally invasive posterior cervical foraminotomy and microdiscectomy. Spine J 2014; 14(10): 2405-11. [http://dx.doi.org/10.1016/j.spinee.2014.01.048] [PMID: 24486472]

[38] Komp M, Oezdemir S, Hahn P, Ruetten S. Full-endoscopic posterior foraminotomy surgery for cervical disc herniations. Oper Orthop Traumatol 2018; 30(1): 13-24. [http://dx.doi.org/10.1007/s00064-017-0529-1] [PMID: 29318337]

[39] Xiao CM, Yu KX, Deng R, et al. Modified k-hole percutaneous endoscopic surgery for cervical foraminal stenosis: partial pediculectomy approach. Pain Physician 2019; 22(5): E407-16. [PMID: 31561650]

[40] Kim HS, Raorane HD, Hung WP, Heo DH, Sharma SB, Jang IT. Incidental durotomy during endoscopic stenotic lumbar decompression (ESLD): incidence, classification and proposed management strategies. World Neurosurg 2020; 139: e13-22. [http://dx.doi.org/10.1016/j.wneu.2020.01.242]

第 10 章　脊髓型颈椎病的后路内镜减压术
Posterior Endoscopic Decompression for Cervical Spondylotic Myelopathy

Yuan Heng　Zhang Xi-feng　Zhang Lei-ming　Yan Yu-qiu　Liu Yan-kang
Kai-Uwe Lewandrowski　著

摘　要

作者介绍了经皮脊柱内镜颈椎后路减压术治疗脊髓型颈椎病的技术和临床效果。2015 年 1 月至 2017 年 6 月解放军总医院共收治 22 例脊髓型颈椎病患者行内镜辅助下脊柱手术。记录手术时间、术中出血量、住院时间并进行比较。记录并分析手术前、术后 3 个月、术后 1 年 JOA 评分。脊柱内镜组 22 例患者术后 3 个月和术后 1 年的 JOA 评分差异有统计学意义。术后 JOA 评分明显提高，术后症状逐渐好转。81.8% 的患者临床结果良好。本研究确定了内镜下手术治疗单节段脊髓型颈椎病的有效性和安全性。手术时间、术中失血量和住院时间较先前的减压融合术均有减少。

关键词

脊髓型颈椎病，减压，步态不平衡，椎板切除术，运动保留，非融合，颈椎后路，脊髓压迫，脊柱内镜，上运动神经元功能障碍

　　脊髓型颈椎病（cervical spondylotic myelopathy，CSM）是由脊髓变性引起的脊髓功能障碍。局部压迫可导致脊髓血供减少，进一步导致颈脊髓功能恶化[1-3]。

CSM 在 55 岁以上的中老年人群中发病率较高[4]。临床症状较轻的患者可通过物理治疗、推拿、间歇性佩戴软性颈托等方式取得较好的治疗效果。非甾体抗炎药也起到一定作用[5, 6]。对于因神经功能进行性恶化而出现严重临床体征的患者，建议手术治疗[7]。

颈椎前路减压融合术（anterior cervical decompression fusion，ACDF）[8-13]和通过椎板切除减压或椎板成形术、伴融合或非融合等技术行后路颈椎管减压仍然是 CSM 手术治疗的主流方法。在短期[1, 2]和长期[18-23]的研究中，这些[14-17]类型手术的有效性和安全性已得到证实，主要应用于多节段病变的患者。然而，由于手术切口造成的软组织损伤、术中牵拉导致的肌肉萎缩、失血量增加和植入物等相关问题，这些手术的并发症较高。这些缺点与后路减压手术密切相关。经钝性分开气管食管沟进入颈椎前方的入路有吞咽困难[24]、喉返神经麻痹、霍纳综合征、迷走神经损伤、气管食管和血管损伤、术后血肿[25]、椎间盘感染或术后头痛[10, 26-33]等风险。此外，ACDF 与邻椎病（adjacent segment disease，ASD）亦有关联[34, 35]。

内镜手术可能是开放减压手术的另一种选择，特别是当脊髓压迫的病理仅涉及 1 或 2 个节段时。一些作者已经证明了内镜手术治疗该疾病的可行性、适应证、并发症和临床疗效[36-39]。在本章，作者描述了对 22 例有症状的脊髓型颈椎病患者进行 1～2 个节段后路脊柱内镜减压术的技术步骤，这些患者在解放军总医院接受了手术治疗并完成了 3 年的随访。

一、临床系列

本组中共有 22 例患者接受脊柱内镜手术，其中男性 14 例（63.6%），女性 8 例（36.4%），平均年龄 42.41 ± 7.06 岁。其中，16 例为单节段病变，6 例为双节段病变。2 例患者有外伤史，14 例患者有上肢运动功能障碍，15 例患者有下肢运动功能障碍，另有 9 例患者同时有上、下肢功能障碍。术前检查包括常规颈椎 X 线片、CT 和 MRI。脊髓压迫病理因素常由不同程度的椎间盘突出（15 例）、椎体后缘骨赘增生（2 例）、黄韧带肥厚（2 例）等引起。3 例患者术前 MRI 显示有脊髓软化表现。本连续队列研究纳入标准是：保留有肢体运动功能、感觉功能下降或丧失，上肢病理征阳性，术前 JOA 评分≤12 分，颈肩、上肢疼痛 VAS＞6 分。此外高级影像学检查需明确压迫的病理类型，包括颈椎退行性变、椎管狭窄和脊髓压迫，且与相关的临床症状和体征一致才能纳入研究序列。此外，作者选择内镜下减压手术的患者病变节段限定于单节段或双节段。排除标准是：骨性椎管狭窄，椎体后缘严重骨赘形成，后纵韧带骨化，先天性、发育性颈椎椎管狭窄，巨大、游离颈椎椎间盘突出，明显的节段不稳定和局部后凸。

二、内镜手术技术

手术在局部麻醉下进行，患者俯卧位，颈部屈曲，并固定于舌形垫。头屈曲和颈椎伸展便于进入后方结构。透视确定手术节段和皮肤切口。常规消毒铺巾后，局部麻醉。将 18G 穿刺针插到手术节段椎板后缘。正侧位透视确定穿刺针位置后插入导丝。取出穿刺针后在导丝周围做皮肤切口，逐级扩张软组织。然后将内镜工作套管放置到手术节段椎板与关节突交界处。通常，使用直径约 7mm 的工作套管来引入内镜。手术减压常用的工具有髓核钳、椎板咬骨钳和磨钻。

射频探针用于消融手术减压区周围的残余纤维组织。减压的良好开端是找到椎板"V"点，"V"点是上位椎板的下缘和下位椎体上缘交汇处，这里是颈椎关节复合体的位置。首先，进行标准的椎间孔成形术。然后，使用磨钻、椎板咬骨钳进行椎板切除和椎管减压。只有当黄韧带是脊髓压迫的病因，才予以切除。如果要进行对侧减压，可先将黄韧带保留来保护脊髓，左右移动内镜，跨过黄韧带的顶部来减压对侧椎管。

有时，为了适应内镜工作通道，必须切除部分棘突。这可以用椎板咬骨钳或磨钻来实现。对侧减压需要像入路侧一样切除部分头、尾侧椎板。在透视下，通过探查扩大的椎管容积来评估减压程度。当拟定的减压完成时，才使用神经探钩将黄韧带和硬膜囊分离，以便于取出部分黄韧带。最后取出突出的髓核完成椎管减压。通常，整个减压，无论是单侧还是双侧减压，都可以由一个切口完成。根据作者的经验，在合理的时间内可以完成 3 个节段的双侧减压。取出内镜及工作套管前，应检查切口及减压部位有无活动性出血。切口可以通过单层水平褥式缝合完成。

三、术后康复

手术后，患者从麻醉中恢复后佩戴颈托就可以下床走动，有时早在手术后4h。所有患者软性颈托固定，常规静脉滴注甘露醇、地塞米松和使用镇痛药物，以降低手术操作和术中内镜期间持续使用冲洗液引起的术后脊髓刺激风险。若术后无明显切口疼痛或任何其他问题甚至并发症，患者通常在术后 24h 出院。颈托要求佩戴 6～8 周或至少佩戴至第 1 次随访时。

四、典型病例

患者男，59 岁，主诉颈部疼痛 9 年，伴有双手疼痛，步态不稳 3 个月。体格检查显示步态失调，颈椎生理曲度消失，颈椎棘突间隙及双侧斜方肌压痛。患者呈防痛步态。双上肢无明显感觉异常，颈椎部分活动受限，无肌痉挛，肌力 5 级，肌张力正常。双侧髌腱反射亢进，双侧 Hoffmann 征（＋）。术前影像学检查显示无颈椎不稳或滑脱（图 10-1）。MRI 显示 $C_{5/6}$ 椎间盘突出导致颈椎管狭窄，黄韧带肥厚。本例 $C_{5\sim6}$ 节段脊髓型颈椎病，局部麻醉下进行了微创内镜椎板切除和减压术。在整个手术过程中，患者完全清醒，术中没有疼痛不适，并且可以在整个手术过程中与医生交流。手术时间短，术中出血少，一针缝合 7mm 切口。内镜减压后患者双手疼痛立即缓解（图 10-2 至图 10-4）。

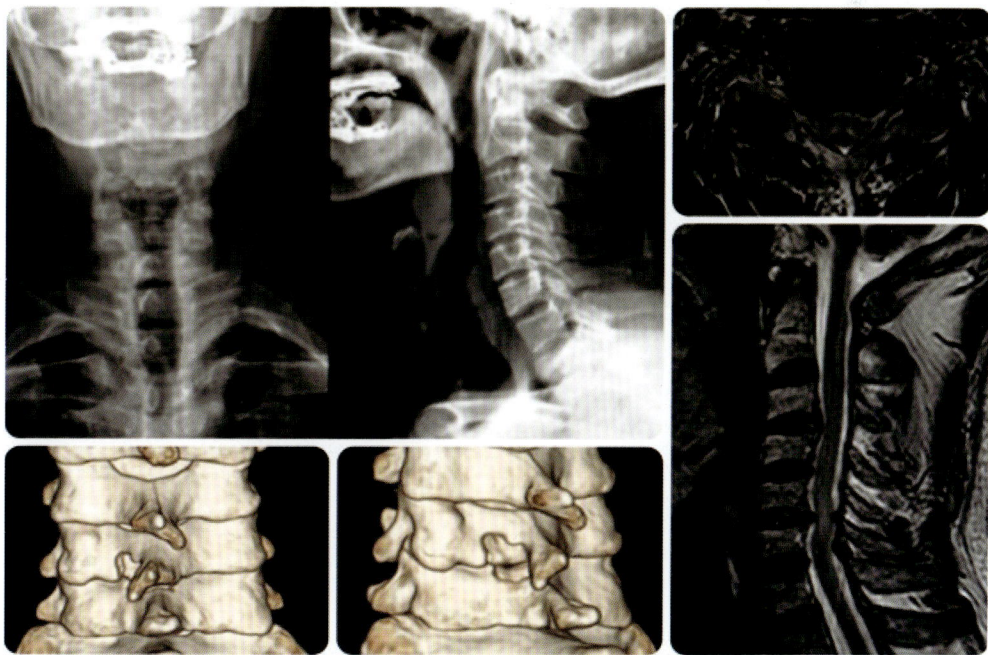

▲ 图 10-1　59 岁，男性，脊髓型颈椎病，术前 X 线片和 MRI
图像证实颈椎生理曲度丧失，$C_{5\sim6}$ 椎间隙变窄。未见黄韧带钙化及增生

五、临床系列

主要观察指标为 Macnab 评分，次要观察指标如下。

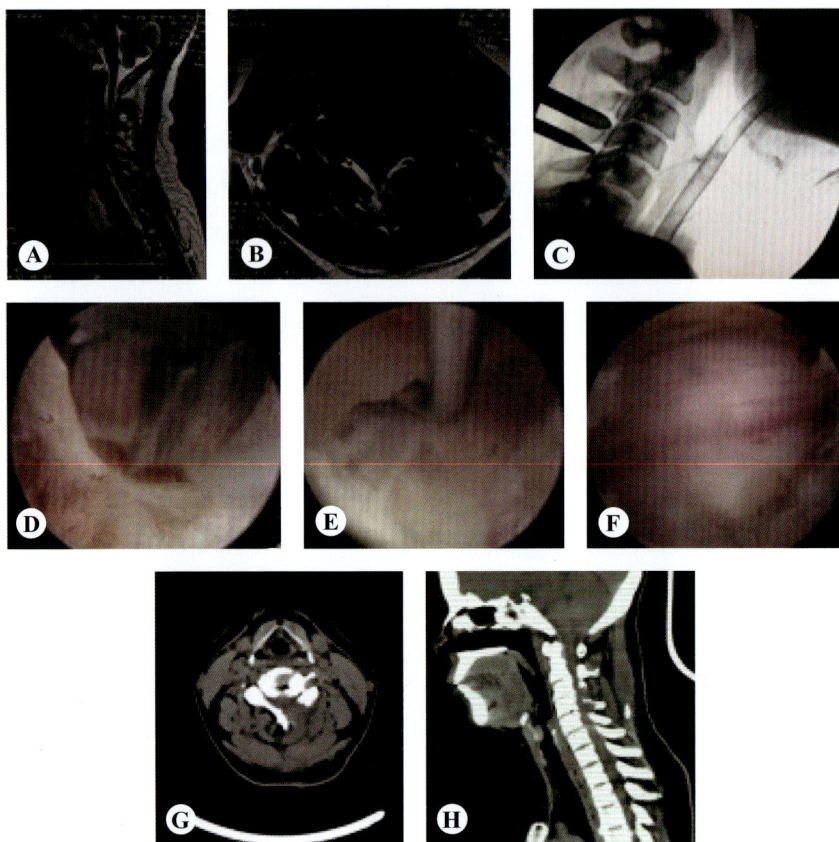

▲ 图 10-2　46 岁男性患者，脊髓型颈椎病

患者接受 $C_{4\sim6}$ 节段后路内镜减压术。A 和 B. 术前 MRI 显示 $C_{4\sim6}$ 压迫的病理表现，包括椎间盘突出和增厚、褶皱的黄韧带；C. 术中透视确定内镜下工作套管位置；D 和 E. 内镜下磨钻减压；E. 内镜下神经钩游离黄韧带缘；F. 最终，颈脊髓硬膜完全减压；G. 术后轴向和矢状面（CT）显示了减压的范围

- 手术时间。

- 术中出血量。

- 住院时间。

- 手术相关并发症。

- 再手术次数。

此外，在术前、术后 3 个月和术后 1 年测定 JOA 评分。在这些不同随访时间内计算 JOA 改善率。改善率 =（术后 JOA- 术前 JOA）/（17- 术前 JOA）。根据术后 1 年的改善率分为 4 个等级，以确定临床疗效。根据改良的 Macnab 标准，

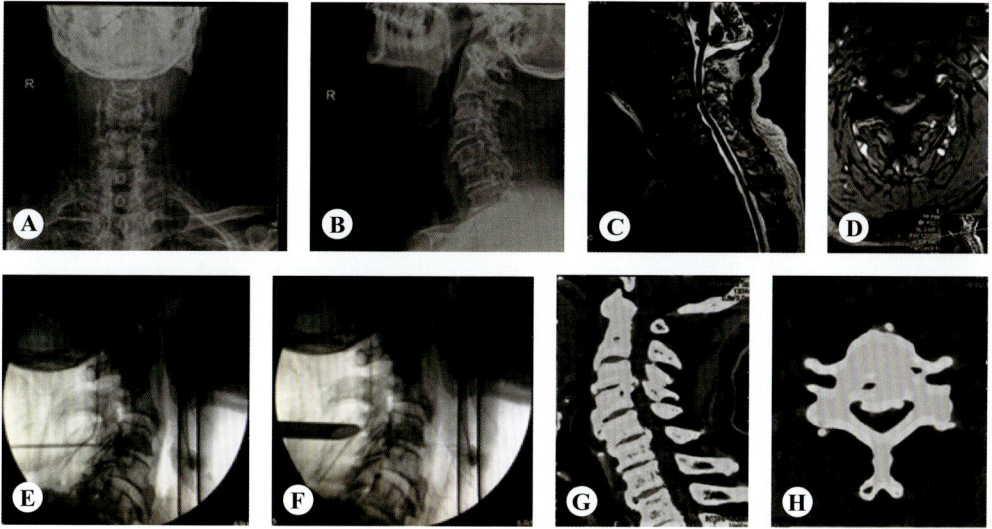

▲ 图 10-3　76 岁，脊髓型颈椎病

A 至 D. C$_{3/4}$ 行颈椎后路内镜减压术；E 和 F. 术中透视图像确定工作套管的位置；G 和 H. 术前 CT 矢状面和轴向扫描

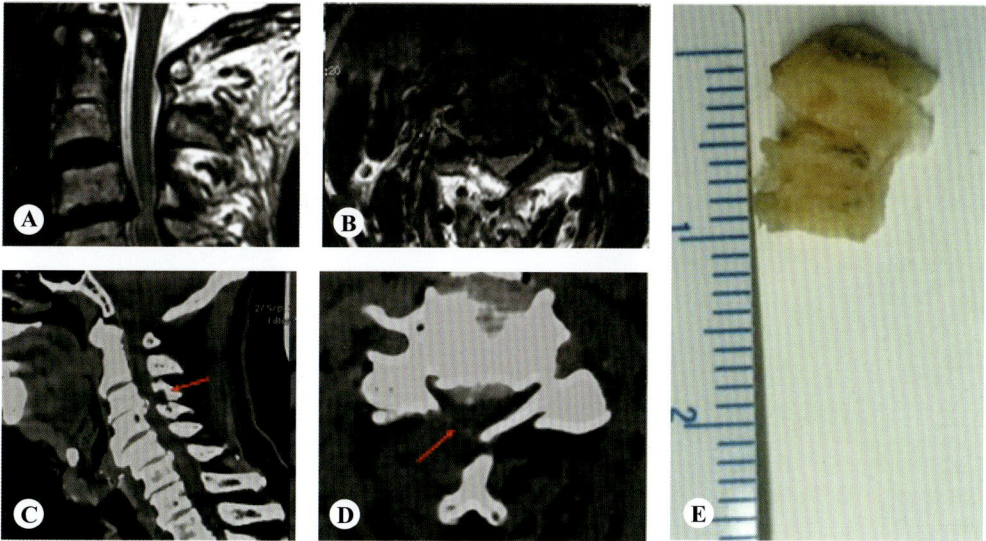

▲ 图 10-4　与图 10-2 为同一病例术后 MRI（A 和 B）和 CT（C 和 D）图像。它们显示后路内镜减压后有足够的减压范围。切除下来的一大块黄韧带（E）

改善率分为以下 4 类：80% 改善率、50% 改善率、25% 改善率和<25% 改善率。采用 SPSS 26.0 统计软件对主要结果变量进行描述性统计。计数资料以百分数或平均值表示。使用卡方检验进行交叉表检验，显著性水平为 0.05 作为可接受的 P 值（表 10-1）。

表 10-1 临床资料及描述性统计	
相关指标	脊柱内镜患者数量（$n=22$）
年龄	42.41 ± 7.06
性别（男，女）	14（63.6%），8（36.4%）
手术节段分布	–
$C_{3\sim4}$	2（9.1%）
$C_{3\sim5}$	1（4.5%）
$C_{4\sim5}$	3（13.6%）
$C_{4\sim6}$	2（9.1%）
$C_{5\sim6}$	9（40.9%）
$C_{5\sim7}$	3（13.6%）
$C_{6\sim7}$	2（9.1%）
临床指标	–
上肢运动功能异常	14（63.6%）
下肢运动功能异常	15（68.2%）
感觉功能	9（40.9%）
膀胱功能	0（0.0%）
再次手术	1（4.5%）

术后 1 年，主要结果指标为：11 例（50%）为优，7 例（31.8%）为良，3 例（13.6%）为一般，1 例（4.5%）为差。因此，81.8% 的患者获得了优良的结果（表 10-2）。对内镜患者术前和术后评分的 JOA 评分进行 ANOVA 和简单效应分析，术后 3 个月和术后 1 年的 JOA 评分在术前和术后有显著差异（表 10–

3）。内镜患者术后JOA评分明显提高，术后症状逐渐改善。次要结果指标，包括平均手术时间、术中出血量、住院时间列于表10-4。

表 10-2　内镜减压术后 1 年的 Macnab 评分			
优	良	一般	差
患者数量　11（50.0%）	7（31.8%）	3（13.6%）	1（4.5%）

表 10-3　内镜下减压术前后 JOA 评分及改善率比较				
	JOA 评分		JOA 改善率	
	术前	术后 3 个月	术后 1 年	术后 3 个月	术后 1 年
患者数量	9.53 ± 1.06	14.27 ± 0.92	14.61 ± 1.03	62.99 ± 13.14	67.59 ± 14.80
P 值	–	0.0174	0.0042	0.0259	0.0114

表 10-4　围术期次要指标		
手术时间（min）	术中失血量（ml）	住院天数（天）
患者数量　70.23 ± 10.91	30.00 ± 7.30	4.23 ± 1.11

六、讨论

内镜脊髓减压术治疗脊髓型颈椎病是可行的。大多数情况下，前方致压因素是骨赘和椎间盘突出，后方的致压因素来自增厚并褶皱的黄韧带。这些致压因素造成椎管狭窄导致脊髓压迫，最终引起脊髓型颈椎病症状。作者认为，减压是手术的关键部分，融合是次要的。有人可能会说融合能提供更可靠的结果。另外，非融合的脊柱内镜手术可能也是可行的，这是一种更简单的治疗方法，即使对于脊髓型颈椎病，颈椎椎间盘切除术也足以缓解症状。但关于选择性后路内镜下切除椎板和肥厚黄韧带的报道很少[37, 40-43]。一项尸体研究确定了该手术的可行性[44]。本文作者研究的目的就是确定脊髓型颈椎病脊柱内镜后路减压的可行性，并对临床结果进行分析。

前路颈脊髓减压通常是通过颈椎前路椎间盘切除椎间融合术（anterior

cervical discectomy and fusion，ACDF）来完成的，它被广泛接受为金标准手术。如果主要的压迫因素是由于椎间盘和任何相关的骨赘引起的，ACDF 是非常好的选择，该手术旨在恢复脊髓功能。然而，ACDF 只能去除椎间隙附近的压迫性病变。如果后纵韧带和骨赘参与脊髓压迫，则需要通过椎体切除术来扩大减压范围。相比之下，内镜下后路可以直接看到并进行后方椎管减压，并有实质性的椎管容积扩张。ACDF 并不能做到这一点 [45]。椎管后方容积的扩大使颈脊髓后部得以扩张。

后路内镜颈脊髓减压术要求较高的内镜技术水平。因此，手术指征较窄，术中需要切除后方椎板和增厚并褶皱的黄韧带。椎间盘巨大突出、后纵韧带骨化、椎体后方骨赘较大的患者禁行椎管后方扩大术。内镜减压对有内科疾病的老年脊髓型颈椎病患者影响较小，是开放手术的较好的替代选择。尽管如此，作者建议仅当主要病理因素在后方时考虑后路内镜减压 [46]。由于手术的高风险，不建议从后路进行脊髓前方减压。开展内镜下颈椎减压手术前，参加尸体操作课程训练和向有丰富经验的医生学习是非常有必要的。

非融合术显著减少手术时间和术中出血量。这种小切口的内镜入路还可以减少术后感染的风险，并保持后方棘间韧带（一个重要的张力带结构）的完整性。内镜脊柱手术整体上减少了组织损伤和切口疼痛，加速术后康复。由于严重的围术期和术后并发症并不常见，因此只需要很短的时间就可出院。术中在生理盐水持续灌洗下减少出血，术中视野清晰度得到了改善，从而可以准确地识别脊髓和神经根。作者的病例中无硬膜撕裂或神经根损伤，也没有出现术后后凸畸形和轴性颈痛，这是后路颈椎椎板切除术中常见的并发症。未来的研究将探讨这种颈后路内镜减压术及运动保留是否能减少术后颈椎再融合的风险。

内镜手术的学习曲线很陡峭。高速磨钻和其他器械通过一个较小的手术通道可能是危险的。内镜下切除颈椎小关节的上下椎板和关节内侧部分需要很高的技术水平。新手应该跟随一个手术技能熟练的外科医生学习。首先，应该专注于应用磨钻使椎板变薄。其次，使用内镜下咬骨钳去除残留的椎板。最后，接受培训的外科医生应该在严格监督下完成脊髓减压。本章的作者已经在他们的医院实施了这样一个训练计划，以防止脊髓和神经根的损伤。当用磨钻处理棘突基底和对侧椎板时，只切除黄韧带的中央部分，因为它的外侧部分可以保护脊髓和神经根。摘除黄韧带时，需将黄韧带从神经根上剥离，使其完全游离，以避免硬膜撕裂和与脊髓粘连。小关节切除不应超过关节突关节的 50%，否则，术后可能发生轴向颈痛和肩部疼痛。可以想象，它可能会引起节段不稳定，甚至危及椎动脉等严重后果。

小结

后路内镜下椎管减压术治疗脊髓型颈椎病可取得良好的中短期临床疗效。本章中作者提出的可行性研究随访时间短，仅 12 个月，患者样本少且所有患者都来自同一个机构，患者选择偏倚也可能影响结果。在分析术后症状缓解及整体预后时，也未考虑术前症状持续时间及严重程度、上运动神经元体征及神经系统功能状态。对于具备熟练手术技能的内镜医生来说，ACDF 或开放式或其他类型的 MIS 手术可能因有较高的入路相关并发症发生率，因此内镜颈脊髓减压术是一种具有吸引力的选择。当然，内镜下后路手术适应证比较窄。值得注意的是，新手应该将手术范围限制在 1 或 2 个节段。脊髓型颈椎病患者的后路内镜脊髓减压术在缩短手术时间、术中出血量和住院时间方面具有明显优势。该技术值得进一步的临床研究，以了解其长期的疗效。

参考文献

[1] Epstein NE. Laminectomy for cervical myelopathy. Spinal Cord 2003; 41(6): 317-27. [http://dx.doi.org/10.1038/sj.sc.3101477] [PMID: 12746738]

[2] Blizzard DJ, Caputo AM, Sheets CZ, *et al*. Laminoplasty *versus* laminectomy with fusion for the treatment of spondylotic cervical myelopathy: short-term follow-up. Eur Spine J 2017; 26(1): 85-93. [http://dx.doi.org/10.1007/s00586-016-4746-3] [PMID: 27554354]

[3] Qi Q, Huang S, Ling Z, *et al*. A New Diagnostic Medium for Cervical Spondylotic Myelopathy: Dynamic Somatosensory Evoked Potentials. World Neurosurg 2020; 133: e225-32. [http://dx.doi.org/10.1016/j.wneu.2019.08.205] [PMID: 31493599]

[4] Young WF. Cervical spondylotic myelopathy: a common cause of spinal cord dysfunction in older persons. Am Fam Physician 2000; 62(5): 1064-70-73.

[5] Bernhardt M, Hynes RA, Blume HW, White AA III. Cervical spondylotic myelopathy. J Bone Joint Surg Am 1993; 75(1): 119-28. [http://dx.doi.org/10.2106/00004623-199301000-00016] [PMID: 8419381]

[6] Law MD Jr, Bernhardt M, White AA III. Evaluation and management of cervical spondylotic myelopathy. Instr Course Lect 1995; 44: 99-110. [PMID: 7797896]

[7] Law MD Jr, Bernhardt M, White AA III. Cervical spondylotic myelopathy: a review of surgical indications and decision making. Yale J Biol Med 1993; 66(3): 165-77. [PMID: 8209553]

[8] Kang L, Lin D, Ding Z, Liang B, Lian K. Artificial disk replacement combined with midlevel ACDF *versus* multilevel fusion for cervical disk disease involving 3 levels. Orthopedics 2013; 36(1): e88-94. [http://dx.doi.org/10.3928/01477447-20121217-24] [PMID: 23276359]

[9] Laxer EB, Brigham CD, Darden BV, *et al.* Adjacent segment degeneration following ProDisc-C total disc replacement (TDR) and anterior cervical discectomy and fusion (ACDF): does surgeon bias effect radiographic interpretation? Eur Spine J 2017; 26(4): 1199-204. [http://dx.doi.org/10.1007/s00586-016-4780-1] [PMID: 27650387]

[10] Lee HC, Chen CH, Wu CY, Guo JH, Chen YS. Comparison of radiological outcomes and complications between single-level and multilevel anterior cervical discectomy and fusion (ACDF) by using a polyetheretherketone (PEEK) cage-plate fusion system. Medicine (Baltimore) 2019; 98(5): e14277. [http://dx.doi.org/10.1097/MD.0000000000014277] [PMID: 30702590]

[11] Sasso R. Cervical arthroplasty compares favourably to ACDF at half-decade follow-up. Evid Based Med 2016; 21(1): 15. [http://dx.doi.org/10.1136/ebmed-2015-110239] [PMID: 26537354]

[12] Xie L, Liu M, Ding F, Li P, Ma D. Cervical disc arthroplasty (CDA) *versus* anterior cervical discectomy and fusion (ACDF) in symptomatic cervical degenerative disc diseases (CDDDs): an updated meta-analysis of prospective randomized controlled trials (RCTs). Springerplus 2016; 5(1): 1188. [http://dx.doi.org/10.1186/s40064-016-2851-8] [PMID: 27516926]

[13] Zheng B, Hao D, Guo H, He B. ACDF *vs* TDR for patients with cervical spondylosis - an 8 year follow up study. BMC Surg 2017; 17(1): 113. [http://dx.doi.org/10.1186/s12893-017-0316-9] [PMID: 29183306]

[14] Hitchon PW, Woodroffe RW, Noeller JA, Helland L, Hramakova N, Nourski KV. Anterior and posterior approaches for cervical myelopathy: clinical and radiographic outcomes. Spine 2019; 44(9): 615-23. [http://dx.doi.org/10.1097/BRS.0000000000002912] [PMID: 30724826]

[15] Yuan X, Wei C, Xu W, Gan X, Cao S, Luo J. Comparison of laminectomy and fusion *vs* laminoplasty in the treatment of multilevel cervical spondylotic myelopathy: A meta-analysis. Medicine (Baltimore) 2019; 98(13): e14971. [http://dx.doi.org/10.1097/MD.0000000000014971] [PMID: 30921202]

[16] Dobran M, Mancini F, Paracino R, *et al.* Laminectomy *versus* open-door laminoplasty for cervical spondylotic myelopathy: a clinical outcome analysis. Surg Neurol Int 2020; 11: 73. [http://dx.doi.org/10.25259/SNI_85_2020] [PMID: 32363068]

[17] Li Q, Han X, Wang R, Zhang Y, Liu P, Dong Q. Clinical recovery after 5 level of posterior decompression spine surgeries in patients with cervical spondylotic myelopathy: a retrospective cohort study. Asian J Surg 2020; 43(5): 613-24. [http://dx.doi.org/10.1016/j.asjsur.2019.08.003] [PMID: 31481282]

[18] Kato Y, Iwasaki M, Fuji T, Yonenobu K, Ochi T. Long-term follow-up results of laminectomy for cervical myelopathy caused by ossification of the posterior longitudinal ligament. J Neurosurg 1998; 89(2): 217-23. [http://dx.doi.org/10.3171/jns.1998.89.2.0217] [PMID: 9688116]

[19] Chen Y, Guo Y, Chen D, Wang X, Lu X, Yuan W. Long-term outcome of laminectomy and instrumented fusion for cervical ossification of the posterior longitudinal ligament. Int Orthop 2009; 33(4): 1075-80. [http://dx.doi.org/10.1007/s00264-008-0609-9] [PMID: 18685849]

[20] Asthagiri AR, Mehta GU, Butman JA, Baggenstos M, Oldfield EH, Lonser RR. Long-term stability after multilevel cervical laminectomy for spinal cord tumor resection in von Hippel-Lindau disease. J Neurosurg Spine 2011; 14(4): 444-52. [http://dx.doi.org/10.3171/2010.11.SPINE10429] [PMID: 21275550]

[21] Lee SE, Chung CK, Jahng TA, Kim HJ. Long-term outcome of laminectomy for cervical ossification of the posterior longitudinal ligament. J Neurosurg Spine 2013; 18(5): 465-71. [http://dx.doi.

org/10.3171/2013.1.SPINE12779] [PMID: 23452249]

[22] Laiginhas AR, Silva PA, Pereira P, Vaz R. Long-term clinical and radiological follow-up after laminectomy for cervical spondylotic myelopathy. Surg Neurol Int 2015; 6: 162. [http://dx.doi.org/10.4103/2152-7806.167211] [PMID: 26543671]

[23] Houten JK, Weinstein GR, Collins M. Long-term fate of C3-7 arthrodesis: 4-level ACDF *versus* Cervical Laminectomy and Fusion. J Neurosurg Sci 2018. [PMID: 30290695]

[24] Ebot J, Domingo R, Nottmeier E. Post-operative dysphagia in patients undergoing a four level anterior cervical discectomy and fusion (ACDF). J Clin Neurosci 2020; 72: 211-3. [http://dx.doi.org/10.1016/j.jocn.2019.12.002] [PMID: 31839384]

[25] Epstein NE. A review of complication rates for Anterior Cervical Diskectomy and Fusion (ACDF). Surg Neurol Int 2019; 10: 100. [http://dx.doi.org/10.25259/SNI-191-2019] [PMID: 31528438]

[26] Arshi A, Wang C, Park HY, *et al.* Ambulatory anterior cervical discectomy and fusion is associated with a higher risk of revision surgery and perioperative complications: an analysis of a large nationwide database. Spine J 2018; 18(7): 1180-7. [http://dx.doi.org/10.1016/j.spinee.2017.11.012] [PMID: 29155340]

[27] Kelly MP, Eliasberg CD, Riley MS, Ajiboye RM, SooHoo NF. Reoperation and complications after anterior cervical discectomy and fusion and cervical disc arthroplasty: a study of 52,395 cases. Eur Spine J 2018; 27(6): 1432-9. [http://dx.doi.org/10.1007/s00586-018-5570-8] [PMID: 29605899]

[28] Khanna R, Kim RB, Lam SK, Cybulski GR, Smith ZA, Dahdaleh NS. Comparing short-term complications of inpatient *versus* outpatient single-level anterior cervical discectomy and fusion: an analysis of 6940 patients using the ACS-NSQIP database. Clin Spine Surg 2018; 31(1): 43-7. [http://dx.doi.org/10.1097/BSD.0000000000000499] [PMID: 28079682]

[29] Rumalla K, Smith KA, Arnold PM. Cervical total disc replacement and anterior cervical discectomy and fusion: reoperation rates, complications, and hospital resource utilization in 72 688 patients in the United States. Neurosurgery 2018; 82(4): 441-53. [http://dx.doi.org/10.1093/neuros/nyx289] [PMID: 28973385]

[30] Kashkoush A, Mehta A, Agarwal N, *et al.* Perioperative neurological complications following anterior cervical discectomy and fusion: clinical impact on 317, 789 patients from the National Inpatient Sample. World Neurosurg 2019; 128: e107-15. [http://dx.doi.org/10.1016/j.wneu.2019.04.037] [PMID: 30980979]

[31] Al Eissa S, Konbaz F, Aldeghaither S, *et al.* Anterior cervical discectomy and fusion complications and thirty-day mortality and morbidity. Cureus 2020; 12(4): e7643. [http://dx.doi.org/10.7759/cureus.7643] [PMID: 32411545]

[32] Narain AS, Hijji FY, Haws BE, *et al.* Risk factors for medical and surgical complications after 1--level anterior cervical discectomy and fusion procedures. Int J Spine Surg 2020; 14(3): 286-93. [http://dx.doi.org/10.14444/7038] [PMID: 32699749]

[33] Ranson WA, Neifert SN, Cheung ZB, Mikhail CM, Caridi JM, Cho SK. Predicting in-hospital complications after anterior cervical discectomy and fusion: a comparison of the elixhauser and charlson comorbidity indices. World Neurosurg 2020; 134: e487-96. [http://dx.doi.org/10.1016/j.wneu.2019.10.102] [PMID: 31669536]

[34] Verma K, Gandhi SD, Maltenfort M, *et al.* Rate of adjacent segment disease in cervical disc arthroplasty *versus* single-level fusion: meta-analysis of prospective studies. Spine 2013; 38(26): 2253-7. [http://dx.doi.org/10.1097/BRS.0000000000000052] [PMID: 24335631]

[35] Shriver MF, Lubelski D, Sharma AM, Steinmetz MP, Benzel EC, Mroz TE. Adjacent segment degeneration and disease following cervical arthroplasty: a systematic review and meta-analysis.

Spine J 2016; 16(2): 168-81. [http://dx.doi.org/10.1016/j.spinee.2015.10.032] [PMID: 26515401]

[36]   Dahdaleh NS, Wong AP, Smith ZA, Wong RH, Lam SK, Fessler RG. Microendoscopic decompression for cervical spondylotic myelopathy. Neurosurg Focus 2013; 35(1): E8. [http://dx.doi.org/10.3171/2013.3.FOCUS135] [PMID: 23815253]

[37]   Yadav YR, Parihar V, Ratre S, Kher Y, Bhatele PR. Endoscopic decompression of cervical spondylotic myelopathy using posterior approach. Neurol India 2014; 62(6): 640-5. [http://dx.doi.org/10.4103/0028-3886.149388] [PMID: 25591677]

[38]   Minamide A, Yoshida M, Simpson AK, et al. Microendoscopic laminotomy versus conventional laminoplasty for cervical spondylotic myelopathy: 5-year follow-up study. J Neurosurg Spine 2017; 27(4): 403-9. [http://dx.doi.org/10.3171/2017.2.SPINE16939] [PMID: 28708041]

[39]   Yuan H, Zhang X, Zhang LM, Yan YQ, Liu YK, Lewandrowski KU. Comparative study of curative effect of spinal endoscopic surgery and anterior cervical decompression for cervical spondylotic myelopathy. J Spine Surg 2020; 6 (Suppl. 1): S186-96. [http://dx.doi.org/10.21037/jss.2019.11.15] [PMID: 32195427]

[40]   Lin Y, Rao S, Li Y, Zhao S, Chen B. Posterior percutaneous full-endoscopic cervical laminectomy and decompression for cervical stenosis with myelopathy: a technical note. World Neurosurg 2019; S1878-8750 (19): 30051-8. [http://dx.doi.org/10.1016/j.wneu.2018.12.180] [PMID: 30648610]

[41]   Yabuki S, Kikuchi S. Endoscopic partial laminectomy for cervical myelopathy. J Neurosurg Spine 2005; 2(2): 170-4. [http://dx.doi.org/10.3171/spi.2005.2.2.0170] [PMID: 15739529]

[42]   Yabuki S, Kikuchi S. Endoscopic surgery for cervical myelopathy due to calcification of the ligamentum flavum. J Spinal Disord Tech 2008; 21(7): 518-23. [http://dx.doi.org/10.1097/BSD.0b013c31815a6151] [PMID: 18836365]

[43]   Zhang C, Li D, Wang C, Yan X. Cervical endoscopic laminoplasty for cervical myelopathy. Spine 2016; 41 (Suppl. 19): B44-51. [http://dx.doi.org/10.1097/BRS.0000000000001816] [PMID: 27656783]

[44]   Eicker SO, Klingenhöfer M, Stummer W, Steiger HJ, Hänggi D. Full-endoscopic cervical arcocristectomy for the treatment of spinal stenosis: results of a cadaver study. Eur Spine J 2012; 21(12): 2487-91. [http://dx.doi.org/10.1007/s00586-012-2392-y] [PMID: 22706668]

[45]   Ruetten S. Full-endoscopic operations of the spine in disk herniations and spinal stenosis. Surg Technol Int 2011; 21: 284-98. [PMID: 22505003]

[46]   Shin DA, Kim KN, Shin HC, Yoon DH. The efficacy of microendoscopic discectomy in reducing iatrogenic muscle injury. J Neurosurg Spine 2008; 8(1): 39-43. [http://dx.doi.org/10.3171/SPI-08/01/039] [PMID: 18173345]

第11章　全内镜部分椎弓根切除，部分椎体切除术治疗退行性颈椎病

Full Endoscopic Partial Pediculotomy, Partial Vertebrotomy Technique For Cervical Degenerative Spinal Disease

Pang Hung Wu　Hyeun Sung Kim　Il-Tae Jang　著

摘　要

进行减压手术治疗退行性颈椎疾病的挑战是：①避免对重要结构的损伤；②预防神经功能恶化或丧失；③保持颈椎节段稳定性以避免减压后后凸畸形；④神经结构的充分减压。脊柱内镜手术优化了微创脊柱手术的 2 个基本方面，即最佳视觉和最小的软组织损伤。尽管使用小直径内镜，但由于紧邻出行神经根、脊髓和椎间盘旁的椎弓根，使后路内镜下颈椎椎间孔成形术和椎间盘切除术变得困难。为了切除椎间盘而不会有明显的神经结构牵拉，我们采用全内镜下部分椎弓根切除，部分椎体切除术行后路内镜颈椎椎间孔成形术和椎间盘切除术，该技术能够创建使用内镜工具达到脱垂椎间盘或增生的钩椎关节下的神经工作空间。本章介绍此技术和安全有效进行 PPPV PECFD 手术的临床要点。

关键词

神经根型颈椎病，退变，全内镜部分椎弓根切除术，部分椎体切除术

颈椎退行性疾病的发病率随着年龄的增长而增加。在基于 MRI 的人群研究中，大多数 40 岁以上的成年人在一个或多个节段上存在严重的颈椎退变[1]。幸运的是，大多数患者通常无症状。颈椎退行性疾病通常表现为退行性椎间盘疾病和伴有轴性颈部疼痛的小关节病。随着退化的进展，出行神经根被钩椎关节、突出或脱垂的椎间盘、肥大的小关节，以及皱褶的黄韧带和后纵韧带的压迫可导致神经根型颈椎病。颈脊髓受压可导致脊髓型颈椎病[2]。保守治疗包括物理治疗、脊柱注射和颈围固定。颈椎牵引对大多数神经根病患者有帮助[3]。目前对于神经根型颈椎病的手术指征尚无明确共识。长期保守治疗失败，伴有进行性神经功能缺损和进展性脊髓病变体征，提示需要手术治疗[4]。神经根型颈椎病的颈椎前路和后路手术在术后平均 12～43 个月随访均取得良好的临床效果[5]。后路颈椎椎间孔成形术的节段融合率和邻近节段疾病的风险较低，分别约为 1%[6]。并且，颈后路椎间孔成形术显著降低了喉返神经麻痹、吞咽困难、气管 - 食管损伤的风险，而且保留了颈椎的运动。传统开放性颈后路椎间孔成形手术的缺点是为了显露手术节段椎板关节突结合点（"V"点）需要广泛的软组织剥离[7]。自从脊柱内镜手术开始在腰椎中发展以来，技术和工艺的改进已将其适应证扩展到大多数腰椎退行性疾病，最近也扩展到颈椎退行性疾病[8]。

全内镜颈椎入路可分为前路和后路手术。前路内镜颈椎椎间盘切除术是一种有效的方法，具有良好的临床结果[9]。然而，前路存在严重器官损伤的固有风险，如颈动脉、食管和气管损伤，是因为这些重要结构靠近穿刺点。后路内镜颈椎椎间孔成形术和椎间盘切除术的好处是通过连续扩张直接锚定到"V"点，以尽量减少软组织损伤，可以治疗大多数的退行性颈椎疾病[10]。在内镜下通过内镜远端的光学透镜放大，并通过内镜的工作通道可视化下放置器械，从而提高颈椎后方骨和软组织减压的安全性[11]。颈椎出行神经根和颈脊髓损伤是可怕的后路并发症。在后路内镜颈椎椎间孔成形术和椎间盘切除术（posterior endoscopic cervical foraminotomy and discectomy，PECFD）中，最大限度地减少神经结构的牵拉具有优势。

在本章，我们详细介绍了全内镜下部分椎弓根切除术，部分椎体切除术（partial pediculotomy，partial vertebrotomy，PPPV）的后路内镜颈椎椎间孔成形术和椎间盘切除术（PPPV PECFD）技术，此技术的目的是创造足够的空间来容纳小的内镜工作套管，并减少为了去除脱垂椎间盘和减压对应节段钩椎关节所需的神经结构的牵拉。

一、原理

（一）颈椎椎间盘、椎弓根和出行神经根的解剖关系

出行颈神经根在其对应椎体上方离开椎管，即 C_5 神经根通过 C_5 椎弓根上方并通过 $C_{4/5}$ 椎间孔。出行颈神经根通常发出自其相应的脊髓节段，并横行穿过其对应的椎弓根上方。颈椎椎间盘的外侧缘与椎弓根的上侧和内侧紧邻（图 11-1）。

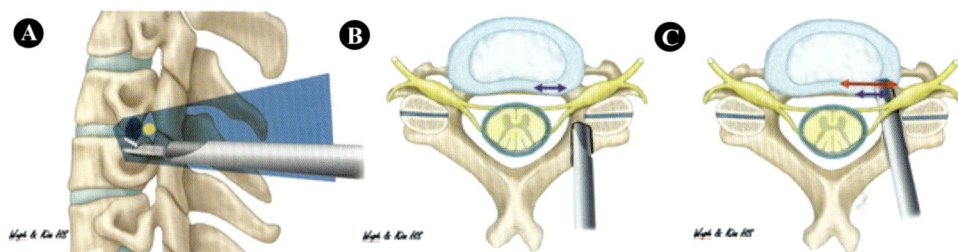

▲ **图 11-1**　部分椎弓根切除术部分椎体切除术，后路内镜颈椎椎间孔成形术和椎间盘切除术（PPPV PECFD）的图示

A. 矢状位视图和用蓝色阴影显示减压范围；B. 紫色双箭头显示了传统 PECFD 中的椎间盘显露范围；C. 红色双箭头显示 PPPV PECFD 中的椎间盘显露范围

（二）目前后路内镜下颈椎椎间孔成形术和椎间盘切除术的局限性

由于颈神经根与颈椎管骨结构密切关系的限制，加上颈神经组织对牵拉的耐受性低，对取出脱垂的颈椎椎间盘和钩椎关节减压提出了重大挑战。据报道，颈椎后路手术的神经系统并发症发生率约为 0.18%[12]，而 C_5 神经麻痹的发生率约为 3.4%[13]。这些神经系统并发症的发生会使患者虚弱，并且造成不良结果。虽然外科医生可以减压更多的小关节以显露出口神经根，但在不影响脊柱节段稳定性的情况下，小关节向外侧减压的范围有限。Raynor 等证明，关节突切除术的极限约为小关节的 50%，超过会导致不稳定[14]。做有限的关节突切除就没有足够的工作空间用于放置内镜器械和椎间盘显露。有一种趋势是牵开出口神经根，以获得更多的进入钩椎关节和椎间盘空间，但这可能会增加神经根感觉迟钝和麻痹的风险。

（三）内镜器械的神经下空间创建概念

创造安全工作空间是脊柱内镜手术成功的关键。随着对颈椎小关节切除限制的理解，我们寻求通过磨除部分椎弓根和部分尾端椎体来创造工作空间。我们的团队通过磨除椎弓根的上侧和内侧来创建直径为 3～5mm 的神经下工作

空间，以能够安全到达钩椎关节和椎间盘外侧 1/3（图 11–1 A）。我们在随访 13.7±6.4 个月的研究中发现，进行 PPPV PECFD 不会引起颈椎不稳定[10]。

（四）创造组织下空间的概念

由于目前对到达脱垂椎间盘通路的限制，传统的 PECFD 适用于脱出软性椎间盘的 2/3 位于颈脊髓的硬膜囊外侧的病例。（图 11–1 B）我们发现，当我们磨除相应椎间盘的尾端椎体部分以创建直径为 3～5mm 的神经下工作空间，就无须牵拉脊髓而能够到达椎间盘更内侧部分，即脱出软性间盘组织 1/2～2/3 位于硬脊膜外侧（图 11–1 C）。

（五）术前评估

患者有持续的和长期反复的典型神经根型颈椎病临床表现，超过 6 周的保守治疗失败。患者可能有运动和感觉障碍。在我们机构均进行术前正位，侧位，屈曲和后伸 X 线片，计算机断层扫描（CT），磁共振成像（MRI）。MRI 和 CT 显示，颈神经根被对应的狭窄椎间孔压迫，椎间孔狭窄由于椎间盘的退化和钩椎关节、小关节突的增生肥大及椎间盘软性突出形成。突出椎间盘组织和钩突增生位于颈椎椎间盘的外侧。MRI 轴位上，突出间盘组织一半在硬脊膜外侧。由于我们的 PPPV PECFD 技术，我们纳入了比典型的突出椎间盘组织 2/3 部分位于硬脊膜外侧更内侧的患者。某些有颈椎后路减压禁忌证的患者不适合 PPPV PECFD。它们包括钙化的中央型突出椎间盘，颈椎不稳定，超过 10° 的明显颈椎后凸，有明显轴性颈部疼痛而没有神经根症状的颈椎病患者及脊髓型颈椎病。

（六）麻醉和体位

我们的患者进行全身麻醉，并给予单剂量静脉注射抗生素。我们没有用 Mayfield 头架。将患者的脸放在医用泡沫枕头中，以支撑骨性突起，为眼睛，鼻子和嘴巴创造空间。患者俯卧在 Wilson 床上，肩部胶带固定，颈部屈曲呈略微反向的 Trendelenburg 体位，在头部，肩部和背部使用 3 点胶带牵引技术来增加颈椎的椎板间空间[15]。头部略微向下倾斜，允许颈椎屈曲并用胶带固定。患者的手臂纵向放置固定于患者身侧。髋部和膝盖略微弯曲。

二、手术步骤

（一）节段确定和内镜的安全锚定

前后位和侧位透视下定位颈椎手术相应节段，做皮肤标记。利用前后位及侧位透视把手术平面椎间盘与小关节内侧界交点作为靶点，即术中镜下视野由头侧和尾侧椎板与小关节交界处形成的"V"形交点定义的"V"点[12]。在"V"点，我们做了一个横向的 8mm 切口，并在目标区域用逐级扩张器连续扩张后放置内镜工作管。用 X 线透视进一步确认工作套管尖端的位置（图 11-2）。我们使用的内镜外径为 7.3mm，内径为 4.7mm 的工作通道。作者选择的内镜长 171mm，场角为 30°。该手术是在生理盐水连续灌洗下进行的，水压不超过25mmHg。

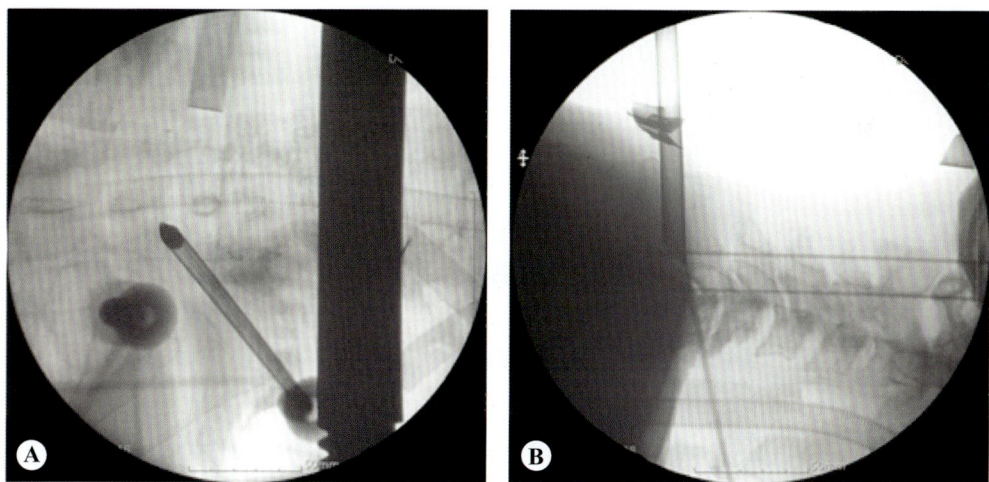

▲ 图 11-2　左侧 $C_{6/7}$ PPPV PECFD 手术的术中前后位和侧位透视图

（二）浅表软组织切除和骨性结构磨钻

我们使用射频探头和内镜下髓核钳进行止血和软组织清理，以显露小关节的关节囊，头、尾侧椎板外侧部分并显露"V"点（图 11-3 A）。我们磨除头侧椎板的外侧部分和头侧小关节的内侧 1/3～1/2（图 11-3 B）。这将有助于显露椎板关节突结合处的深层"V"点（图 11-3 C）。

（三）深部骨切除

我们继续进行更深的骨磨钻以磨薄并去除头侧椎板外侧（图 11-3 D）。然后，我们将磨削的重点转移到小关节内侧（图 11-3 E）。然后，我们磨除尾端小关节和椎板的内侧 1/3～1/2（图 11-3 F），直到黄韧带外侧与神经根管分离。

（四）部分椎弓根切除

在手术的这个阶段，椎弓根显露出来。然后，我们在颈神经根下方磨削，

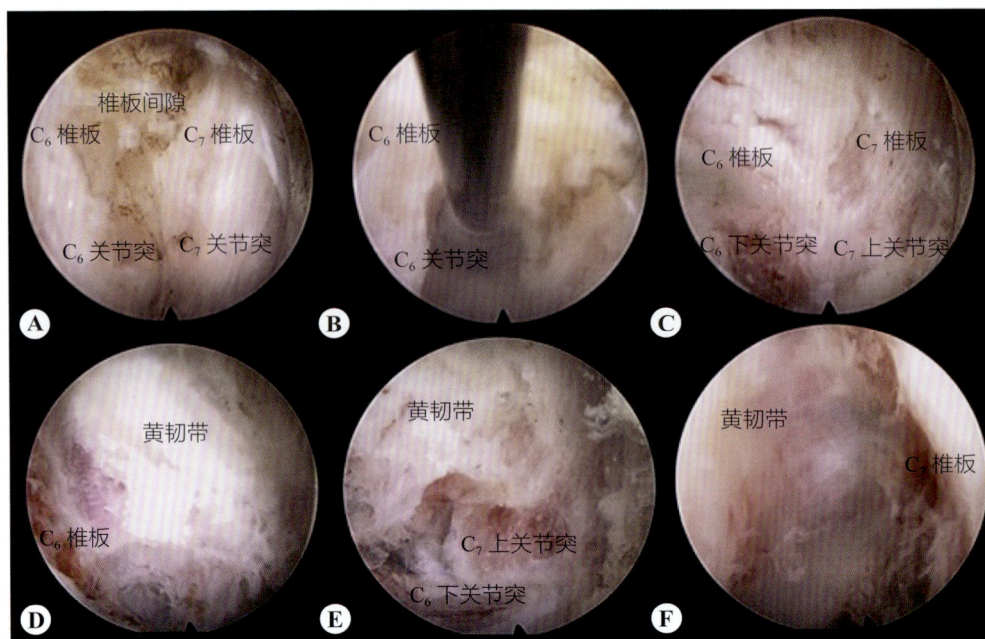

▲ 图 11-3　后路颈椎内镜下部分椎弓根切除、部分椎体切除椎间孔成形术和椎间盘切除术（PPPV PECFD）的浅表解剖和手术步骤

形成一个 3～5mm 深的神经下空间（图 11-4 A）。应注意仅磨除椎弓根的内上象限并不超过 3～5mm，对应金刚砂钻的直径。一个钻头宽度可用于术中测量切除的椎弓根量。这种附加操作创造了一个额外的工作空间，可以最大限度地减少神经牵拉，而不会造成任何明显的不稳定。

（五）神经结构的显露

我们使用神经剥离子剥离黄韧带，用内镜下抓钳显露检查并咬除黄韧带（图 11-4 B 和图 11-4 C）。这将显露出行神经根和与被磨除的椎弓根上内侧部分密切相邻的脊髓。我们显露了与椎弓根内上部分紧密相邻的神经结构腋部的椎间盘。部分椎弓根切除术为钝头探针提供了空间，以探查去除突出的椎间盘（图 11-4 D）。

（六）椎间孔狭窄病例中钩椎关节减压

对于钩椎关节增生肥大导致椎间孔狭窄的患者，将工作套管直接放置在钩椎关节上。部分椎弓根切除术为牵开器套管放置提供了更多空间。我们旋转斜面套管，开口远离神经结构，并用内镜下磨钻磨除钩椎关节。

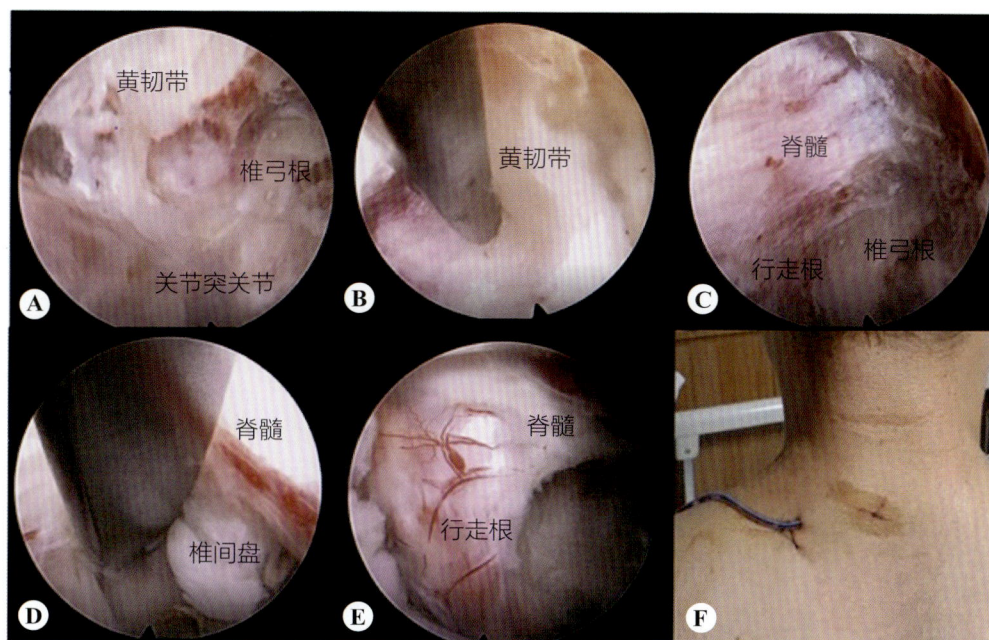

▲ 图 11-4　后路颈椎内镜下部分椎弓根切除、部分椎体切除椎间孔成形术和椎间盘切除术（PPPV PECFD）的深部解剖和手术步骤及术后外观照片

（七）部分椎体切除术（可选）

为了能到达椎间盘的更内侧，我们可以磨削尾端部分椎体，通过神经下空间中管状牵开器倾斜 45°，并放置在神经根下方，不会牵拉任何神经结构。

（八）椎间盘切除

椎间盘可以使用钝探针，神经钩取出。随着神经下空间的增加，椎间盘通常会移动到内镜手术区域内组织阻力最小的区域，用内镜下抓取出。通过灌注液下神经结构的良好搏动证实减压的完成（图 11-4 E）。

（九）止血和缝合

使用射频消融和止血药，严密地控制出血。我们对所有 PPPV PECFD 手术病例都使用了引流管。将引流管留在术区，以在术后的前 2 天引流血液和冲洗液（图 11-4 F）。

三、潜在风险

该手术的潜在风险包括手术节段错误，过度小关节切除术导致颈椎节段性不稳定，椎弓根骨折，椎体骨折，过度向椎弓根腹侧和外侧磨削致椎动脉损伤，出行神经根损伤（感觉减退，运动和感觉功能丧失），脊髓损伤，狭窄复发，以及颈椎进一步退变导致颈脊髓神经病恶化。然而，根据我们对使用该技术的患者评估，并发症并不常见[10]。

四、术后处理和康复方案

患者可佩戴软性 Aspen 颈托，以获得舒适和利于软组织恢复。患者手术当天可起床活动，而且当拔除引流管后可以出院。引流管通常在术后第 1 天拔除（图 11-5）。

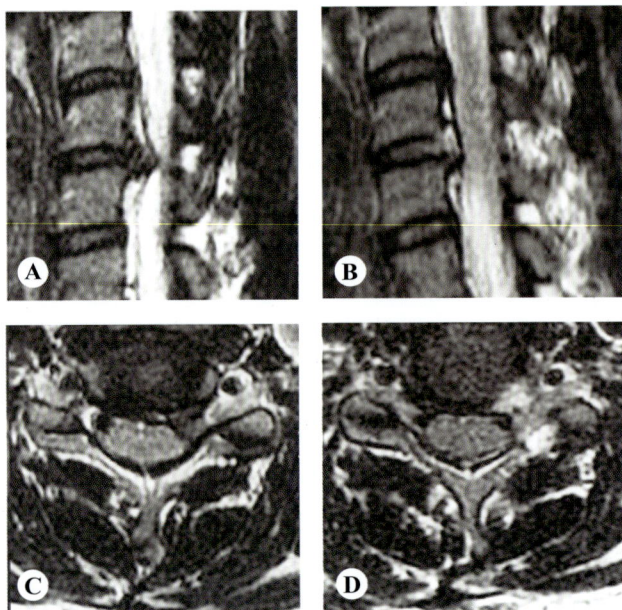

▲ 图 11-5　A 和 B. 接受过左侧 $C_{6/7}$ PPPV PECFD 手术的患者术后矢状位 MRI 图像。C 和 D. 接受过左侧 $C_{6/7}$ PPPV PECFD 手术的患者术前和术后水平位 MRI 图像。完全切除了脱垂的椎间盘，有部分椎弓根和部分椎体切除

五、临床系列

作者采用部分椎弓根切除和椎体切除技术，为手术医生创造空间，以减压毗邻脊髓和神经根的脱垂椎间盘。作者首选的内镜技术是创建神经根腹侧的神

经下空间以便安全取出椎间盘组织，而不是直接将椎间盘组织从神经结构上拉出。传统的颈椎后路减压技术会增加硬脊膜撕裂和神经功能损伤的风险。在作者的临床系列中，部分椎体切除术用于获得到达间盘更内侧的位置。此外，我们发现可以很容易地寻找取出脱垂的椎间盘，其突出椎间盘组织的1/2位于硬膜囊外侧就可以，而不是需要突出椎间盘的2/3位于硬脊膜外侧。由于我们可以广泛使用内镜下磨钻，甚至在脊髓和神经根的下方和腹侧，我们能够通过直接磨削钙化间盘来治疗钙化脱垂的椎间盘。神经结构被工作套管保护，器械通过内镜工作通道安全地直接到达目标钙化椎间盘。通过这种技术，我们可以在无任何需牵拉脊髓的情况下进入椎间盘，并且很少的牵拉出行神经根。因此，我们预计神经损伤的发生率会降低。在我们的临床系列中，2017年1月至2019年12月，在30名患者的36个节段PPPV PECFD手术的回顾性队列研究中没有发现并发症和复发。术前、术后通过X线片评估稳定性，在CT矢状面上评估椎间孔尺寸和面积，三维重建评估减压后区域。使用评估视觉模拟评分法（visual analog scale，VAS）、Oswestry残障指数（oswestry disability index，ODI）和Macnab评分来评价临床疗效。术前、术后1周、术后3个月及末次随访时，平均视觉模拟量表均有明显改善，评分分别为7.6分、3.0分、2.1分和1.7分（P＜0.05）。平均Oswestry残障指数得分分别为73.9分、28.1分、23.3分和21.5分（P＜0.05）。所有患者都取得了优良和良好的Macnab结果。影像学随访研究显示，PPPV PECFD手术神经根管大小显著增加，所有CT测量参数的改善也证实了这一点[10]。

六、讨论

与前路颈椎椎间盘切除椎间融合术相比，后路颈椎椎间孔成形术具有保持运动功能的优势。与椎间盘置换术不同，它不需要任何假体植入物。对于继发于椎间盘脱垂和椎间孔狭窄的神经根型颈椎病，它是一个不错的选择。传统的颈后路椎间孔成形术需要从中线切口进行明显的软组织切除。通道下后路颈椎椎间孔成形术具有通过直接放置通道在椎板小关节结合处操作的额外优势。然而，由于外科医生的视野是在距离皮肤表面30～50cm的显微镜获得的，因此需要切除并牺牲视野中的软组织以进行手术。因为MIS通道手术中使用的器械相对较大，椎间孔成形术后去除脱垂的椎间盘也相当困难。同时，脊髓不能牵拉。颈椎椎间盘区域硬膜外血管丰富，使椎间盘周围的清晰可视进一步困难。尽管存在这些困难，但通道下手术组患者的住院时间、失血量和围术期疼痛评分均有所改善[5]。

内镜脊柱手术是微创脊柱手术中的手术形式。内镜远端有光学透镜，加上生理盐水灌注和工作通道，解决了通道下开放显微镜下颈椎后路椎间孔成形手术的缺点。然而，进行内镜脊柱手术，特别是 PECFD，存在显著的学习曲线。手术熟练度估计为 22 例[13]。还存在减压不足和残余椎间盘突出的问题，这可能会继续对患者造成压迫症状。从理论上讲，更广泛的椎板切除和小关节切除将有助于预防残留的压迫症状。然而，在不引起不稳定的情况下，颈椎小关节切除是有限的。Raynor 等发现，当 70% 小关节被切除时，解剖标本在 159 磅（72.12kg）的压缩载荷下发生骨折。相比之下，去除 50% 小关节的标本可以承受 208 磅（94.35kg）的轴向载荷[14]。因此，当我们在去除脱垂的颈椎椎间盘时，我们应该保留尽可能多的小关节。因此，我们通过进行部分椎弓根切除和部分椎体切除，进一步改进了传统的内镜下颈椎椎间孔成形术和椎间盘切除术。

七、技术关键点

在作者看来，以下是技术关键点。

• 术前评估安全进行椎间盘切除术所需的椎弓根内上方和椎体外上方切除的范围。部分椎体切除术适用于椎间盘突出一半位于硬膜囊外侧的患者。

• "V" 点应在内镜下清晰可见，并通过术中透视检查以确认其在所需手术平面的正确位置。

• 头侧椎板和外侧侧块应用内镜下磨钻仔细磨削，以显露小关节的内侧深层，我们称之为骨的 "V" 点。

• 磨钻应限制在椎弓根的内侧 50%，因为要避免对椎动脉造成潜在伤害，椎动脉位于横突孔中椎弓根外侧 50% 的腹侧。

• 应通过抬起并切除松弛的黄韧带来识别出行神经根。出行神经根的位置和毗邻关系界定了椎弓根的内侧壁，也界定了为创建旨在避免牵拉神经的神经下空间行部分椎弓根切除和部分椎体切除的范围，可以用作关键标志物。

• 外科医生不能牵拉脊髓并有限的牵拉出行神经根。如果认为有必要更多地移动出行神经根，作者建议进行更多的骨质磨除以扩大神经下空间，而不是试图牵拉更多。

• 应使用双极脉冲射频实现细致的止血。作者倾向于放置引流管，以防止术后伤口血肿或出现有症状的冲洗液聚集。

小结

部分椎弓根切除、部分椎体切除的后路内镜颈椎椎间孔成形术和椎间盘切除术是一种技术上具有挑战性但具有减少神经牵拉的潜在益处的手术。作者得出结论，它可以应用于更复杂的脊柱病变，从而扩大临床适应证。

参考文献

[1] Siivola SM, Levoska S, Tervonen O, Ilkko E, Vanharanta H, Keinänen-Kiukaanniemi S. MRI changes of cervical spine in asymptomatic and symptomatic young adults. European spine journal : official publication of the European Spine Society, the European Spinal Deformity Society, and the European Section of the Cervical Spine Research Society 2002; 11(4): 63-358. [http://dx.doi.org/10.1007/s00586-001-0370-x]

[2] Kato S, Fehlings M. Degenerative cervical myelopathy. Curr Rev Musculoskelet Med 2016; 9(3): 263-71. [http://dx.doi.org/10.1007/s12178-016-9348-5] [PMID: 27250040]

[3] Wong JJ, Côté P, Quesnele JJ, Stern PJ, Mior SA. The course and prognostic factors of symptomatic cervical disc herniation with radiculopathy: a systematic review of the literature. Spine J 2014; 14(8): 1781-9. [http://dx.doi.org/10.1016/j.spinee.2014.02.032] [PMID: 24614255]

[4] Iyer S, Kim HJ. Cervical radiculopathy. Curr Rev Musculoskelet Med 2016; 9(3): 272-80. [http://dx.doi.org/10.1007/s12178-016-9349-4] [PMID: 27250042]

[5] Hussain I, Schmidt FA, Kirnaz S, Wipplinger C, Schwartz TH, Härtl R. MIS approaches in the cervical spine. Journal of spine surgery (Hong Kong) 2019; 5(Suppl 1): S74-83. [http://dx.doi.org/10.21037/jss.2019.04.21]

[6] Skovrlj B, Gologorsky Y, Haque R, Fessler RG, Qureshi SA. Complications, outcomes, and need for fusion after minimally invasive posterior cervical foraminotomy and microdiscectomy. Spine J 2014; 14(10): 2405-11. [http://dx.doi.org/10.1016/j.spinee.2014.01.048] [PMID: 24486472]

[7] Adamson TE. Microendoscopic posterior cervical laminoforaminotomy for unilateral radiculopathy: results of a new technique in 100 cases. J Neurosurg 2001; 95(1) (Suppl.): 51-7. [PMID: 11453432]

[8] Wu PH, Kim HS, Jang I-T. A Narrative Review of Development of Full-Endoscopic Lumbar Spine Surgery. Neurospine 2020; 17 (Suppl. 1): S20-33. [http://dx.doi.org/10.14245/ns.2040116.058] [PMID: 32746515]

[9] Quillo-Olvera J, Lin GX, Kim JS. Percutaneous endoscopic cervical discectomy: a technical review. Ann Transl Med 2018; 6(6): 100. [http://dx.doi.org/10.21037/atm.2018.02.09] [PMID: 29707549]

[10] Kim HS, Wu PH, Lee YJ, et al. Safe route for cervical approach: partial pediculotomy, partial vertebrotomy approach for posterior endoscopic cervical foraminotomy and discectomy. World Neurosurg 2020; 140: e273-82. [http://dx.doi.org/10.1016/j.wneu.2020.05.033]

[11] Kim HS, Wu PH, Jang I-T. Development of endoscopic spine surgery for healthy life: to provide spine care for better, for worse, for richer, for poorer, in sickness and in health. Neurospine 2020; 17 (Suppl.

1): S3-8. [http://dx.doi.org/10.14245/ns.2040188.094] [PMID: 32746510]

[12] Quillo-Olvera J, Lin G-X, Kim J-S. Percutaneous endoscopic cervical discectomy: a technical review. Ann Transl Med 2018; 6(6): 100. [http://dx.doi.org/10.21037/atm.2018.02.09] [PMID: 29707549]

[13] Zhang C, Wu J, Zheng W, Li C, Zhou Y. Posterior endoscopic cervical decompression: review and technical note. Neurospine 2020; 17 (Suppl. 1): S74-80. [http://dx.doi.org/10.14245/ns.2040166.083] [PMID: 32746520]

[14] Raynor RB, Pugh J, Shapiro I. Cervical facetectomy and its effect on spine strength. J Neurosurg 1985; 63(2): 278-82. [http://dx.doi.org/10.3171/jns.1985.63.2.0278] [PMID: 4020449]

第 12 章　全内镜颈椎前路减压 / 髂骨柱植骨融合术

Full Endoscopic Anterior Cervical Decompression & Fusion With Iliac Crest Dowel Graft

Stefan Hellinger　著

摘 要

单纯颈椎椎间盘源性疼痛综合征的治疗存在一定难度。这些患者中的许多人都有明确的颈椎椎间盘退行性变但未达到手术标准。因此，许多患者只能通过保守治疗或介入性疼痛治疗来缓解疼痛。作者介绍了一种简单的门诊手术，采用内镜治疗这一小部分不伴手臂疼痛的单纯颈椎椎间盘源性疼痛患者，这些患者通常患有严重颈椎椎间盘退变，椎间隙几乎完全塌陷，或伴有轻度的椎间孔狭窄。作者针对这部分患者还开发应用了采用自体髂骨柱进行植骨的镜下椎间融合技术。

关键词

自体移植，颈椎，椎间盘退行性疾病，椎间盘源性疼痛，骨栓移植，内镜，髂骨移植，微创，门诊手术

普通人群中颈椎椎间盘源性疼痛的发生率较高[1-7]。德国的保险索赔分析估计，骨科就诊的患者中有 1/5 的患者是因有症状的颈椎椎间盘综合征而就诊[8]。

颈椎椎间盘源性疼痛的诊断和治疗都面临挑战[9]。医学影像学和神经电生理检测的进步提高了无颈神经根病的单纯颈椎椎间盘源性疼痛患者的诊断准确率[10-15]。文献报道单纯颈椎椎间盘源性疼痛患者的手术疗效远远不如伴有神经根病或脊髓功能障碍的手术疗效，因此并不赞成无神经症状的单纯颈椎椎间盘源性疼痛患者一开始就选择手术治疗[6]。

颈痛综合征最常见的原因是椎间盘退变。该病可能由椎间盘突出症对神经产生机械压迫、炎症和血管损害而引起疼痛[1, 16, 17]。可能会引起很多常见的症状：①头颈部的疼痛；②手臂和手的放射性疼痛，甚至更严重的脊髓型颈椎病[16]。颈椎椎间盘引起颈部疼痛的更微观的原因可能与纤维环后环的撕裂有关。颈痛的其他原因可能还涉及椎体、骨膜、包括椎体前后柱的关节韧带复合体[1]。超过80%的这些症状可以通过对症治疗和介入治疗来缓解（包括理疗、非甾体抗炎药、封闭注射、针灸、按摩或指压及运动调理）[18, 19]。

作者在本章推荐了一种全内镜下采用髂骨柱进行颈前路减压植骨融合技术来治疗这些最终诊断为颈椎椎间盘源疼痛而非手术治疗失败的患者。使用全内镜技术是以期减少传统颈椎手术的创伤，提供一种更简单的治疗该病的门诊手术方式，并减少手术并发症和医疗费用。

一、发展历史

椎间盘手术治疗的发展始于1908年，Oppenheimer和Krause通过椎板切除来摘除硬膜外椎间盘组织。1934年Mixter和Barr在硬膜外摘除了脱出的椎间盘[20]。之后Stookey开始关注颈椎椎间盘突出症[21]。这些从椎板切除到半椎板切除，然后到开窗减压，最后发展到内镜的技术（Hijikata 1989）[22]都是从腰椎上的运用发展而来的。第1例颈椎手术是1922年Elsberg所进行的硬膜外注射术[23]。直至1958年，Cloward[24]、Smith和Robinson[25]介绍了在目前仍是颈椎病外科手术标准流程的颈前路手术，基本上这些减压技术均需要通过骨移植来进行椎间融合。

长久以来，颈椎前路椎间盘切除椎间融合术（anterior cervical discectomy and fusion，ACDF）一直受到诸如喉返神经（recurrent laryngeal nerve，RLN）损伤或吞咽问题等入路并发症问题所困扰[26]。Apfelbaum报道喉返神经损伤率为11%～15%[27]。为了减少与入路相关的并发症，促使人们开始选择可替代的治疗方式，如颈后路颈椎椎间孔切开成形术。回顾过去，偏爱前路的外科医生会问颈椎椎间融合是否一定是必要的？颈椎人工椎间盘置换术就作为一种替代解决方案，旨在通过保留运动节段来降低相邻节段病变的再手术率[28-33]。然而，该术式仍然存在入路的相关问题。1960 年，Hirsch 等报道了不进行融合或内植物植入的颈前路椎间盘切除术病例[34]。1964 年 Smith 提出颈椎椎间盘化学髓核溶解术[35]。同样的，经皮椎间盘摘除术（Onik 1985）[36]、经皮椎间盘激光减压消融术[37]，以及射频方式的使用（Cobration 2003）[38]都扩展了经皮颈椎手术的范围。许多研究报道的临床疗效与融合术的疗效是相当的[39]。其他一些通过有针对性和选择性的有限椎间盘切除的研究也能获得类似的疗效[40, 41]。

二、目的

目的是使颈前路手术进一步微创化。在此之前，非内镜经皮手术选择性用于部分患者，效果良好，并发症发生率低于 1%（Hellinger 2004）[42, 43]。作者认为，将内镜与经皮技术结合可以简化颈前路手术、减少创伤，是颈前路手术发展的必然趋势。Lee[44-46]、Chiu[37, 47] 和 Fontanella[48] 是颈椎内镜技术的先驱，20 世纪 90 年代他们报道了早期进行的微创颈前路手术的结果，该手术的关键在于保留大部分椎间盘，尤其是大部分纤维环。他们建议仅选择性地去除压迫神经引起疼痛的后侧纤维环的髓核组织即可[49, 50]。他们认为剩余的椎间盘组织保留了椎间盘的生物力学功能。将视频内镜技术增加到这些技术中是易于操作的一种改进，不仅是增加了可视化效果，而且还能够使用激光消融使病变组织缩小[51]。因此，并发症的风险进一步降低，同时提高了疗效，从而适用于门诊手术。内镜技术和相关仪器的发展进一步促进了颈椎内镜手术的微创化。

作者的主要目标是在内镜下创造足够的工作空间，同时保持入路的微创性，并尽量减少颈椎椎前组织的切除。作者采用了一系列扩张通道，将其和内镜工作套管能放置于上下终板之间，从而使其扩张并创建一个 5mm 或 6mm 的工作空间，提供足够的可视化和腹侧硬膜囊外间隙。通过旋转方法将椎前组织推开以使内镜更易到达椎间盘前缘，这是 Chiu 等提倡的技术[52-54]。将工作套管推进椎间隙可使外科医生在关键区域进行局部操作，并在持续冲洗下显露和部分切除钩锥关节，以将突出的椎间盘组织摘除并止血。对于颈椎严重退变的患者，不再适于保留颈椎运动功能，伴有不稳或畸形的患者可能需要融合才能充分缓解疼痛。

三、手术理念

作者提倡的手术是基于 Lee 等报道的令人鼓舞的结果，是将双面皮质骨的髂骨块作为一个独立的椎间融合器植入[55]。基于这些令人鼓舞的颈椎融合术的疗效，作者决定改进 Cloward 之前报道的术式，以便在内镜下进行圆柱形髂骨移植。在病变颈椎节段的终板之间植入髂骨柱以促进骨融合，并促成 Cloward 最初描述的钩锥骨赘的再吸收[24]。2006 年 3 月作者开始了这种全内镜下颈椎前路减压融合术。第 1 例患者为 50 岁女性，因严重的颈椎退变，椎间隙几乎完全塌陷，伴随头颈部疼痛和左臂疼痛（VAS 评分 8）。术前动态 / 伸屈 X 线片显示为 $C_{4/5}$ 节段的滑移，矢状位 MRI 证实椎间盘左侧突出。我们以该例患者讲解这种内镜技术（图 12-1 至图 12-4）。

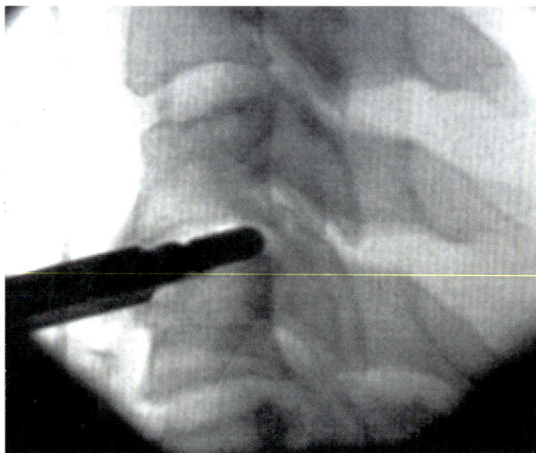

▲ 图 12-1　内镜下用动力磨钻处理 $C_{4/5}$ 终板骨赘的术中透视影像

四、操作步骤

患者仰卧位，在局部麻醉药和镇静药物混合的监护麻醉下，使用喉罩（laryngeal mask airway，LMA）维持气道通畅。标准手术准备和常规铺巾后，通过正位和侧位透视标记手术节段皮肤切口（图 12-5 和图 12-6）。然后，在胸锁乳突肌的内侧缘接近突出椎间盘处做一个约 5mm 的皮肤切口。显露颈阔肌，钝性分离肌纤维后将颈动脉向外侧牵拉，在血管鞘和气管食管鞘之间建立手术通道。应注意充分牵开颈动脉和颈静脉，向内侧牵开喉、气管、食管和甲状腺。食指和中指触压推开气管食管鞘显露颈椎前缘。在透视辅助下，将一根 18G 的腰椎穿刺针通过皮肤切口插入至椎间盘中部。C 臂反复确认针头所在节段及位

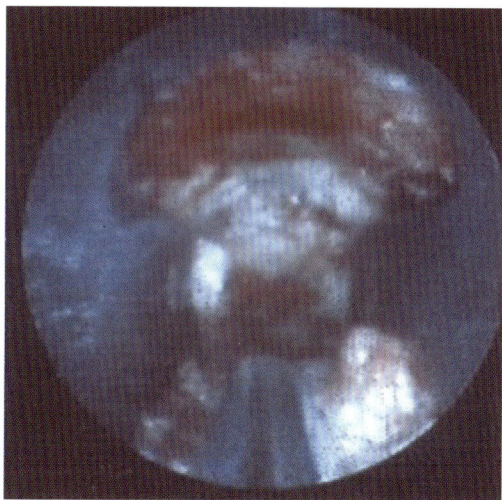

▲ 图 12-2 内镜下钩椎关节减压后并使用神经探钩进行椎间隙探查的视野

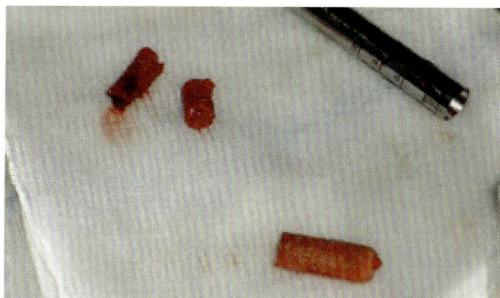

▲ 图 12-3 骨移植物取自髂前上棘，塑形成直径为 6mm 的圆柱体，并通过内镜工作套管与骨诱导材料（COLOS®）一起应用，以促进椎间融合

置正确。然后将金属导丝插入颈椎椎间盘中，拔出穿刺针。

　　然后，通过导丝在椎间盘上放置各种扩张管道，最后一个扩张管道放置后，将一个 6.5mm 的工作套管穿过前环插入椎间盘。为了便于固定工作套筒，作者倾向于使用具有两个窄唇的特殊套筒，方法是在持续旋转动作下，用小型锤敲打使工作套筒穿过前部纤维环，直到其最终位于上下终板之间，使椎间隙撑开形成手术空间，此时可以将工作套筒进一步进入到椎间盘，到达突出的病理部位。再使用射频刀头进行髓核减压，必要时可使用环锯进行骨性钩锥关节的减压（图 12-2）。在内镜持续的直视下，可在宽通道内刮除椎间盘直至后侧纤维

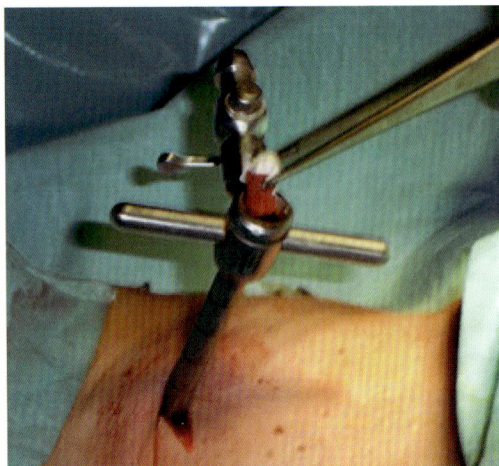

▲ 图 12-4   内镜下颈椎工作套管在 $C_{4/5}$ 椎间隙的经皮定位
通过工作套管插入圆柱形髂骨柱，然后在可视下将其插入椎间隙

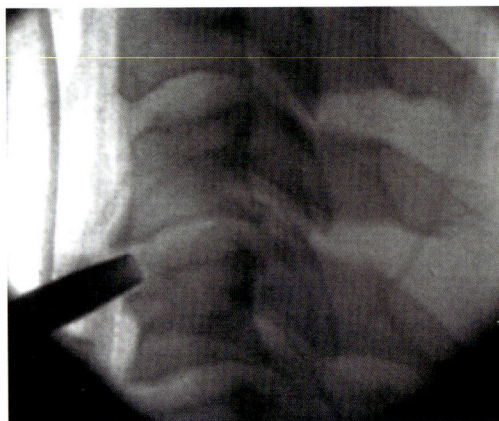

▲ 图 12-5   术中侧位透视图显示，内镜工作套管放置在已处理好的终板之间，自体圆柱形髂骨柱放置于椎前骨赘和纤维后环之间

环。通过术前影像计划好由内向外到达椎间盘突出的病理区域。用射频刀头、环钻等进行机械性椎间盘切除后，还可对残留椎间盘组织进行射频消融。进行此操作时，术者有必要左右旋转内镜，将手术区域延伸至钩椎关节，直到出口神经根腋下充分减压为止。有时需切开后纵韧带，以摘除夹在韧带浅层和深层之间的髓核组织碎块。可以使用髓核钳小心地打开后纵韧带而显露硬膜外间隙。

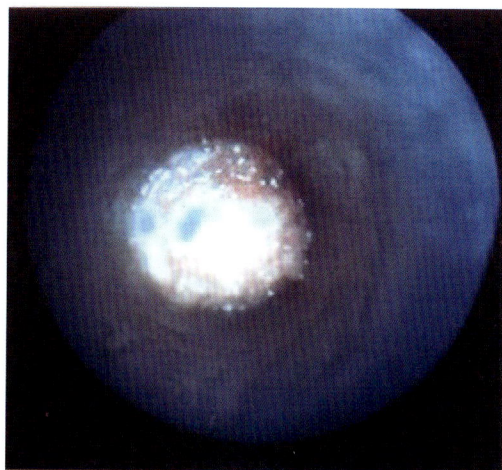

▲ 图 12-6 术中内镜检查、调整自体移植骨的位置

同样的，可以在透视下使用环形刮匙清除小骨赘。在某些情况下，根据术者的技能水平和偏好，也可在手术的这一阶段使用空气介质替代液体介质，以便于观察和止血。使用空气介质获得的内镜图像与显微镜获得的图像相似，经验不足的外科医生可能更熟悉这种图像。术毕应对减压进行最终检查。从侧面检查已经减压的神经根腋下时，更适合采用长的内镜下神经探钩。在充分减压后，需要处理上下终板，为圆形髂骨柱准备植骨床。该步骤作者倾向于使用不同的磨钻，理想情况下将圆柱的髂骨放置在中线。

用一个特殊的量规从髂前上棘获取骨移植物，以创建一个直径为 6mm 的圆柱体，在术中通过带深度刻度的内镜工作通道进行测量（图 12-3）。使用骨诱导材料（Colos®）作为髂骨柱移植的辅助材料。自体移植物和辅助材料均通过工作套管放置在椎间隙植骨床，在内镜和透视下，使用各种推进器将骨移植物推进至最终位置。之后再次内镜检查骨移植位置和止血情况。然后取下内镜工作套管，同时检查气管食管鞘和椎前是否有出血。闭合伤口后，使用创可贴。然后，待患者醒后将其送往复苏室，通常观察 1h，使用颈托帮助患者度过复苏期，患者平稳后便可回家。出院标准包括患者感觉良好，无神经损伤迹象，气道稳定，能独立行走。出院前，再次检查切口，如有血肿，这表明有出血源，可能需要立即再次手术探查。

此外，在患者离开门诊手术中心之前，检查并记录患者吞咽液体和简单固体食物的能力及声音状态。作者建议每位外科医生遵循该步骤，如果在接受本文所述的全内镜颈前路椎间盘切除和自体髂骨植骨融合术的患者中发现任何这些问题，应按转送协议将其转送到当地附近的医院。本章前面的病例，在恢复室中疼痛减轻到 VAS 评分 1 分，颈部疼痛和手臂疼痛完全缓解。术后 CT 和 X 线检查显示骨柱位置佳，间隙撑开良好，这有利于颈神经根的间接减压（图 12-7 和图 12-8）。

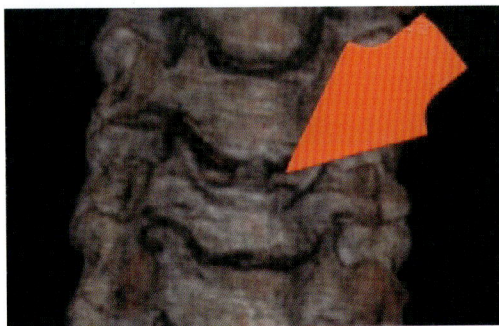

▲ 图 12-7　术后 CT 3D 重建显示，圆柱形自体髂骨柱位于中线的最佳位置，表明上下终板之间已良好撑开

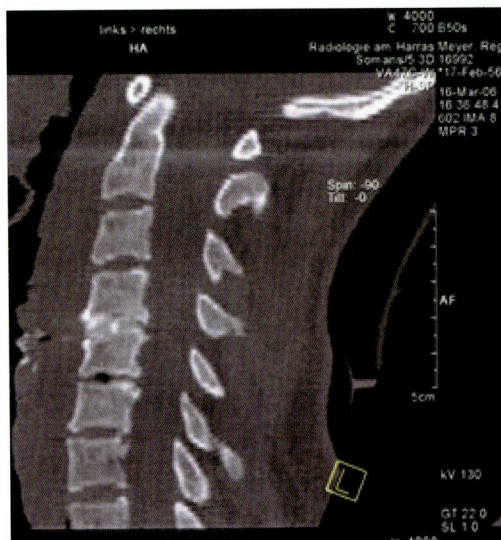

▲ 图 12-8　术后 1 年的矢状位 CT 显示，圆柱形移植骨位置稳定，没有再吸收，C$_{4/5}$ 节段几乎完全融合

五、讨论

利用改进的内镜和器械进行全内镜下髂骨移植的颈椎融合术在技术上是完全可行的。该技术在理念上可与经典的 Cloward 手术相媲美。但是，作者认为使用 6.5mm 直径通道的全内镜入路可减少入路相关并发症的发生率，这是作者目前正研究的一个假设。作者认为还需要进一步研究该手术的最佳临床适应证，并更好地描述该手术的纳入和排除标准。很明显，它减少了手术创伤，大大减轻了患者手术相关负担，同时缩短了住院时间。

此外，需要更好地理解该手术的局限性。作者提出需要将全内镜下颈椎前路减压融合术与传统开放式颈前路减压融合术进行系统性前瞻性临床随机对照研究。毫无疑问，全内镜手术对患者有更大的吸引力，更有利于在门诊手术室进行手术，例如，门诊手术中心，在那里患者满意度通常更高，并且可以实现成本节约。

小结

对于主要症状为轴性椎间盘源性颈痛和轻微神经根病的患者，可采用全内镜下颈椎前路减压融合术。其低负担的特点对于寻求简单门诊手术治疗常见颈椎退行性病变的外科医生和患者来说具有吸引力。尽管这种微创颈椎融合术并未使用已被证实远期疗效可靠的现有内植物，但是对于某些严重颈椎退变的患者而言，病变节段的骨性融合，由此带来的钩椎关节骨赘的吸收，均可缓解椎间盘源性疼痛和神经性放射痛。虽然作者的可行性研究令人鼓舞，但在相关临床研究得到进一步证实之前，这种假说尚不肯定。

参考文献

[1] Moskovich R. Neck pain in the elderly: common causes and management. Geriatrics 1988; 43(4): 65-70.

[2] Bogduk N. The anatomical basis for spinal pain syndromes. J Manipulative Physiol Ther 1995; 18(9): 603-5. [PMID: 8775022]

[3] Senter BS. Cervical discogenic syndrome: a cause of chronic head and neck pain. J Miss State Med Assoc 1995; 36(8): 231-4. [PMID: 7473695]

[4] Schellhas KP, Smith MD, Gundry CR, Pollei SR. Cervical discogenic pain. Prospective correlation of magnetic resonance imaging and discography in asymptomatic subjects and pain sufferers. Spine 1996;

21(3): 300-11. [http://dx.doi.org/10.1097/00007632-199602010-00009] [PMID: 8742205]

[5] Peng B, DePalma MJ. Cervical disc degeneration and neck pain. J Pain Res 2018; 11: 2853-7. [http://dx.doi.org/10.2147/JPR.S180018] [PMID: 30532580]

[6] Eloqayli H. Cervical discogenic pain treatment with percutaneous jellified ethanol: preliminary experience. BioMed Res Int 2019; 2019: 2193436. [http://dx.doi.org/10.1155/2019/2193436] [PMID: 31001552]

[7] Saini A, Mukhdomi T. Cervical Discogenic Syndrome. Treasure Island, FL: StatPearls 2020.

[8] Füssel S, Janka M, Schuh A. Chronisches hws-syndrom, was läst sich wie konservativ behandeln? 2014; 156(10).

[9] Motimaya A, Arici M, George D, Ramsby G. Diagnostic value of cervical discography in the management of cervical discogenic pain. Conn Med 2000; 64(7): 395-8. [PMID: 10946476]

[10] Harada GK, Tao Y, Louie PK, et al. Cervical spine MRI phenotypes and prediction of pain, disability and adjacent segment degeneration/disease after ACDF. J Orthop Res 2021; 39(3): 657-70. [http://dx.doi.org/10.1002/jor.24658] [PMID: 32159238]

[11] Jensen RK, Jensen TS, Grøn S, et al. Prevalence of MRI findings in the cervical spine in patients with persistent neck pain based on quantification of narrative MRI reports. Chiropr Man Therap 2019; 27: 13. [http://dx.doi.org/10.1186/s12998-019-0233-3] [PMID: 30873276]

[12] Daimon K, Fujiwara H, Nishiwaki Y, et al. A 20-year prospective longitudinal MRI study on cervical spine after whiplash injury: Follow-up of a cross-sectional study. J Orthop Sci 2019; 24(4): 579-83. [http://dx.doi.org/10.1016/j.jos.2018.11.011] [PMID: 30553607]

[13] Suleiman LI, Weber KA II, Rosenthal BD, et al. High-resolution magnetization transfer MRI in patients with cervical spondylotic myelopathy. J Clin Neurosci 2018; 51: 57-61. [http://dx.doi.org/10.1016/j.jocn.2018.02.023] [PMID: 29530383]

[14] Okada E, Daimon K, Fujiwara H, et al. Twenty-year Longitudinal Follow-up MRI Study of Asymptomatic Volunteers: The Impact of Cervical Alignment on Disk Degeneration. Clin Spine Surg 2018; 31(10): 446-51. [http://dx.doi.org/10.1097/BSD.0000000000000706] [PMID: 30102637]

[15] Moll LT, Kindt MW, Stapelfeldt CM, Jensen TS. Degenerative findings on MRI of the cervical spine: an inter- and intra-rater reliability study. Chiropr Man Therap 2018; 26: 43. [http://dx.doi.org/10.1186/s12998-018-0210-2] [PMID: 30356854]

[16] Geissinger JD, Davis FM. Cervical disc disease and other causes of upper extremity pain. J Fla Med Assoc 1976; 63(11): 872-5. [PMID: 1003155]

[17] Idelberger K. Shoulder pain and shoulder stiffness: causes, differential diagnosis and therapy. MMW Munch Med Wochenschr 1975; 117(10): 373-82. [PMID: 804599]

[18] Cvetanovich GL, Hsu AR, Frank RM, An HS, Andersson GB. Spontaneous resorption of a large cervical herniated nucleus pulposus. Am J Orthop 2014; 43(7): E140-5. [PMID: 25046190]

[19] Gautschi OP, Stienen MN, Schaller K. Spontaneous regression of lumbar and cervical disc herniations - a well established phenomenon. Praxis (Bern 1994) 2013; 102(11): 80-675.

[20] Mixter W, Barr J. Rupture of the Intervertebral Disc with Involvement of the Spinal N Engl. J Med 1934; 211: 210-5.

[21] B S. Compression of the spinal cord due to ventral extradural cervical chondromas. Arch Neurol Psychiatry 1928; 20: 275-8. [http://dx.doi.org/10.1001/archneurpsyc.1928.02210140043003]

[22] Hijikata S. Percutaneous nucleotomy. A new concept technique and 12 years' experience. Clin Orthop Relat Res 1989; (238): 9-23. [http://dx.doi.org/10.1097/00003086-198901000-00003] [PMID: 2910622]

[23] Elsberg C. Tumors of the spinal cord and the symptoms of irritation and compression of the spinal

cord and nerve roots: pathology, symptomatology, diagnosis and treatment. New York: Paul B Hoeber 1922.

[24] Cloward RB. The anterior approach for removal of ruptured cervical disks. J Neurosurg 1958; 15(6): 602-17. [http://dx.doi.org/10.3171/jns.1958.15.6.0602] [PMID: 13599052]

[25] Smith GW, Robinson RA. The treatment of certain cervical-spine disorders by anterior removal of the intervertebral disc and interbody fusion. J Bone Joint Surg Am 1958; 40-A(3): 607-24. [http://dx.doi.org/10.2106/00004623-195840030-00009] [PMID: 13539086]

[26] Epstein NE. A Review of Complication Rates for Anterior Cervical Diskectomy and Fusion (ACDF). Surg Neurol Int 2019; 10: 100. [http://dx.doi.org/10.25259/SNI-191-2019] [PMID: 31528438]

[27] Apfelbaum RI, Kriskovich MD, Haller JR. On the incidence, cause, and prevention of recurrent laryngeal nerve palsies during anterior cervical spine surgery. Spine 2000; 25(22): 2906-12. [http://dx.doi.org/10.1097/00007632-200011150-00012] [PMID: 11074678]

[28] Zheng B, Hao D, Guo H, He B. ACDF vs TDR for patients with cervical spondylosis - an 8 year follow up study. BMC Surg 2017; 17(1): 113. [http://dx.doi.org/10.1186/s12893-017-0316-9] [PMID: 29183306]

[29] Laxer EB, Brigham CD, Darden BV, et al. Adjacent segment degeneration following ProDisc-C total disc replacement (TDR) and anterior cervical discectomy and fusion (ACDF): does surgeon bias effect radiographic interpretation? Eur Spine J 2017; 26(4): 1199-204. [http://dx.doi.org/10.1007/s00586-016-4780-1] [PMID: 27650387]

[30] Yang Y, Ma L, Liu H, et al. Comparison of the incidence of patient-reported post-operative dysphagia between ACDF with a traditional anterior plate and artificial cervical disc replacement. Clin Neurol Neurosurg 2016; 148: 72-8. [http://dx.doi.org/10.1016/j.clineuro.2016.07.020] [PMID: 27428486]

[31] Sasso R. Cervical arthroplasty compares favourably to ACDF at half-decade follow-up. Evid Based Med 2016; 21(1): 15. [http://dx.doi.org/10.1136/ebmed-2015-110239] [PMID: 26537354]

[32] Kang L, Lin D, Ding Z, Liang B, Lian K. Artificial disk replacement combined with midlevel ACDF versus multilevel fusion for cervical disk disease involving 3 levels. Orthopedics 2013; 36(1): e88-94. [http://dx.doi.org/10.3928/01477447-20121217-24] [PMID: 23276359]

[33] Gao Y, Liu M, Li T, Huang F, Tang T, Xiang Z. A meta-analysis comparing the results of cervical disc arthroplasty with anterior cervical discectomy and fusion (ACDF) for the treatment of symptomatic cervical disc disease. J Bone Joint Surg Am 2013; 95(6): 555-61. [http://dx.doi.org/10.2106/JBJS.K.00599] [PMID: 23515991]

[34] Hirsch C. Cervical disk rupture: diagnosis and therapy. Acta Orthop 1960; 30: 172-86. [http://dx.doi.org/10.3109/17453676109149538]

[35] Smith L. Enzyme dissolution of the nucleus pulposus in humans. JAMA 1964; 187: 137-40. [http://dx.doi.org/10.1001/jama.1964.03060150061016]

[36] Onik G, Helms C, Ginsburb L. Percutaneous lumbar discectomy using a new aspiration probe 1985; 144: 3-290.

[37] Choy DS, Hellinger J, Tassi GP, Hellinger S. Percutaneous laser disc decompression. Photomed Laser Surg 2007; 25(1): 60. [PMID: 17352640]

[38] Hellinger J, Stern S, Hellinger S. Nonendoscopic Nd-YAG 1064 nm PLDN in the treatment of thoracic discogenic pain syndromes. J Clin Laser Med Surg 2003; 21(2): 61-6. [http://dx.doi.org/10.1089/104454703765035475] [PMID: 12737645]

[39] Grisoli F, Graziani N, Fabrizi AP, Peragut JC, Vincentelli F, Diaz-Vasquez P. Anterior discectomy without fusion for treatment of cervical lateral soft disc extrusion: a follow-up of 120 cases. Neurosurgery 1989; 24(6): 853-9. [http://dx.doi.org/10.1227/00006123-198906000-00010] [PMID:

2747859]

[40] Savitz MH. Anterior cervical discectomy without fusion or instrumentation: 25 years' experience. Mt Sinai J Med 2000; 67(4): 314-7. [PMID: 11021782]

[41] Sheth JH, Patankar AP, Shah R. Anterior cervical microdiscectomy: is bone grafting and in-situ fusion with instrumentation required? Br J Neurosurg 2012; 26(1): 12-5. [http://dx.doi.org/10.3109/0268869 7.2011.591854] [PMID: 21767123]

[42] Hellinger J. Technical aspects of the percutaneous cervical and lumbar laser-disc-decompression and - nucleotomy. Neurol Res 1999; 21(1): 99-102. [http://dx.doi.org/10.1080/01616412.1999.11740902] [PMID: 10048065]

[43] Hellinger J. Complications of non-endoscopic percutaneous laser disc decompression and nucleotomy with the neodymium: YAG laser 1064 nm. Photomed Laser Surg 2004; 22(5): 418-22. [http://dx.doi. org/10.1089/pho.2004.22.418] [PMID: 15671715]

[44] Ahn Y, Lee SH, Lee SC, Shin SW, Chung SE. Factors predicting excellent outcome of percutaneous cervical discectomy: analysis of 111 consecutive cases. Neuroradiology 2004; 46(5): 378-84. [http:// dx.doi.org/10.1007/s00234-004-1197-z] [PMID: 15103434]

[45] Ahn Y, Lee SH, Shin SW. Percutaneous endoscopic cervical discectomy: clinical outcome and radiographic changes. Photomed Laser Surg 2005; 23(4): 362-8. [http://dx.doi.org/10.1089/ pho.2005.23.362] [PMID: 16144477]

[46] Lee SH, Ahn Y, Lee JH. Laser-assisted anterior cervical corpectomy *versus* posterior laminoplasty for cervical myelopathic patients with multilevel ossification of the posterior longitudinal ligament. Photomed Laser Surg 2008; 26(2): 119-27. [http://dx.doi.org/10.1089/pho.2007.2110] [PMID: 18341415]

[47] Choy DS, Hellinger J, Hellinger S, Tassi GP, Lee SH. 23rd Anniversary of Percutaneous Laser Disc Decompression (PLDD). Photomed Laser Surg 2009; 27(4): 535-8. [http://dx.doi.org/10.1089/ pho.2009.2512] [PMID: 19416003]

[48] Fontanella A. Endoscopic microsurgery in herniated cervical discs. Neurol Res 1999; 21(1): 31-8. [http://dx.doi.org/10.1080/01616412.1999.11740888] [PMID: 10048051]

[49] Knight MT, Goswami A, Patko JT. Comparative outcome of Holmium: YAG and KTP laser disc ablation in degenerative cervical disc disease: results of an ongoing study. Ortop Traumatol Rehabil 2000; 2(2): 39-43. [PMID: 18034117]

[50] Knight MT, Goswami A, Patko JT. Cervical percutaneous laser disc decompression: preliminary results of an ongoing prospective outcome study. J Clin Laser Med Surg 2001; 19(1): 3-8. [http:// dx.doi.org/10.1089/104454701750066875] [PMID: 11547816]

[51] Lee SH, Kang HS. Percutaneous endoscopic laser annuloplasty for discogenic low back pain. World Neurosurg 2010; 73(3): 198-206. [http://dx.doi.org/10.1016/j.surneu.2009.01.023] [PMID: 20860958]

[52] Chiu JC, Hansraj KK, Akiyama C, Greenspan M. Percutaneous (endoscopic) decompression discectomy for non-extruded cervical herniated nucleus pulposus. Surg Technol Int 1997; 6: 405-11. [PMID: 16161004]

[53] Chiu JC, Clifford TJ, Greenspan M, Richley RC, Lohman G, Sison RB. Percutaneous microdecompressive endoscopic cervical discectomy with laser thermodiskoplasty. Mt Sinai J Med 2000; 67(4): 278-82. [PMID: 11021777]

[54] Chiu JC. Endoscopic assisted microdecompression of cervical disc and foramen. Surg Technol Int 2008; 17: 269-79. [PMID: 18802913]

[55] Lee SH, Lee JH, Choi WC, Jung B, Mehta R. Anterior minimally invasive approaches for the cervical spine. Orthop Clin North Am 2007; 38(3): 327-37. [http://dx.doi.org/10.1016/j.ocl.2007.02.007] [PMID: 17629981]

第13章 经皮内镜辅助颈椎关节突关节复位术

Percutaneous Endoscopically Assisted Cervical Facet Reduction

Xifeng Zhang   Zexing Zhu   Hongzhen Jiang   著

摘 要

作者描述了经皮内镜可视化下松解跳跃式和绞锁颈椎小关节突关节错位，该技术可作为牵引下开放后路减压复位的替代技术。与全身麻醉下相比，该手术可以在局部麻醉下进行，允许外科医生与患者进行口头交流，同时直接可视化将绞锁的小关节突关节减压、松解和复位，从而降低潜在的严重神经并发症的风险。内镜技术使外科医生能够为患者提供一个更简单的解决方案来解决跳跃和绞锁的小关节突问题，从而降低了前后联合入路的总体并发症发生率和手术风险。作者呈现了一个具有代表性的病例来阐述他们的技术。

关键词

颈椎小关节突关节脱位，减压，关节跳跃，椎板切除术，关节绞锁，后侧颈椎入路，脊髓压迫，脊柱内镜，上位运动神经元功能障碍。

颈椎脱位是屈曲旋转损伤的结果[1, 2]。通常它们发生在 $C_3 \sim T_1$ 水平。这种损伤的常见结果是，上关节突相对于下关节突向前移位，伴随上/下关节突的骨折。然而，因为关节突关节在颈椎中基本上是水平的，因此没有骨折时也有可能发生小关节突脱位[3]。这种情况已经被描述为"跳跃"[4]，如果小关节面被绞锁，损伤可能相对稳定。不稳定的颈椎损伤常与脊髓损伤和神经功能损伤有关。关节脱位可能是单侧的或双侧的。前脱位可以是完全的或不完全的。颈椎牵引下复位可减少关节突脱位的程度[5]。然而，闭合复位后发生神经功能损伤的风险也是存在的[6]，因此，当最初尝试闭合复位失败时[7, 8]，通常主要考虑手术复位。不稳定的骨折脱位需要手术减压和颈椎的稳定[3, 5, 7, 9-16]。

在神经功能完整的患者中，这些损伤的最佳的初始治疗经常存在争论，特别是当涉及较不常见的单侧小关节损伤或无明显不稳定[6, 17]小关节损伤的手术治疗时。决定非手术或手术治疗通常以外科医生的经验和接受的培训程度为基准[7, 18-25]。如果考虑进行手术治疗，与患者共同决定如何最好地恢复到损伤前功能，可能会提高患者对临床结果[15]的满意度。延迟手术治疗关节突脱位也带来了一系列的挑战[26-31]，时间久了可能会发生关节突关节复合体的自发融合[32]。已经发表的一些研究主张仅前路[33-35]手术或仅后路[15]手术。大多数作者推荐前后联合复位固定技术，并有一些精确的指南来确定哪一种术式更佳[14, 22, 29, 34, 36, 37]。

迄今为止，文献表明，微创技术在颈椎小关节损伤的手术治疗中的应用并不多。通常，这些损伤是由于高能量损伤造成的，大多数是由于机动车事故（motor vehicular accident，MVA）送往一级创伤中心的急诊室。因此，患者症状的突发性不利于微创脊柱手术技术的开展。然而，在简化复合伤患者的脊柱手术治疗中，它的应用值得考虑。颈椎的稳定和减压往往是参与一级创伤治疗的脊柱外科医生的首要问题，因为其他伴随的肢体、骨盆骨折，以及器官损伤可能需要开放复位、内固定和其他外科治疗。在本章，作者通过一个病例描述了他们如何使用脊柱内镜来辅助后方复位。基于他们对该技术的经验，他们建议考虑使用这种内镜下的关节复位，以简化这些严重的颈椎损伤的手术治疗。

一、典型病例

作者以 1 名 50 岁女性为例，介绍了他们的内镜辅助颈椎关节突关节复位技术。患者因颈椎高能量损伤后出现严重颈部疼痛和下肢瘫痪 9h 收入急诊科。患者在户外工作时意外地被一棵倒下的椰子树撞到头部。意识丧失（loss of consciousness，LOC）约 10min，头部闭合性损伤导致脑震荡和认知障碍。在恢复意识后，患者立即自述有严重的颈部和上肢疼痛及下肢活动障碍。

　　此外，体格检查显示患者颈部僵硬，颈椎棘突间隙、双侧斜方肌压痛，双臂无明显的感觉丧失。患者的颈椎活动严重受限。上肢肌力约为 4 级，下肢肌力为 3 级。双侧髌腱反射均为亢进，Hoffman 征呈双侧阳性。患者表现为不完全性脊髓损伤，ASIA 分级 D 级。高级影像学检查显示 $C_{6\sim7}$ 双侧颈小关节绞锁，C_6 椎体滑脱前移，导致脊髓受压（图 13-1）。患者 3D CT 显示右侧关节突跳跃（图 13-2）。

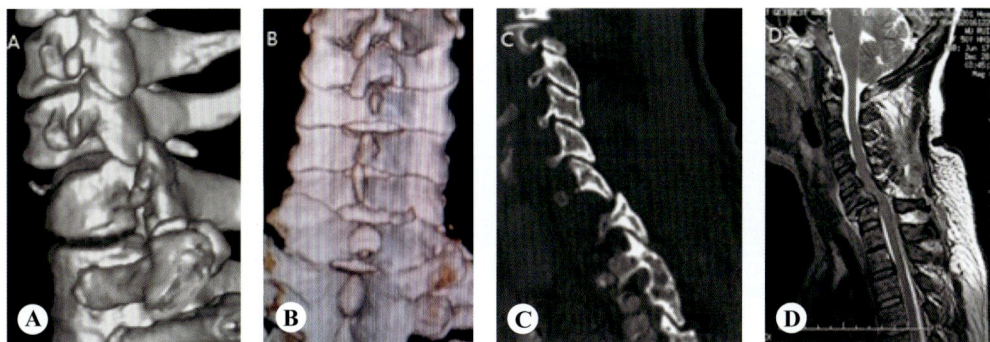

▲ 图 13-1　术前 3D CT（A 和 B）和矢状 CT 显示矢状面 T_2 加权像 MRI（D）证实 $C_{6\sim7}$ 关节突（C）绞锁并相应平面脊髓受压

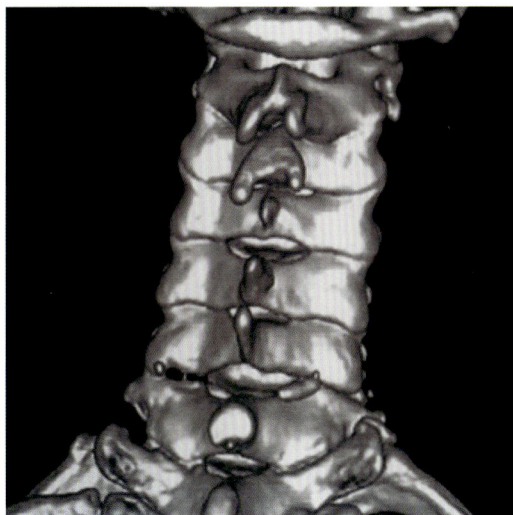

▲ 图 13-2　术前 3D CT 确认骨折，左侧关节绞锁
患者有不完全性脊髓损伤，上肢肌力为 4/5 级，下肢肌力为 3/5 级。Hoffman 征阳性。进行后路内镜减压，以促进"跳跃"和绞锁的 $C_{6/7}$ 层面复位

二、内镜下减压和复位

患者入院，最初采用颅骨牵引术。连续两周反复尝试增加重量，但牵引复位失败。绞锁的未骨折的左侧关节突阻止了复位。因此，作者决定在前路减压融合前采用左侧后路内镜入路手术，以促进复位（图 13-3 A 至 C）。在局部麻醉下，磨除 C_7 左侧关节突上部，在颅骨牵引状态采用内镜直接观察，可见跳跃和绞锁的 $C_{6/7}$ 关节突关节自发复位。

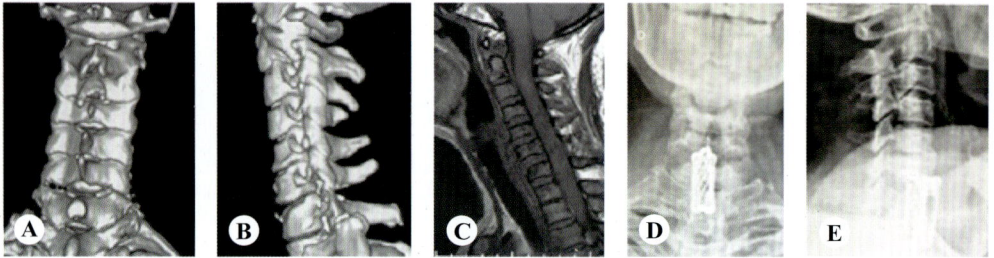

▲ 图 13-3　术后 3D CT（A 和 B）和矢状面 MRI（C）显示绞锁的 $C_{6\sim7}$ 小关节突关节复位。内镜下切除 C_7 侧块左侧上部可见（C）术后正位（D）和侧位（E）X 线片证实了颈椎损伤已稳定

三、最终稳定

在后路内镜减压后，使用椎间融合器和前路支撑钢板进行 ACCF 手术（图 13-3D 和 E）3D CT 证实复位和前柱重建成功。术后的 CT 也显示了左侧的一小部分上关节突、右侧 C_7 关节突骨折，并伴有右侧 C_7 椎板骨折。

四、讨论

复位颈椎关节突关节脱位有时是困难的，可能无法通过单纯的颈椎牵引来完成。传统上，切开复位和稳定手术通常需要前后联合入路。最近的一些文章发表了仅采用前路技术来完成受伤颈椎运动节段的复位和稳定的优点。经皮内镜减压绞锁和跳跃的颈椎关节似乎大有可为，因为它减少了手术创伤和手术时间。此外，它可以在局部麻醉下进行，而不需要全身麻醉，从而使后续的骨骼牵引下的复位操作更安全，因为外科医生可以在这些危险操作时与患者保持沟通。对于无神经症状的骨折脱位损伤患者是否需要进行复位前 MRI 扫描一直存在争议。至少在理论上，如果在复位手术中较大的髓核再次疝入椎管，则存在突然神经功能损伤的风险。这种风险在没有进行术前 MRI 时可能存在。小关节的绞锁，导致损伤小关节关节突的高应力集中。需要使用更大的牵引力量才能达到小关节突复位的效果，而切除阻挡的关节突的尖端可以显著减少完成复位所需的牵引力。

小结

经皮内镜下松解跳跃的颈椎关节突以促进骨牵引下的自发复位是一个有效的替代开放手术复位的方法。降低与入路相关的并发症发生率和神经系统损伤的风险是具有明显优势的。内镜手术可以在局部麻醉下进行，同时在持续增加的牵引力下松解跳跃的关节突。直接在可视化下可以观察到自发复位，简化了术后疗效的评估，甚至无须进行进一步的术后影像学检查。后路内镜下和前路开放手术可在同一天进行，患者围术期的风险较低，因为可以减少失血量和其他相关的手术并发症。作者计划在现有的实践环境中，只要有机会，就对更多的患者进行经皮内镜减压、松解和复位的优点进行研究。预计他们的内镜技术可以在更广泛的患者研究中得到验证，并计划在这些研究完成后再进行报道。

参考文献

[1] Panjabi MM, Simpson AK, Ivancic PC, Pearson AM, Tominaga Y, Yue JJ. Cervical facet joint kinematics during bilateral facet dislocation. Eur Spine J 2007; 16(10): 1680-8. [http://dx.doi.org/10.1007/s00586-007-0410-2] [PMID: 17566792]

[2] Ivancic PC, Pearson AM, Tominaga Y, Simpson AK, Yue JJ, Panjabi MM. Mechanism of cervical spinal cord injury during bilateral facet dislocation. Spine 2007; 32(22): 2467-73. [http://dx.doi.org/10.1097/BRS.0b013e3181573b67] [PMID: 18090087]

[3] Takao T, Kubota K, Maeda T, et al. A radiographic evaluation of facet sagittal angle in cervical spinal cord injury without major fracture or dislocation. Spinal Cord 2017; 55(5): 515-7. [http://dx.doi.org/10.1038/sc.2016.172] [PMID: 27995938]

[4] Harshfield DL, Jordan R, Grigg K. Radiological case of the month. A facet dislocation (perched or jumped facet) on the right at C4-C5. J Ark Med Soc 1994; 90(8): 403-4. [PMID: 8175619]

[5] Ahmed WA, Naidoo A, Belci M. Rapid incremental closed traction reduction of cervical facet fracture dislocation: the Stoke Mandeville experience. Spinal Cord Ser Cases 2018; 4: 86. [http://dx.doi.org/10.1038/s41394-018-0109-0] [PMID: 30275978]

[6] Wimberley DW, Vaccaro AR, Goyal N, et al. Acute quadriplegia following closed traction reduction of a cervical facet dislocation in the setting of ossification of the posterior longitudinal ligament: case report.

Spine 2005; 30(15): E433-8. [http://dx.doi.org/10.1097/01.brs.0000172233.05024.8f] [PMID: 16094262]

[7] Song KJ, Park H, Lee KB. Treatment of irreducible bilateral cervical facet fracture-dislocation with a prolapsed disc using a prefixed polyetheretherketone cage and plate system. Asian Spine J 2013; 7(2): 111-4. [http://dx.doi.org/10.4184/asj.2013.7.2.111] [PMID: 23741548]

[8] Li Y, Zhou P, Cui W, et al. Immediate anterior open reduction and plate fixation in the management of lower cervical dislocation with facet interlocking. Sci Rep 2019; 9(1): 1286. [http://dx.doi.org/10.1038/s41598-018-37742-w] [PMID: 30718730]

[9] Kim SG, Park SJ, Wang HS, Ju CI, Lee SM, Kim SW. Anterior Approach Following Intraoperative Reduction for Cervical Facet Fracture and Dislocation. J Korean Neurosurg Soc 2020; 63(2): 202-9. [http://dx.doi.org/10.3340/jkns.2019.0139] [PMID: 31805759]

[10] Miao DC, Qi C, Wang F, Lu K, Shen Y. Management of Severe Lower Cervical Facet Dislocation without Vertebral Body Fracture Using Skull Traction and an Anterior Approach. Med Sci Monit 2018; 24: 1295-302. [http://dx.doi.org/10.12659/MSM.908515] [PMID: 29500927]

[11] Shinohara K, Soshi S, Kida Y, Shinohara A, Marumo K. A rare case of spinal injury: bilateral facet dislocation without fracture at the lumbosacral joint. J Orthop Sci 2012; 17(2): 189-93. [http://dx.doi.org/10.1007/s00776-011-0082-y] [PMID: 21559956]

[12] Ngo LM, Aizawa T, Hoshikawa T, et al. Fracture and contralateral dislocation of the twin facet joints of the lower cervical spine. Eur Spine J 2012; 21(2): 282-8. [http://dx.doi.org/10.1007/s00586-011-1956-6] [PMID: 21830078]

[13] Gomes S, Rudkin S, Tsai F, Lotfipour S. Bilateral cervical spine facet fracture-dislocation. West J Emerg Med 2009; 10(1): 19. [PMID: 19561761]

[14] Schmidt-Rohlfing B, Nossek M, Knobe M, Das M. Combined approach for a locked unilateral facet fracture-dislocation of the cervicothoracic junction. Acta Orthop Belg 2008; 74(6): 875-80. [PMID: 19205340]

[15] Isla A, Alvarez F, Perez-López C, et al. Posterior approach for low cervical fractures with unilateral or bilateral facet dislocation. Eur J Orthop Surg Traumatol 2002; 12(3): 123-8. [http://dx.doi.org/10.1007/s00590-002-0039-0] [PMID: 24573888]

[16] Hadley MN, Fitzpatrick BC, Sonntag VK, Browner CM. Facet fracture-dislocation injuries of the cervical spine. Neurosurgery 1992; 30(5): 661-6. [PMID: 1584374]

[17] Ndoumbé A, Motah M, Mballa Amougou JC, Guifo Marc ML, Takongmo S, Sosso Maurice A. A case of unilateral dislocation of C3 right facet joint treated with lateral mass plating. Neurochirurgie 2011; 57(2): 100-4. [PMID: 21087778]

[18] Quarrington RD, Jones CF, Tcherveniakov P, et al. Traumatic subaxial cervical facet subluxation and dislocation: epidemiology, radiographic analyses, and risk factors for spinal cord injury. Spine J 2018; 18(3): 387-98. [http://dx.doi.org/10.1016/j.spinee.2017.07.175] [PMID: 28739474]

[19] Sun D, Liu P, Cheng J, Ma Z, Liu J, Qin T. Correlation between intervertebral disc degeneration, paraspinal muscle atrophy, and lumbar facet joints degeneration in patients with lumbar disc herniation. BMC Musculoskelet Disord 2017; 18(1): 167. [http://dx.doi.org/10.1186/s12891-017-1522-4] [PMID: 28427393]

[20] Prabhat V, Boruah T, Lal H, Kumar R, Dagar A, Sahu H. Management of post-traumatic neglected cervical facet dislocation. J Clin Orthop Trauma 2017; 8(2): 125-30. [http://dx.doi.org/10.1016/j.jcot.2016.10.002] [PMID: 28720987]

[21] Broekema AE, Kuijlen JM, Lesman-Leegte GA, et al. FACET study group investigators. Study protocol for a randomised controlled multicentre study: the Foraminotomy ACDF Cost-Effectiveness Trial (FACET) in patients with cervical radiculopathy. BMJ Open 2017; 7(1): e012829. [http://dx.doi.org/10.1136/bmjopen-2016-012829] [PMID: 28057652]

[22] Lins CC, Prado DT, Joaquim AF. Surgical treatment of traumatic cervical facet dislocation: anterior, posterior or combined approaches? Arq Neuropsiquiatr 2016; 74(9): 745-9. [http://dx.doi.org/10.1590/0004-282X20160078] [PMID: 27706424]

[23] Du W, Wang C, Tan J, Shen B, Ni S, Zheng Y. Management of subaxial cervical facet dislocation through anterior approach monitored by spinal cord evoked potential. Spine 2014; 39(1): 48-52. [http://dx.doi.org/10.1097/BRS.0000000000000046] [PMID: 24108291]

[24] Chen Y, Wang X, Chen D, Liu X. Surgical treatment for unilateral cervical facet dislocation in a young child aged 22 months old: a case report and review of the literature. Eur Spine J 2013; 22 (Suppl. 3): S439-42. [http://dx.doi.org/10.1007/s00586-012-2590-7] [PMID: 23179987]

[25] Cosar M, Khoo LT, Yeung CA, Yeung AT. A comparison of the degree of lateral recess and foraminal enlargement with facet preservation in the treatment of lumbar stenosis with standard surgical tools *versus* a novel powered filing instrument: a cadaver study. SAS J 2007; 1(4): 135-42. [http://dx.doi.org/10.1016/S1935-9810(07)70059-2] [PMID: 25802591]

[26] O'Shaughnessy J, Grenier JM, Stern PJ. A delayed diagnosis of bilateral facet dislocation of the cervical spine: a case report. J Can Chiropr Assoc 2014; 58(1): 45-51. [PMID: 24587496]

[27] Mishra A, Agrawal D, Singh PK. Delayed presentation of post-traumatic bilateral cervical facet dislocation: a series of 4 cases. Neurol India 2014; 62(5): 540-2. [http://dx.doi.org/10.4103/0028-3886.144454] [PMID: 25387625]

[28] Shimada T, Ohtori S, Inoue G, *et al.* Delayed surgical treatment for a traumatic bilateral cervical facet joint dislocation using a posterior-anterior approach: a case report. J Med Case Reports 2013; 7: 9. [http://dx.doi.org/10.1186/1752-1947-7-9] [PMID: 23302494]

[29] Payer M, Tessitore E. Delayed surgical management of a traumatic bilateral cervical facet dislocation by an anterior-posterior-anterior approach. J Clin Neurosci 2007; 14(8): 782-6. [http://dx.doi.org/10.1016/j.jocn.2006.04.021] [PMID: 17531492]

[30] Bartels RH, Donk R. Delayed management of traumatic bilateral cervical facet dislocation: surgical strategy. Report of three cases. J Neurosurg 2002; 97(3) (Suppl.): 362-5. [PMID: 12408394]

[31] Kahn A, Leggon R, Lindsey RW. Cervical facet dislocation: management following delayed diagnosis. Orthopedics 1998; 21(10): 1089-91. [http://dx.doi.org/10.3928/0147-7447-19981001-07] [PMID: 9801232]

[32] Bodman A, Chin L. Bony fusion in a chronic cervical bilateral facet dislocation. Am J Case Rep 2015; 16: 104-8. [http://dx.doi.org/10.12659/AJCR.892173] [PMID: 25702178]

[33] Liu K, Zhang Z. A novel anterior-only surgical approach for reduction and fixation of cervical facet dislocation. World Neurosurg 2019; 128: e362-9. [http://dx.doi.org/10.1016/j.wneu.2019.04.153] [PMID: 31029820]

[34] Liu K, Zhang Z. Comparison of a novel anterior-only approach and the conventional posterior-anterior approach for cervical facet dislocation: a retrospective study. Eur Spine J 2019; 28(10): 2380-9. [http://dx.doi.org/10.1007/s00586-019-06073-3] [PMID: 31332570]

[35] Kanna RM, Shetty AP, Rajasekaran S. Modified anterior-only reduction and fixation for traumatic cervical facet dislocation (AO type C injuries). Eur Spine J 2018; 27(6): 1447-53. [http://dx.doi.org/10.1007/s00586-017-5430-y] [PMID: 29279998]

[36] Raizman NM, Yu WD, Jenkins MV, Wallace MT, O'Brien JR. Traumatic C4-C5 unilateral facet dislocation with posterior disc herniation above a prior anterior fusion. Am J Orthop 2012; 41(6): E85-8. [PMID: 22837997]

[37] Feng G, Hong Y, Li L, *et al.* Anterior decompression and nonstructural bone grafting and posterior fixation for cervical facet dislocation with traumatic disc herniation. Spine 2012; 37(25): 2082-8. [http://dx.doi.org/10.1097/BRS.0b013e31825ee846] [PMID: 22614801]

第14章 内镜辅助微创椎板成形术治疗脊髓型颈椎病

Endoscopically Assisted Minimally Invasive Laminoplasty in The Treatment of Cervical Spondylotic Myelopathy

Xifeng Zhang   Dongzhe Li   Hongzhen Jiang   著

摘 要

作者报道了 1 例由于退行性椎管狭窄导致脊髓型颈椎病病例。他们采用内镜辅助下椎板成形术，使用可视化的内镜技术减压硬膜囊和颈椎椎板腹侧之间的黄韧带。行棘突旁 2cm 切口，通过该切口放置 MED 管状牵开器，并使用手术显微镜进行减压大部分骨性结构。用高速钻头磨出椎板与侧块连接部。用 Kerrison 咬骨钳成形椎板外侧沟。丝线穿过棘突，从硬膜囊表面抬高椎板，扩大椎管。然后用微型钛板固定成形后的椎板。作者介绍了他们利用脊柱内镜来提高手术显露的可视化程度，改善使用手术显微镜，通过 MED 管状牵开器系统提供的小范围显露造成显露困难的问题。通过同时使用手术显微镜和脊柱内镜 2 种脊柱手术技术，在视觉照明和放大方面均有助于提高这种混合手术的安全性。在作者看来，这种混合手术可能是下一代颈椎微创手术进步的基石。

关键词

脊髓型颈椎病，内镜，椎板成形术

脊髓型颈椎病（cervical spondylotic myelopathy，CSM）是颈椎退变患者的一种常见疾病，退变会导致脊髓的可用空间明显减少，从而导致神经功能下降[1-9]。其常见症状包括手臂和手指刺痛或麻木，或者肩部、手臂和手的力量下降。患者常常抱怨难以抓取和持物，或者颈部疼痛或僵硬，行走能力下降，平衡和协调受影响，精细运动技能受损[10-13]。手术治疗的核心是脊髓减压。椎板成形术与改善脊髓型颈椎病患者的临床结果存在相关性[10, 14-19]。其优势在于可降低椎板切除术后脊柱后凸发生率，以及减压融合术后邻近节段退变的发生率，同时出血量低，手术创伤小[12, 18, 20, 21]。但同时存在颈部轴向疼痛和椎板成形部位的复闭再次导致颈椎管狭窄[8, 22-24]。在本章，作者报道了他们使用脊柱内镜在 MED 管状牵开器系统进行椎板成形术中的应用。混搭手术下经皮微创下椎板成形术预示着脊柱内镜技术将会发生转变，从简单的单孔减压操作转向更为复杂的脊柱重建手术。

一、病例介绍

患者为 52 岁女性，主诉反复颈肩疼痛 10 多年，在来我院就诊前的 4 个月，颈肩疼痛加重并伴有上下肢乏力。此外，伴有持物困难，步态不稳，行走耐力受限。体格检查显示颈部肌肉僵硬，左前臂桡侧和拇指浅感觉减退。双侧肘部伸屈肌力降低至 4 级，双手握力降低至 3 级。双侧霍夫曼征阳性，双侧肱二头肌、肱三头肌和髌腱反射亢进。高级影像学检查显示多节段颈椎椎间盘突出，颈椎管狭窄。术前 CT 显示颈椎生理曲度丢失，颈椎变直，无明显颈椎不稳及后纵韧带钙化（图 14-1）。

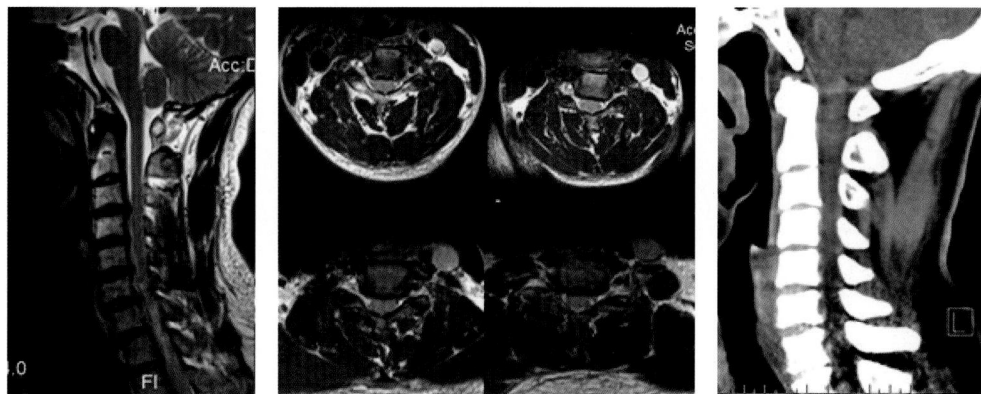

▲ 图 14-1　MRI 和 CT 显示多节段颈椎椎间盘突出、颈椎管狭窄，后纵韧带未见明显钙化

二、手术指征和技巧

患者有明显的颈椎脊髓受压症状，影像学证实颈椎椎管狭窄和硬膜囊受压。X 线片显示颈椎无明显不稳。我们决定在 MED 显微镜下为患者行颈椎椎板成形术，以扩大颈椎椎管，从而改善颈椎脊髓的压迫。在提起椎板完成椎管扩大成形之前，我们期望使用脊柱内镜辅助松解粘连，并帮助剥离硬膜囊表面的软组织。

全身麻醉诱导及围术期抗生素使用 24h，患者取俯卧位，在 $C_{3/4}$ 水平后正中皮肤处开一个长 20mm 的直切口。在每个棘突两侧钻孔，丝线穿过钻孔，目的是在完成骨切割后帮助提起椎板。在最小限度的肌肉剥离后，将一个 MED 管状牵开器插入棘突旁，直到接触椎板。显露骨表面后，推荐使用刮匙来分离棘突椎板外侧下缘到小关节内侧。

椎板成形前，在棘突基部钻孔，指向椎板的另一侧，为微型钛板固定做准备。高速磨钻在外侧椎板与侧块内侧交界处开槽，然后使用颈椎 Kerrison 咬骨钳咬透椎板。骨槽一般为 2～3mm 宽。在该连接处，在 MED 管道（＞20mm）内使用内镜探钩，可视化下剥离软组织，以游离椎板，完成椎板成形术。作者发现经骨切除创造的操作窗口，使用该技术分离和切除硬膜囊表面的黄韧带与纤维束带非常实用。一旦显露出一侧的硬脊膜，就可以开始对侧操作。此时，将先前放置的丝线向后牵拉，以使手术节段的椎板棘突复合体向后方移动，并通过扩大后方椎管，形成两侧约 3mm 椎板成形术效果。部分患者，需要反复松解颈脊髓硬膜囊之间的粘连。假设在椎板成形术准备过程中，切除的椎板向后移位困难，在这种情况下，可以使用脊柱内镜反复检查软组织和分离情况。微型钛板的内侧固定在棘突基部，钛板的外侧使用 Magerl 技术固定在侧块上。同样的手术步骤在两侧进行，重新放置 MED 管道到对侧的同一水平。手术完成后，缝合筋膜和皮肤，用留置引流管引流伤口，通常在术后 2～3 天拔出引流管（图 14-2 和图 14-3）。

三、治疗经过

患者术后情况良好。术后 1 天，拔除引流管。鼓励患者戴颈托，在医生和物理治疗师的监督下下床活动。术后患者四肢疲劳感消除。术后 6 个月，患者上肢肌力恢复至 5 级。患者颈椎 JOA 评分术前 8 分，术后 1 年改善至 13 分。颈肩疼痛 VAS

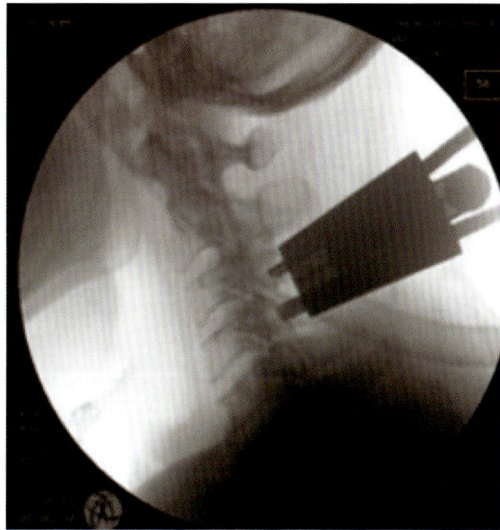

▲ 图 14-2　术中透视颈椎侧位图
显示微创手术椎板成形术中使用的 MED 管状牵开器的位置

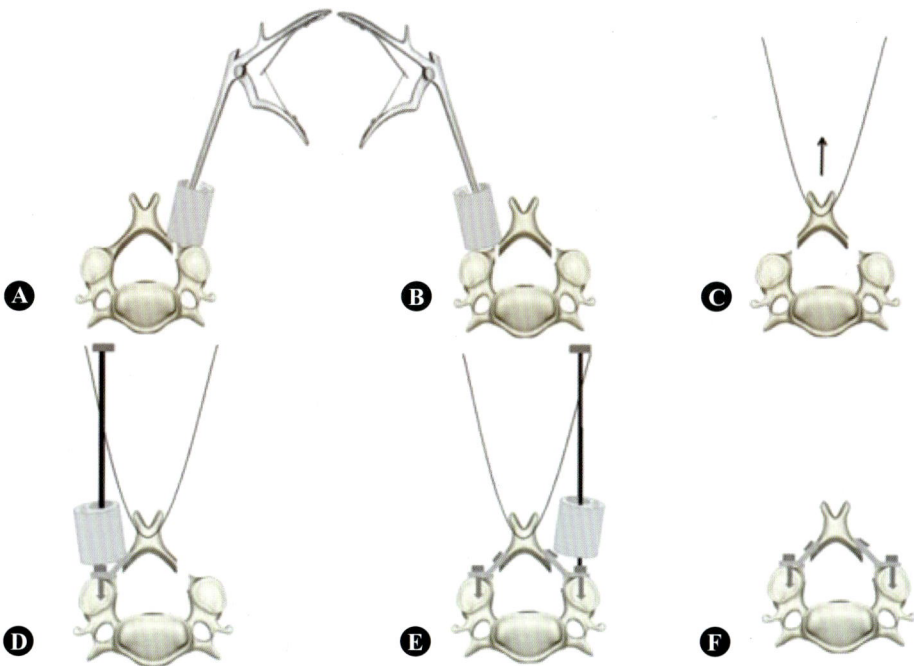

▲ 图 14-3　使用 MED 管状牵开器（A 和 B）的椎板成形术示意，内镜探钩用于释放硬脊膜和后路椎板成形术骨块之间的软组织粘连，骨块由棘突和剩余的椎板（C 至 F）形成

181

评分术前 8 分，术后 1 年降至 2 分。术后 7 天行 MRI，颈椎椎管明显扩大。术后 1 年，颈椎 X 线片显示钛板处于良好位置，无松动。横断面 CT 显示椎板缺口处骨愈合（图 14-4 和图 14-5）。

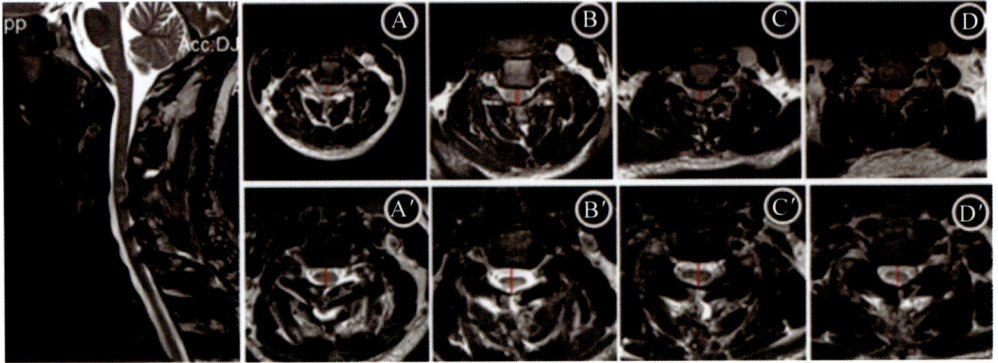

▲ 图 14-4　MED- 内镜混搭椎板成形术术后 7 天后矢状面和轴位 MRI

脊柱内镜通过在椎板外侧部分和由骨切割产生的侧块内侧部分之间形成的 2～3mm 宽的槽，直接观察到硬脊膜和后方椎板成形术块之间的界面。MRI 显示手术节段颈椎管直径较术前明显增大（A vs. A′，B vs. B′，C vs. C′，D vs. D′，红线表示前后径增大）

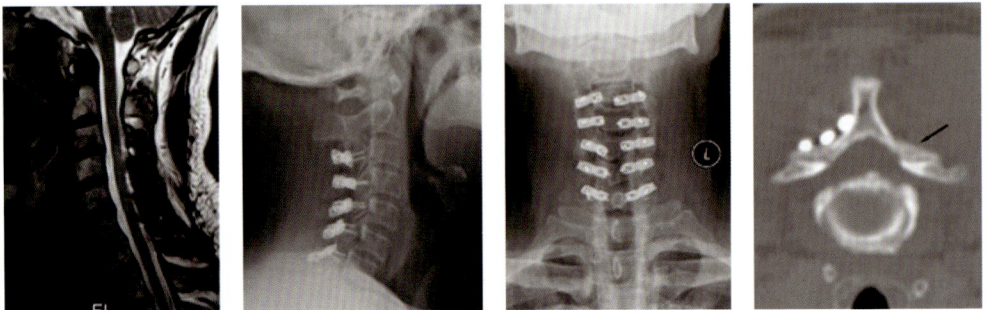

▲ 图 14-5　术后一年的矢状位 MRI、侧位和前后位 X 线片及 CT 显示椎管没有重新出现狭窄

X 线片显示钛板位置良好，无松动现象。横断面 CT 显示椎板成形术切口处沟骨愈合

四、讨论

脊髓型颈椎病的治疗仍以各种传统手术为主，主要有前路、后路和前后路联合手术 [6, 12, 25-31]。后路手术适合于颈椎多节段脊髓压迫、但不需要额外的前路手术减压的患者。早期颈椎后路手术采用广泛椎板切除术。由于术后瘢痕组织容

易引起脊髓的再压迫，长期疗效较差，因此不受欢迎。自 1979 年首次提出单铰链开门颈椎板成形术以来 [32, 33]，各种技术在临床实践中得到了推广和应用。改良锚定单开门、颈椎 "Z" 形椎板成形术和微型钛板内固定是这些技术的例子及后来的单开门、双开门颈椎椎管扩大手术。虽然这些手术具有相对优良的长期疗效，但同时伴有 C_5 神经根麻痹、术后成形椎板再闭合伴复发性中央颈椎管狭窄、术后颈椎后凸 [8] 等问题。此外，有文献报道 45%～80% 的患者术后出现轴性疼痛，如颈肩疼痛、酸痛、僵硬、肌肉痉挛等，症状持续时间可达 10 年以上 [5, 7, 34]。这可能与手术中颈椎韧带复合体的严重损伤或后侧肌肉，特别是 C_2～C_7 附着肌肉的剥离有关。其他因素可能包括减少了术后颈椎的活动范围、颈椎软组织的刺激及成形术后椎板的活动性位移。

内镜辅助下的 MED 颈椎椎板成形术完全保留了棘突、棘上韧带、棘间韧带等必要结构及颈后肌与棘突的附着，减少或避免了对颈椎后方关键组织结构的破坏。内镜是一种有效的工具，可以直接观察和减少后路椎板成形术骨块与棘突和椎板之间软组织剥离。因此，作者提出的内镜辅助 MED 技术有助于保留颈后肌的结构和功能完整性，特别是头夹肌和 C_2 颈椎半棘肌，包括头下斜肌和头后直肌。微型钛板对椎管进行了刚性固定，恢复了椎管的即刻稳定性，以达到充分减压和扩张椎管的目的。作者建议术后早期进行物理治疗和早期活动，以减少颈椎前凸丢失，防止颈椎活动度下降。术后颈椎椎管再闭合是一种常见的术后并发症，钛板固定可有效避免。作者还指出，因为更为微创的操作和成形范围的限制，C_5 神经根麻痹的发生应更低。

小结

微创颈椎椎板成形术中的内镜可视化仅用于切割骨槽和剥离硬膜囊的软组织附着，另外当使用缝线将后方椎板从侧块上分离时，内镜辅助更容易协助椎管的后侧扩张。该术式对颈神经根牵拉很小。该技术需要一些练习，即使对现在大多数熟悉 MED 技术的外科医生来说，也不容易掌握。作者建议准备开展该术式的外科医生采用该技术来评估椎板成形术骨块的位移量。但它可能使微型钛板的安装更加麻烦。这部分操作需要进一步改进。作者将继续研究这项技术的临床结果，并在未来展示他们更广泛的临床试验结果。就目前而言，他们总结该病例报道的优点提出了此手术方法。

参考文献

[1] Yuan H, Zhang X, Zhang LM, Yan YQ, Liu YK, Lewandrowski KU. Comparative study of curative effect of spinal endoscopic surgery and anterior cervical decompression for cervical spondylotic myelopathy. J Spine Surg 2020; 6 (Suppl. 1): S186-96. [http://dx.doi.org/10.21037/jss.2019.11.15] [PMID: 32195427]

[2] Qi Q, Huang S, Ling Z, *et al.* A New Diagnostic Medium for Cervical Spondylotic Myelopathy: Dynamic Somatosensory Evoked Potentials. World Neurosurg 2020; 133: e225-32. [http://dx.doi.org/10.1016/j.wneu.2019.08.205] [PMID: 31493599]

[3] Nouri A, Gondar R, Cheng JS, Kotter MRN, Tessitore E. Degenerative cervical myelopathy and the aging spine: introduction to the special issue. J Clin Med 2020; 9(8): E2535. [http://dx.doi.org/10.3390/jcm9082535] [PMID: 32781513]

[4] Li X, An B, Gao H, *et al.* Surgical results and prognostic factors following percutaneous full endoscopic posterior decompression for thoracic myelopathy caused by ossification of the ligamentum flavum. Sci Rep 2020; 10(1): 1305. [http://dx.doi.org/10.1038/s41598-020-58198-x] [PMID: 31992790]

[5] Li Q, Han X, Wang R, Zhang Y, Liu P, Dong Q. Clinical recovery after 5 level of posterior decompression spine surgeries in patients with cervical spondylotic myelopathy: A retrospective cohort study. Asian J Surg 2020; 43(5): 613-24. [http://dx.doi.org/10.1016/j.asjsur.2019.08.003] [PMID: 31481282]

[6] El-Ghandour NMF, Soliman MAR, Ezzat AAM, Mohsen A, Zein-Elabedin M. The safety and efficacy of anterior *versus* posterior decompression surgery in degenerative cervical myelopathy: a prospective randomized trial. J Neurosurg Spine 2020; 1-9. [PMID: 32357329]

[7] Dobran M, Mancini F, Paracino R, *et al.* Laminectomy *versus* open-door laminoplasty for cervical spondylotic myelopathy: A clinical outcome analysis. Surg Neurol Int 2020; 11: 73. [http://dx.doi.org/10.25259/SNI_85_2020] [PMID: 32363068]

[8] Yuan X, Wei C, Xu W, Gan X, Cao S, Luo J. Comparison of laminectomy and fusion *vs* laminoplasty in the treatment of multilevel cervical spondylotic myelopathy: A meta-analysis. Medicine (Baltimore) 2019; 98(13): e14971. [http://dx.doi.org/10.1097/MD.0000000000014971] [PMID: 30921202]

[9] Lin Y, Rao S, Li Y, Zhao S, Chen B. Posterior percutaneous full-endoscopic cervical laminectomy and decompression for cervical stenosis with myelopathy: a technical note. World Neurosurg 2019; 8750 (19): 30051-8. [http://dx.doi.org/10.1016/j.wneu.2018.12.180] [PMID: 30648610]

[10] Kato S, Oshima Y, Oka H, *et al.* Comparison of the Japanese Orthopaedic Association (JOA) score and modified JOA (mJOA) score for the assessment of cervical myelopathy: a multicenter observational study. PLoS One 2015; 10(4): e0123022. [http://dx.doi.org/10.1371/journal.pone.0123022] [PMID: 25837285]

[11] Jho HD. Spinal cord decompression *via* microsurgical anterior foraminotomy for spondylotic cervical myelopathy. Minim Invasive Neurosurg 1997; 40(4): 124-9. [http://dx.doi.org/10.1055/s-2008-1053432] [PMID: 9477400]

[12] Law MD Jr, Bernhardt M, White AA III. Cervical spondylotic myelopathy: a review of surgical indications and decision making. Yale J Biol Med 1993; 66(3): 165-77. [PMID: 8209553]

[13] Hattori T, Sakakibara R, Yasuda K, Murayama N, Hirayama K. Micturitional disturbance in cervical spondylotic myelopathy. J Spinal Disord 1990; 3(1): 16-8. [http://dx.doi.org/10.1097/00002517-199003000-00003] [PMID: 2134406]

[14] Deora H, Kim SH, Behari S, *et al.* World Federation of Neurosurgical Societies (WFNS) Spine Committee. Anterior Surgical Techniques for Cervical Spondylotic Myelopathy: WFNS Spine Committee Recommendations. Neurospine 2019; 16(3): 408-20. [http://dx.doi.org/10.14245/ns.1938250.125] [PMID: 31607073]

[15] An B, Li XC, Zhou CP, *et al.* Percutaneous full endoscopic posterior decompression of thoracic myelopathy caused by ossification of the ligamentum flavum. Eur Spine J 2019; 28(3): 492-501. [http://dx.doi.org/10.1007/s00586-018-05866-2] [PMID: 30656471]

[16] Minamide A, Yoshida M, Simpson AK, *et al.* Microendoscopic laminotomy *versus* conventional laminoplasty for cervical spondylotic myelopathy: 5-year follow-up study. J Neurosurg Spine 2017; 27(4): 403-9. [http://dx.doi.org/10.3171/2017.2.SPINE16939] [PMID: 28708041]

[17] Blizzard DJ, Caputo AM, Sheets CZ, *et al.* Laminoplasty *versus* laminectomy with fusion for the treatment of spondylotic cervical myelopathy: short-term follow-up. Eur Spine J 2017; 26(1): 85-93. [http://dx.doi.org/10.1007/s00586-016-4746-3] [PMID: 27554354]

[18] Laiginhas AR, Silva PA, Pereira P, Vaz R. Long-term clinical and radiological follow-up after laminectomy for cervical spondylotic myelopathy. Surg Neurol Int 2015; 6: 162. [http://dx.doi.org/10.4103/2152-7806.167211] [PMID: 26543671]

[19] Oshima Y, Takeshita K, Inanami H, *et al.* Cervical microendoscopic interlaminar decompression through a midline approach in patients with cervical myelopathy: a technical note. J Neurol Surg A Cent Eur Neurosurg 2014; 75(6): 474-8. [http://dx.doi.org/10.1055/s-0034-1373663] [PMID: 24819630]

[20] Oshima Y, Seichi A, Takeshita K, *et al.* Natural course and prognostic factors in patients with mild cervical spondylotic myelopathy with increased signal intensity on T2-weighted magnetic resonance imaging. Spine 2012; 37(22): 1909-13. [http://dx.doi.org/10.1097/BRS.0b013e318259a65b] [PMID: 22511231]

[21] Kato Y, Iwasaki M, Fuji T, Yonenobu K, Ochi T. Long-term follow-up results of laminectomy for cervical myelopathy caused by ossification of the posterior longitudinal ligament. J Neurosurg 1998; 89(2): 217-23. [http://dx.doi.org/10.3171/jns.1998.89.2.0217] [PMID: 9688116]

[22] Phan K, Scherman DB, Xu J, Leung V, Virk S, Mobbs RJ. Laminectomy and fusion *vs* laminoplasty for multi-level cervical myelopathy: a systematic review and meta-analysis. Eur Spine J 2017; 26(1): 94-103. [http://dx.doi.org/10.1007/s00586-016-4671-5] [PMID: 27342611]

[23] Yabuki S, Kikuchi S. Endoscopic surgery for cervical myelopathy due to calcification of the ligamentum flavum. J Spinal Disord Tech 2008; 21(7): 518-23. [http://dx.doi.org/10.1097/BSD.0b013e31815a6151] [PMID: 18836365]

[24] Yabuki S, Kikuchi S. Endoscopic partial laminectomy for cervical myelopathy. J Neurosurg Spine 2005; 2(2): 170-4. [http://dx.doi.org/10.3171/spi.2005.2.2.0170] [PMID: 15739529]

[25] Hitchon PW, Woodroffe RW, Noeller JA, Helland L, Hramakova N, Nourski KV. Anterior and posterior approaches for cervical myelopathy: clinical and radiographic outcomes. Spine 2019; 44(9): 615-23. [http://dx.doi.org/10.1097/BRS.0000000000002912] [PMID: 30724826]

[26] Yadav YR, Ratre S, Parihar V, Dubey A, Dubey MN. Endoscopic partial corpectomy using anterior decompression for cervical myelopathy. Neurol India 2018; 66(2): 444-51. [http://dx.doi.org/10.4103/0028-3886.227270] [PMID: 29547169]

[27] Yadav YR, Parihar V, Ratre S, Kher Y, Bhatele PR. Endoscopic decompression of cervical spondylotic myelopathy using posterior approach. Neurol India 2014; 62(6): 640-5. [http://dx.doi.org/10.4103/0028-3886.149388] [PMID: 25591677]

[28] König SA, Spetzger U. Surgical management of cervical spondylotic myelopathy - indications for

anterior, posterior or combined procedures for decompression and stabilisation. Acta Neurochir (Wien) 2014; 156(2): 253-8. [http://dx.doi.org/10.1007/s00701-013-1955-y] [PMID: 24292777]

[29] Dahdaleh NS, Wong AP, Smith ZA, Wong RH, Lam SK, Fessler RG. Microendoscopic decompression for cervical spondylotic myelopathy. Neurosurg Focus 2013; 35(1): E8. [http://dx.doi. org/10.3171/2013.3.FOCUS135] [PMID: 23815253]

[30] Jho HD. Decompression *via* microsurgical anterior foraminotomy for cervical spondylotic myelopathy. Technical note. J Neurosurg 1997; 86(2): 297-302. [http://dx.doi.org/10.3171/ jns.1997.86.2.0297] [PMID: 9010435]

[31] Hohmann D, Liebig K. Surgical therapy of spondylogenic cervical myelopathy. Indications and techniques. Orthopade 1996; 25(6): 558-66.

[32] Casella E, Chiappetta F, Dell'Aquila G, Fiume D, Massari A, Scarda G. Surgical treatment of cervical spondylogenic myelopathy (surgical indications and long-term results). Riv Neurobiol 1979; 25(4): 435-48. [PMID: 262056]

[33] Hattori S, Saiki K, Kawai S. Diagnosis of the level and severity of cord lesion in cervical spondylotic myelopathy. Spinal evoked potentials. Spine 1979; 4(6): 478-85. [http://dx.doi.org/10.1097/00007632-197911000-00005] [PMID: 515838]

[34] Epstein NE. Laminectomy for cervical myelopathy. Spinal Cord 2003; 41(6): 317-27. [http://dx.doi. org/10.1038/sj.sc.3101477] [PMID: 12746738]

第 15 章 内镜颈椎结核病灶清创与置管化疗病例系列报道

A Case Series Report of Endoscopic Debridement and Placement of an Intralesional Catheter for Chemotherapy of Cervical Tuberculosis

Xifeng Zhang　Rongqiang Bu　Heng Yuan　Hongzhen Jiang　著

摘 要

本文作者展示了一个小样本量的病例系列报道，以证明采用经皮内镜方法治疗颈椎结核的可行性。他们在 CT 引导下将穿刺针插入脓肿，通过内镜辅助技术引流和清除椎前、椎旁和咽后脓肿。该技术将灌洗导管置于脓肿腔内，持续在病灶内进行抗结核化疗。临床结果良好，该病例系列报道中的 3 例患者均未出现神经功能恶化或需要更进一步的后续手术治疗。在本章，与退行性脊柱疾病通常进行的减压方式不同，作者证明了脊柱内镜在其他应用领域的实用性。

关键词

颈椎结核，内镜下清创，病灶内化疗

如果治疗不及时，颈椎结核可能对患者造成灾难性后果。患者主诉通常为颈部疼痛和僵硬。据报道，C_5 椎体是最常见的受累节段[1]。多联药物化疗仍是主要治疗手段，尤其是对于下颈椎结核的治疗[2]。虽然，手术清创在该疾病整体治疗过程中的贡献仍然存在争议[2]。然而，手术清创似乎是大多数脊柱外科医生的首选。最近一项纳入了456例患者的文献回顾表明，他们中的大多数患者（329；72.1%）接受了手术清创。然而，手术的适应证——尤其是激进的清创仍然存在争议。同时，手术治疗与神经功能更好的恢复存在相关性。

额外使用内固定器械可以更好地矫正颈椎力线。本章的作者认为，通过微创内镜清创和神经减压，可以降低颈椎前路咽后脓肿和骨质破坏的清创手术相关的并发症发生率[3]。

一、病例 1

患者是 1 名 19 岁的男性，主诉为颈部疼痛、双臂疼痛和吞咽困难及过去 2 个月的双臂疼痛症状。他从当地一家医疗机构转入我们医院，在那里，医生回顾了患者最初的脊柱影像资料后，通过鉴别诊断考虑是颈椎感染，但经过 1 个月的诊断性抗感染治疗和其他支持治疗以失败告终。体检时，患者佩戴 Halo 支具。包括计算机断层扫描（CT）和磁共振成像（MRI）在内的高级影像学检查显示 $C_3 \sim C_6$ 椎体的异常信号和骨质破坏及椎旁脓肿形成（图 15-1 和图 15-2）。结合其他实验室结果分析，该患者被诊断为颈椎结核伴椎旁脓肿。尽管进行了 Halo 支具外固定，患者的 C_4 和 C_5 椎体骨质破坏严重，导致了进行性的局部后凸畸形。

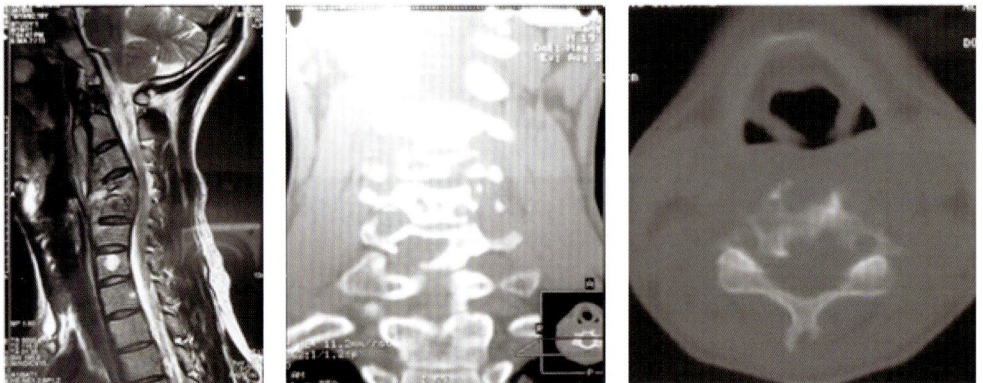

▲ 图 15-1　MRI 和 CT 显示 $C_{3 \sim 6}$ 椎体和椎旁体异常信号，部分骨质破坏

第15章　内镜颈椎结核病灶清创与置管化疗病例系列报道

A Case Series Report of Endoscopic Debridement and Placement of an Intralesional Catheter for Chemotherapy of Cervical Tuberculosis

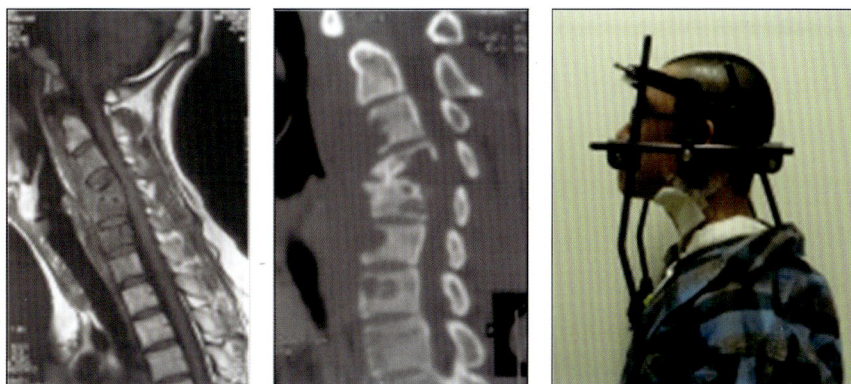

▲ 图 15-2　术后 3 个月，MRI 示后咽部脓肿消失，CT 示 $C_{4\sim5}$ 融合

　　患者取仰卧位在全身麻醉下进行了前路微创内镜手术。经气管食管鞘的逐级扩张进行初始解剖显露后，进入病灶区域并不困难。在直接内镜可视化下对脓肿区域进行冲洗和仔细清创。在手术结束时，将引流导管置入病灶，用于局部病灶内的抗结核化疗。手术后，在感染科的指导下继续局部化疗 3 个月，最终证实了颈椎结核的诊断。术后 MRI 显示经病灶内治疗 3 个月后咽后脓肿消失。颈椎 X 线片也显示融合。在进行了 3 个月的病灶内化疗和持续的 Halo 架固定后，患者对内镜清创术反应良好。约术后 3.5 年的随访研究显示，病变颈椎节段已自发融合（图 15-3）。

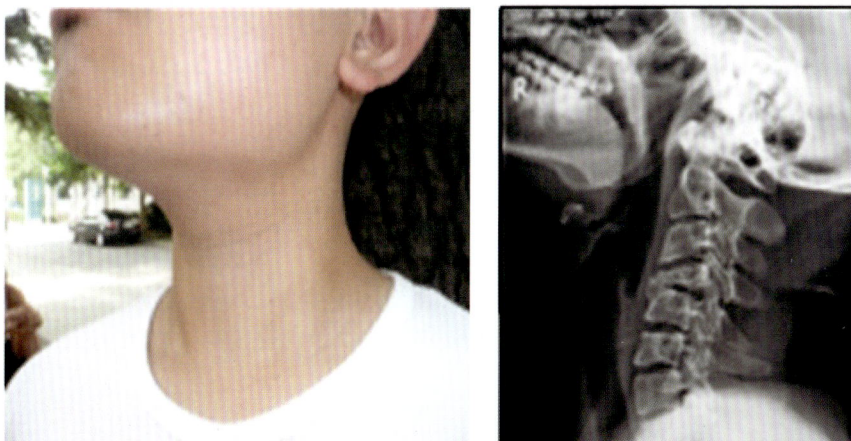

▲ 图 15-3　术后 3.5 年的随访研究显示 C_4 椎体自发融合伴轻度的局灶性后凸畸形

二、病例 2

患者是 1 名 31 岁男性，主诉为颈部疼痛 3 周，入院前 1 周症状明显加重，期间患者还出现低热（38.0℃）。头部运动后症状加重，四肢无感觉与肌力异常，四肢无麻木乏力。患者在当地医院接受了支持性保守治疗，包括局部用药和理疗，但症状没有缓解。入院后，MRI 检查显示 $C_{4\sim5}$ 破坏和椎旁脓肿形成（图 15-4）。

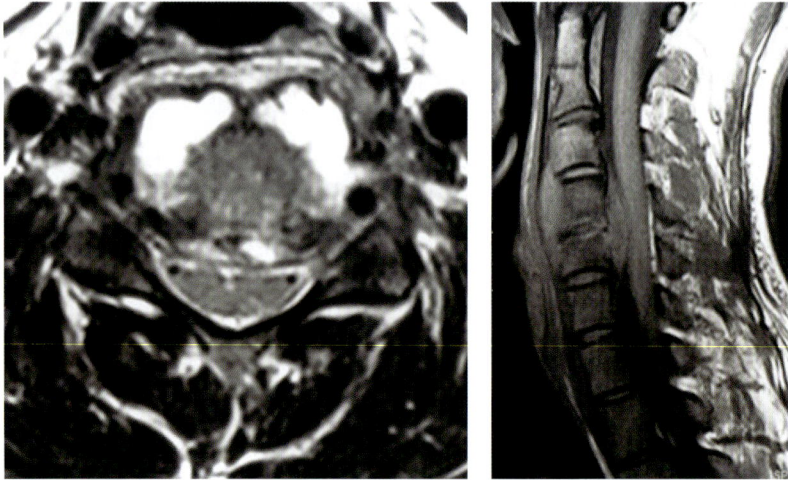

▲ 图 15-4　颈椎 MRI 显示 $C_{4\sim5}$ 椎体结核伴脓肿形成

患者颈部活动受限，颈部左右旋转和屈曲时引起剧烈疼痛。患者神经系统检查均正常，没有任何上运动神经元损害体征。患者接受了 CT 引导下的前路穿刺，随后进行了内镜下清创和引流导管置入术（图 15-5）。虽然手术切除脓肿腔并不困难，但应注意不要损伤颈动脉鞘内容物或甲状腺。抗结核化疗最终控制了感染并出现了自发融合。经过 3 个月的病灶内治疗后拔除引流导管，MRI 检查提示感染已治愈（图 15-6）。在感染科的指导下，他在手术后继续使用了 1 年的口服抗结核药物。术后 2 年，末次随访的影像学显示感染消失，$C_{4/5}$ 节段已自发融合（图 15-7）。

三、病例 3

患者是 1 名 6 岁男孩，主诉为颈部不适伴双侧上臂疼痛 3 个月。患者站立

第15章　内镜颈椎结核病灶清创与置管化疗病例系列报道

A Case Series Report of Endoscopic Debridement and Placement of an Intralesional Catheter for Chemotherapy of Cervical Tuberculosis

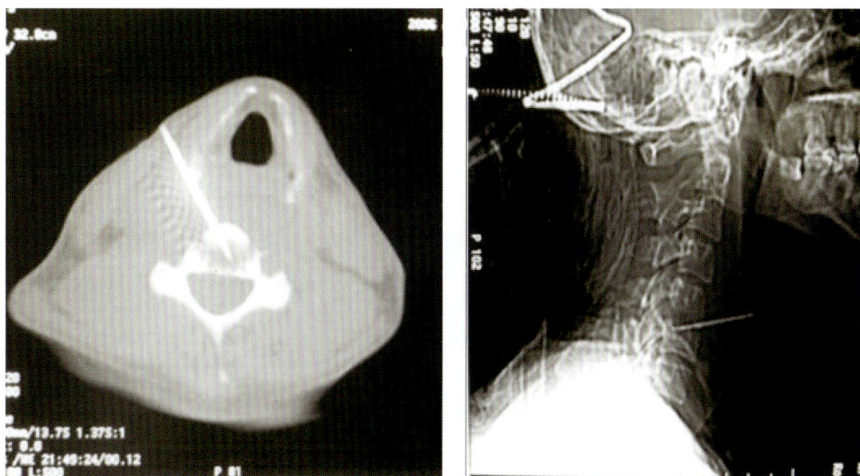

▲ 图 15-5　术中 CT 定位像及相对病变椎体穿刺的水平像，穿刺位置良好

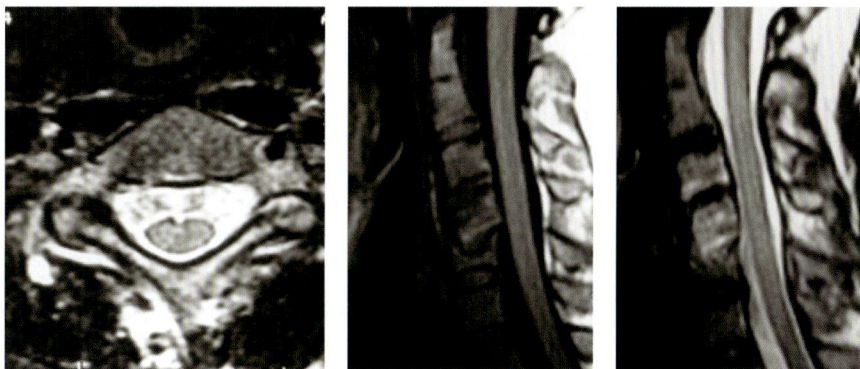

▲ 图 15-6　术后 3 个月复查 MRI 示病变部位椎体融合，脓肿消失

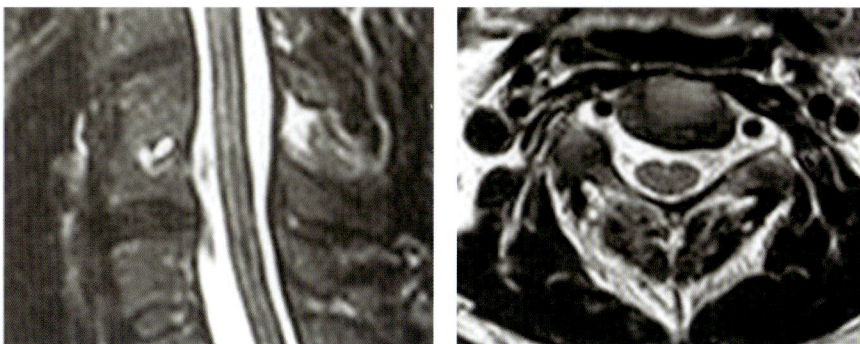

▲ 图 15-7　术后 2 年复查 MRI 病灶稳定，颈椎无明显畸形

时有轻微左侧斜颈。他在当地一家医院接受了抗风湿和补钙治疗，但治疗无效。颈椎 CT 和 MRI，以及辅助实验室检查提示 $C_{6/7}$ 椎体水平的结核并伴有椎旁脓肿形成。MRI 还显示大量椎前脓肿，并且有一个巨大脓肿位于椎管内、压迫硬膜囊前缘（图 15-8）。

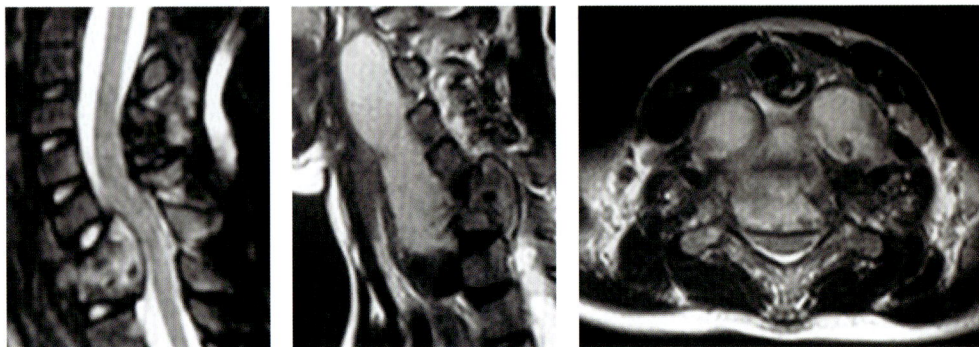

▲ 图 15-8　矢状面和轴向 MRI 显示颈椎体和椎旁体信号异常，$C_{6\sim7}$ 椎体骨质破坏严重

　　X 线片显示 C_6 和 C_7 椎体的骨质破坏（图 15-9）。查体显示，患者颈部活动受限，疼痛剧烈，神经系统检查未发现任何感觉异常，四肢肌力正常，未发现上运动神经元受损体征。

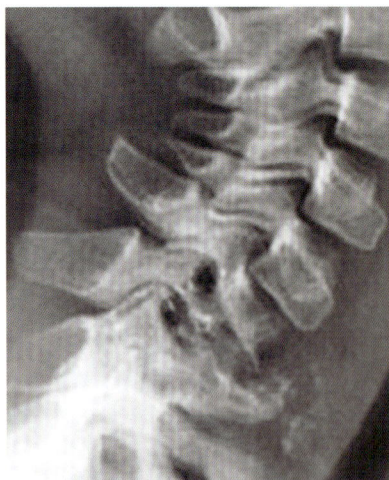

▲ 图 15-9　X 线片示 C_6 和 C_7 严重骨质破坏，C_7 椎体几乎消失，T_1 椎体受累，椎前间隙明显增宽

第15章　内镜颈椎结核病灶清创与置管化疗病例系列报道

A Case Series Report of Endoscopic Debridement and Placement of an Intralesional Catheter for Chemotherapy of Cervical Tuberculosis

类似于病例 1 和病例 2 中提出的治疗方案，该患者可考虑行微创引流灌洗。主治医生担心如果不进行治疗，颈部畸形会进展，进而导致患者的神经功能恶化，引起四肢瘫痪。在 CT 引导下放置初始穿刺针后，患者随后进行了内镜下的冲洗和引流。与其他两名患者一样，该男孩在感染科的指导下接受了抗结核化疗（图 15-10）。可以观察到 C_6 和 C_7 椎体的骨质破坏，患者在接下来的 3 个月内进行了颈部支具固定，以防止颈椎后凸畸形加重及神经功能恶化。有趣的是，随着时间的推移，C_6 和 C_7 椎体中的骨缺损得以重建。长期随访的影像学研究显示，约术后 8 年，患者颈椎几乎正常生长，没有遗留后凸畸形（图 15-11）。

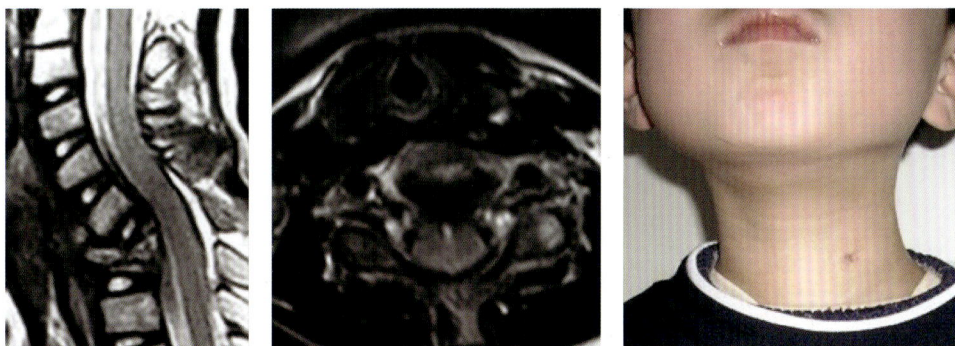

▲ 图 15-10　1 年随访 X 线片示椎体受损部位稳定，切口愈合良好

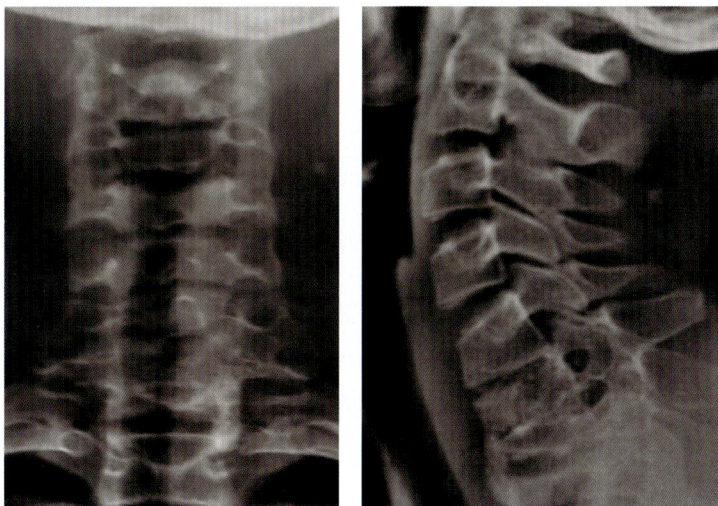

▲ 图 15-11　手术后 8 年，X 线片未见明显的局灶性后凸畸形。C_7 椎骨愈合良好

四、讨论

现有的文献研究表明，下颈椎结核（tuberculosis，TB）不太常见，但如果忽视和不治疗，可能会导致严重的神经系统并发症。最近的一项研究比较了颈椎结核患者与其他脊柱区域结核患者的特征[4]。该研究的作者在一家三级医院进行了 51 例脊柱结核病例回顾性分析，其中 14 例累及了颈椎。人口统计学和临床数据分析显示，受累患者的年龄中位数为 39 岁。在统计上，颈椎多灶性病变比脊柱其他区域更常见。2/3 的患者最终需要手术治疗。在为期 20 个月的最终随访中，颈椎受累的结核病患者与脊柱其他部位结核患者的临床结果相似。然而，作者发现，神经功能恶化导致的致残率在颈椎结核患者中更高。

所有的患者都接受了颈椎前路手术治疗，最近研究了其在治疗颈胸交界处椎体结核方面的疗效[5]。这些作者进行了病灶清除、植骨和内固定。临床结果的统计学分析基于后凸 Cobb 角、疼痛视觉模拟量表法（visual analog scale，VAS）、Frankel 分级、红细胞沉降率（erythrocyte sedimentation rate，ESR）和 C 反应蛋白（C-reactive protein，CRP）。与我们的微创方法相比，这些作者进行了开放下的清创和冲洗，平均手术时间为 145min，术中平均失血量为 425ml。骨融合时间平均为 7.4 个月。我们的患者经过简化，时间更短的经皮内镜辅助清创和冲洗术后，通常在 3 个月内实现骨融合。虽然我们报道的病例数量少，但旨在证明内镜技术的可行性，为患者提供一种简化的治疗方法。这种疾病可能会经历复杂的治疗过程，即使进行干预，也可能发生脊柱畸形、神经系统缺陷和其他并发症。例如，Li 等的报道中，术后前 3 个月的并发症发生率为 25%[5]。毫无疑问，经前路治疗颈椎结核是最有效的方法，因为疾病过程主要发生在前柱。但内镜清创并放置引流导管持续冲洗可能是一个有吸引力的替代方案，至少在颈椎结核的初始治疗中可控制病情。本章的作者建议，如果最初的内镜辅助清创失败，应考虑进一步的治疗。

我们 3 例患者的成功治疗表明，局部置管冲洗和局部病灶内化疗在治疗颈椎结核方面具有明显优势，微创内镜手术可以持续冲洗和引流，因此可减小结核病灶。这种方式可以引流椎旁和咽后脓肿、减少脊髓和咽喉部脓肿，缓解上肢麻木和吞咽困难的症状。持续局部化疗可以杀灭结核分枝杆菌，抑制形成窦道的致病因素。与传统开放手术相比，颈椎结核患者接受微创手术后，只需佩戴颈托即可，并可尽早开始活动。我们的 3 例患者中只有 1 例接受了 Halo 架治

第15章 内镜颈椎结核病灶清创与置管化疗病例系列报道

A Case Series Report of Endoscopic Debridement and Placement of an Intralesional Catheter for Chemotherapy of Cervical Tuberculosis

疗，因为该治疗是在患者转诊到我们医院之前在当地医院开始的。我们的患者均未接受额外的根治性手术，因此避免了根治性手术常见的并发症。该手术方式的其他优点是疼痛轻、住院时间更短、疗程更快。作者强调，在最初的内镜清创过程中不必过多去除死骨，因为它可作为骨移植物融入前柱融合中。

小结

颈椎结核的发病率远低于胸腰椎结核。约 25% 脊柱结核病例累及颈椎。如果不及时治疗，疾病过程可能具有侵袭性，并最先破坏脊柱前柱，导致脊柱后凸畸形并伴随神经功能恶化。前路手术为外科医生提供了清创、冲洗和重建颈椎的能力。在颈椎结核接受前路开放入路手术治疗的患者中，但近 25% 的患者可能在术后前 3 个月内出现并发症。因此，作者建议考虑经皮内镜辅助清除结核病灶和相关的椎旁或咽后脓肿，并在病灶内放置引流导管，持续行抗结核化疗，该方案可作为开放手术治疗的替代方案。尽管我们的病例样本量很小，但没有1 例患者需要通过植骨和内固定进行前柱重建。因此，作者将继续研究该技术作为初始治疗的可行性，目的是为初始内镜治疗失败的患者留有行开放手术的余地。

参考文献

[1] Yin XH, He BR, Liu ZK, Hao DJ. The clinical outcomes and surgical strategy for cervical spine tuberculosis: A retrospective study in 78 cases. Medicine (Baltimore) 2018; 97(27): e11401. [http://dx.doi.org/10.1097/MD.0000000000011401] [PMID: 29979434]

[2] Wu W, Li Z, Lin R, Zhang H, Lin J. Anterior debridement, decompression, fusion and instrumentation for lower cervical spine tuberculosis. J Orthop Sci 2020; 25(3): 400-4. [http://dx.doi.org/10.1016/j.jos.2019.06.008] [PMID: 31262450]

[3] Srivastava S, Raj A, Bhosale S, Purohit S, Marathe N, Shah S. Does kyphosis in healed subaxial cervical spine tuberculosis equate to a poor functional outcome? J Craniovertebr Junction Spine 2020; 11(2): 86-92. [http://dx.doi.org/10.4103/jcvjs.JCVJS_53_20] [PMID: 32904986]

[4] Pourbaix A, Zarrouk V, Allaham W, et al. More complications in cervical than in non-cervical spine tuberculosis. Infect Dis (Lond) 2020; 52(3): 170-6. [http://dx.doi.org/10.1080/23744235.2019.1690675] [PMID: 31718363]

[5] Li Z, Li K, Tang B, et al. Analysis of the curative effect of the anterior approach to the lower cervical spine for cervicothoracic spinal tuberculosis. J Craniofac Surg 2020; 31(2): 480-3. [http://dx.doi.org/10.1097/SCS.0000000000006097] [PMID: 31895841]

第16章 颈椎内镜手术：后遗症、治疗失败、并发症及其处理

Cervical Endoscopic Spinal Surgery: Sequela, Failure to Cure, Complications and Their Management

Kai-Uwe Lewandrowski   Xi Jiancheng   Zheng Zeze   Wang Yipeng
Li Jinlong   Jiang Hongzhen   Stefan Hellinger   Hyeun Sung Kim   著

摘 要

颈椎内镜手术的后遗症和并发症很少见，范围从神经失用、暂时性和自限性的感觉丧失、运动下降、喉返神经损伤导致的声音嘶哑、血管损伤和脑脊液漏，到最严重的四肢瘫痪的颈脊髓损伤。在本章，作者系统地回顾了脊柱内镜外科医生可能遇到的最令人担忧的问题，并在最新的同行评审文献的背景下讨论了他们的处理方法。外科医生培训和高技能水平对于最大限度地减少颈椎内镜手术的潜在严重后果至关重要。

关键词

颈椎内镜手术，并发症，治疗失败，后遗症

作者相信对于 *Contemporary Spinal Endoscopy: Cervical Spine* 的读者而言本书的内容是不完整的，除非对前路和后路颈椎内镜手术期间可能发生的后遗症、失败的治疗方案和并发症进行了一些讨论。脊柱外科内镜医生可能会在常规临

床实践中遇到任何此类问题。因此，作者认为有必要讨论一些应该理解并准备应对的问题。它们的范围包括从减压不彻底导致的治疗失败，即使熟练操作下仍无法避免的后遗症：如神经失用或感觉异常，到直接并发症，包括颈动脉鞘或其分支的血管损伤、迷走神经损伤、失声、颈椎硬脊膜撕裂和神经根损伤，直至导致严重神经功能缺损的颈脊髓损伤。动脉损伤会迅速危及患者的生命，需要快速及时的探查和手术修复，但脊髓损伤无疑是旨在减轻疼痛而进行的选择性姑息手术可能遇到的最严重的并发症。这些最严重的并发症并不常见，以至于并非本章的每位作者都有病例。因此，他们将提出有问题的病例，并至少从理论角度通过回顾从已发表的同行评议文献中，来讨论相关问题。因此，本章旨在讨论围术期和术后问题的解剖基础，并建议脊柱内镜外科医生在开始常规颈椎内镜手术之前应该掌握实施的处理方案程序。

一、参考标准

以颈椎前路椎间盘切除椎间融合术（anterior cervical discectomy and fusion，ACDF）作为标准，与颈椎前路内镜比较。据报道 ACDF 的总体并发症发生率为 13.2%～19.3%[1]。ACDF 手术常见问题依次为吞咽困难（1.7%～9.5%）、需要手术处理的术后血肿（2.4%～5.6%）、硬膜外血肿（0.9%）、脊髓症状加重（0.2%～3.3%），症状性喉返神经麻痹（0.9%～3.1%），脑脊液（cerebrospinal fluid，CSF）漏（0.5%～1.7%），切口感染（0.9%～1.6%），神经根症状加重（1.3%），霍纳综合征（0.06%～1.1%）、呼吸功能不全（1.1%）、食管瘘（0.3%～0.9%，死亡率为 0.1%）、内固定失效（0.1%～0.9%）[1]。个案报道了颈内静脉栓塞和膈神经损伤。据报道，ACDF 的假关节形成取决于融合的节段数量，范围可能为 0%～4.3%（1 节段）、24%（2 节段）、42%（3 节段）～56%（4 节段）。报道的症状性假关节再手术率为 11.1%。ACDF 的再入院率 5.1%（术后 30 天）～7.7%（术后 90 天）。

Skovrij 等研究了经后路颈椎椎间孔成形术的比较，他们报道了后路颈椎椎间孔成形术的微创术式的总体并发症发生率为 4.3%[2]。70 例患者研究报道了 3 例患者出现了并发症：1 例患者出现脑脊液漏，1 例患者术后出现切口内血肿，另 1 例患者出现神经根损伤。需要用 ACDF 翻修的比率为 7.14%（5/70 名患者）。Platt 等系统回顾了微创手术[3]的相关文献，比较了微创和开放性颈椎后路椎间孔成形术术后的结果。采用系统评价和 Meta 分析（Preferred Reporting Items for Systematic Reviews and Meta-Analysis，PRISMA）指南的首选报道，作者在 PubMed、Cochrane 图书馆和 Scopus 图书馆中搜索了比较微创经后路颈椎后方椎间孔成形术（minimally invasive posterior cervical foraminotomy，MIS-PCF）与开放式颈椎后方椎间孔成形术或经皮全内镜颈椎后方椎间孔成形术（full-endoscopic posterior cervical foraminotomy，FE-PCF）。共纳入了 178 篇摘要，评价了 79 篇全文文章。排除了激光减压或前路内镜手术的文章。Platt 等最终纳入 6 项比较开放与 MIS-PCF 的符合研究要求的文章，包括 1 项随机对照试验[4-9]。他们的分析中纳入了两项研究，将基于微创通道的后路颈椎椎间孔成形术和全内镜颈椎椎间孔成形术的椎间盘切除术进行比较[5, 7]。Fessler 等报道无再次手术，3 例脑脊液（CSF）漏是微创组中唯一的并发症，包括 2 例脑脊液漏和 1 例不全硬膜损伤，而开放组没有并发症[5]。Kim 等（2009 年）两组均未出现并发症[7]。在 Winder 等的研究中，MIS 和开放式的并发症发生率没有统计学差异[9]。然而，再手术率未被确定，是因为 5 项研究中有 3 项研究并未提及再手术这一问题[7-9]。Fang 等的另 1 项 Meta 分析，采用相同的 PRISMA 标准[10, 11]和 Newcastle-Ottawa 量表（NOS）标准[12]对非随机对照研究[13]进行质量评估。Fang 等发现 506 项相关研究，排除 320 项重复研究和 277 项不相关研究，最终纳入 15 项研究，包括 54 107 例符合作者预定纳入标准的研究。其中 3 项为随机对照试验[14-16]，其他 12 项研究为非随机对照研究[17-28]。Fang Meta 分析了 11 篇关于经颈前路及后路手术治疗神经根型颈椎病并发症的研究[15, 17, 19-21, 23, 25-28]。两组并发症发生率差异无统计学意义（$P=0.60$，$OR=1.15$，95%CI 0.68～1.94）。纳入研究的总并发症发生率在 ACDF 组为 4.23%，在 PCF 组为 4.55%。但是，PCF 并发症和再手术率的细分在现有文献中不如 ACDF 详细。然而，通过现有数据的简要回顾，使本章的读者对神经根型颈椎病治疗中常见手术的负面影响发生率有了一定的了解，无论是否考虑到后遗症、并发症或治疗失败。旨在通过与这些报道的基准进行比较，帮助内镜脊柱外科医生判定其颈椎内镜脊柱手术方案的临床结果。

二、入路和切口问题

由于微创前后路内镜脊柱手术本身引起的切口问题并不常见——大多数颈椎内镜研究报道称，他们的作者没有遇到浅表切口或切口并发症，感染是闻所未闻的。本章的作者只能找到一个病例报道，其中提到切口感染是一种可能与传统开放手术相关的并发症，但与前路内镜颈椎减压术无关[29]。Papavero 等报道的更大系列的 103 例内镜颈椎手术患者。表明 1 例患者患有颈后部切口感染 [30]。据报道，经椎体前路椎间盘切除术更容易发生血肿 [31, 32]。因此，这种手术技术的支持者建议将骨蜡涂在经椎体骨性通道上用于止血 [33]。后路内镜也很少与切口血肿相关，但 Papavero 研究还报道了 1 例患者发生了这种术后并发症 [30]。

三、后遗症

后遗症被认为是不可避免的副作用或术后问题，尽管进行了熟练的手术操作，但仍可能发生。虽然任何旨在减轻对症状性神经的压迫的颈椎手术都可能导致后遗症，例如，疼痛增加的感觉障碍和术后肌肉无力的神经失用，但应在术前与患者沟通其发生的可能和处理方法，以便在手术后出现此类问题时，过度焦虑。Xiao 等的上述比较研究，对总共 84 例患者 [其中 40 例接受标准后路全内镜颈椎椎间盘切除术和 44 例患者在后路全内镜颈椎椎间盘切除术（posterior full-endoscopic cervical discectomy，PECD）期间接受部分椎弓根切除术] 研究，部分椎弓根切除术的并发症发生率（4.55%）明显低于标准的全内镜后路颈椎椎间盘切除术患者（10.0%）[34]。该研究的患者在使用传统 PECD 后出现麻木（2例）、疼痛（1 例）和无力（1 例）。接受部分椎弓根切除术 PECD 的两名患者术后疼痛和麻木增加。他们的症状在 3 天内通过支持性治疗措施得到缓解，而传统 PECD 组则为 7 天。1 名运动无力的患者在 6 个月内康复，而该患者接受的是常规的 PECD。Choi 认为 C_5 神经根麻痹是 PECD 术式最为常见，因为它通常覆盖整个椎间盘空间，因此比任何其他颈神经根都需要持续牵拉 [35]。Youn 等 [11] 的方法在去除突出的椎间盘或骨刺需要过度牵拉神经，因此被认为是运动麻痹的原因 [36]。这些作者得出结论，椎间盘切除术中未切椎间盘前的神经根牵拉，都可能增加一过性神经根损伤的风险。Lee 等还报道了颈椎椎间孔成形术后短暂的运动无力和感觉变化，并将其归因于过度牵引、钻孔期间的机械损伤或 PECD 期间可能的热损伤 [37]。下位椎弓根上内侧象限的钻孔改善了对腹侧病变操作的可行性，从而最大限度地减少了与牵拉损伤相关的神经失用。颈椎内镜检查期间使用的灌洗液也有助于提高放大和直接可视化的手术区域的清晰度，减少感染，并由于半开放内镜脊柱系统中水柱的液压而增强止血。与在显微内镜或显微外科减压术中使用手术显微镜时经常使用的静态视野相比，带有偏心角的颈椎内镜的 PECD 使外科医生可以轻松地调整可视化的手术视野。因此，内镜手术可以进一步减少对神经根的手术创伤，特别是与部分椎弓根切除术相结合。

内镜可能不会长时间牵拉神经根，也不会长时间连续放置在同一位置。本章作者主张采用部分椎弓根切除术（在本书的其他章中描述），因为它可以为内镜提供足够的操作空间，减少显露颈椎椎间盘所需的神经根牵拉，并使手术更安全。

四、喉返神经损伤

尽管喉返神经（recurrent laryngeal nerve，RLN）损伤可被视为后遗症而非并发症，因为它主要与不可避免的长时间压力或过度拉伸有关[38]，但大多数外科医生会将其归类为并发症，因为它理论上通过采用仔细的解剖技术和最大限度地减少手术区域的牵拉，可以避免这种并发症[1]。然而，在内镜手术期间，特别是在初始解剖期间，可能会因为连续放置扩张通道时发生 RLN 损伤。在解剖学上，迷走神经（第 X 对脑神经）的 RLN 分支携带感觉神经纤维、运动神经纤维和副交感神经纤维进入喉部，作为主要的运动神经支配所有喉部肌肉，但由喉外神经支配的环甲肌除外[39]。RLN 损伤是任何颈部手术中最常见的医源性并发症[40]，临床后果可能是暂时性的或永久性的，症状的恢复可能因神经损伤的严重程度而异。双侧 RLN 损伤会导致更显著的功能丧失，包括发声低沉，在极少数情况下，喉部肌肉麻痹会导致呼吸困难[40]。由于 RLN 损伤导致的单侧声带麻痹可能在临床上是不明显的，因此容易被漏诊。然而，它也可能表现为声音低沉、发音困难或吞咽困难和误吸[41]。多年来，许多患者接受了多次颈前路手术。如果对患者的声带功能有任何担忧，内镜脊柱外科医生应考虑由耳鼻喉（ear hose and throat，ENT）专家对声带进行口咽部检查。先前在头颈部区域接受过任何手术或放射治疗的癌性肿瘤患者都应考虑进行耳鼻喉科会诊。这样的处理不仅可以通过提供适当的术前咨询和教育来改善患者护理，而且还可以降低脊柱内镜外科医生因存在 RLN 损伤而可能遭受的司法调查。

关于气管食管沟中 RLN 的解剖变异的相关性已经进行了大量讨论，因为左侧 RLN 进入胸部区域的距离更长，因为它在动脉韧带下方环绕主动脉弓而不是像右侧在锁骨下动脉周围然后返回到喉部到咽下收缩肌[39, 42]。这些解剖学变异已经通过它们不同的胚胎起源[39]来解释，右侧 RLN 比左侧 RLN 有更多的前外侧行程。初步研究发现在 ACDF 手术过程中左侧 RLN 损伤率似乎较低，但随后被否定[43-45]。

RLN 可能在前路内镜颈椎手术期间有较高的受损风险，安全地避免它可能相对困难，因为在同 1 位患者的双侧都可能出现解剖变异[44]。此外，RLN 被证明更像是 1 个神经丛，而不是 1 个孤立的神经，这使得它在颈椎内镜手术期间可能更容易受到伤害[43-45]。应通过正确识别 RLN 将损伤风险降至最低，并且同样适用于开放手术或其他形式的颈椎手术，但事实证明对于颈椎前路内镜是不太容易的。Thomas 等发表了 1 项基于尸体的研究，以更好地了解 RLN 与其他解剖结构之间的关系，以提高颈部手术的安全性[46]。他们的尸体研究结果表明，RLN 的行程和分支形式存在很大差异。作者发现 89% 的右侧 RLN 和 74.6% 的左侧 RLN 表现出 2~5 个喉外分支[46]——这一观察结果对于进行前路脊柱内镜手术的患者是有意义的。这表明，由于较小组织的切开和较小组织损伤，颈椎前路内镜手术后 RLN 损伤导致的发声问题发生率较低，也可能具有更好的预后，因为存在多个分支系统，因此可能不会受到内镜手术解剖的影响。然而，本章的作者找不到任何专门研究前路内镜颈椎手术期间 RLN 损伤发生率的同行评审出版物。

颈前路手术的金标准——颈椎前路椎间盘切除椎间融合术（ACDF），相关报道 RLN 损伤的发生率为 0.2%~16.7%[47]。Oh 等最近的一项 Meta 分析，包括 5 项研究[48-52] 共 3514 例患者，他们从总共纳入的 319 项研究，发现这 3514 例患者中有 41 例（1.2%）因 RLN 损伤而出现术后症状。按手术节段细分，双节段 ACDF 患者（1162/3514）有 18 例（1.55%）病例出现 RLN 麻痹。在单节段手术（2144/3514）中，23 例患者（1.07%）出现 RLN 麻痹。采用固定效应模型，作者并没有发现双节段或单节段 ACDF 的 RLN 麻痹率之间存在统计学显著差异（OR=1.36；95%CI 0.73~2.55；P=0.331；I^2=0%）。多节段 ACDF RLN 损伤率与单节段 ACDF 率无统计学差异（OR=1.04；95%CI 0.56~1.95；P=0.891，I^2=0%）[47]。这些基准数字可以作为前路颈椎内镜手术的参考标准，其中 RLN 损伤率应不高于 ACDF。

五、脑脊液漏

前路或后路颈椎内镜造成的硬脊膜损伤无疑是 1 个必须考虑的因素。每 1 位试图为颈椎减压的脊柱外科医生都应该准备好应对意外的脑脊液漏。已发表的同行评审文献中的报道表明，这种并发症相对罕见。在 Papavera 等的同一系列 103 例患者中。作者进行了后路内镜颈椎减压，幸运的是，仅有 1 例患者中遇到了硬脊膜损伤[30]。2018 年，Ruetten 等还描述了在他们的 7 例患者中，在单孔全内镜颈椎椎间孔成形术和椎间盘切除术中偶发的硬脊膜损伤。一些作者在内镜手术期间进行硬膜外造影，这在理论上存在硬脊膜损伤和脑脊液漏的风险[53]。Xiao 等的另一项研究，采用改良的 keyhole 技术，建议进行部分椎弓根切除术，以进一步将内镜减压器远离脊髓。这种改进的技术使 84 例患者中没有 1 例患者出现硬脊膜损伤[34]。目前还没有一致的策略来处理全内镜颈椎手术中遇到的硬脊膜撕裂，部分原因是它们的发生率低。根据硬脑膜撕裂的位置和大小，以及相关脑脊液（CSF）渗漏的严重程度、通过硬脊膜撕裂突出的神经根或脊髓，进一步的处理可能不是必需的。建议的治疗策略包括观察、放置 Duragen™ 或 Gelfoam™ 贴片以简单地覆盖缺损，如果神经功能恶化、脊源性头痛或与切口相通的脑脊液渗漏通过保守措施无法控制时，则转换为开放式修复。很明显，颈椎全内镜手术的这一方面可能会得到更多的关注，并且随着更多此类病例的开展，将需要更多的研究来确定合适的治疗方案。

六、减压不充分和残留症状

前路和后路手术都有解剖学限制，这可能导致外科医生不能完全解除脊髓受压所致的颈肩部、手臂疼痛或髓性症状的病理因素，并可能导致随后的神经功能失调。颈椎前路内镜入路将内侧的气管食管沟推开，然后将颈动脉鞘的内容物横向安全地拉开，如果胸锁乳突肌紧张，可能会造成前路相关限制。经椎间盘的前路颈椎内镜手术，受制于退变的椎间隙、高度的丢失。因此，在高度有丢失的情况下，在椎间盘空间内从内侧到外侧或从上到下内镜的操作可能会受到限制。通常，从对侧接近压迫性病变以尽量减少这些问题。例如，左 $C_{5/6}$ 钩椎骨赘导致 C_6 神经根的腋神经根受压，最好从右侧入路。应该从对角线处理对侧问题等。相比之下，颈椎后路手术的局限性似乎较小。然而，颈椎小关节复合体的广泛骨性肥大可能会阻挡内镜系统充分减压的能力，从而导致出口神经根的肩型神经根受压综合征。

很明显，所有这些考虑的因素可能会阻碍外科医生进行充分减压的能力，并且可能导致减压不充分，从而导致不完全或延迟恢复或再次手术。Ahn 等在一项回顾性研究中证实了这一点，他们报道了利用高分辨率全内镜治疗 36 例椎间盘突出患者[54]的临床结果和影像学变化，包括椎间盘高度、颈椎序列变化和节段活动度。Ahn 研究的平均随访时间为 28.6 个月。采用 Prolo 量表标准，52.8%（19/36 例患者）获得了优的结果，33.3%（12/26 例患者）获得了良的结果，8.3%（3/36 例患者）获得了一般的结果，5.6% 的结果不佳（2/26 例患者）。作者发现椎间盘高度降低了 11.2%（$P<0.001$）。而颈椎整体矢状位平衡及局部

序列没有发生变化，术后没有节段性不稳定或自发融合。然而，其中一名患者因为术中减压不充分，进行了翻修手术。本章的一位合著者提供了一个病例如图 16-1 所示。

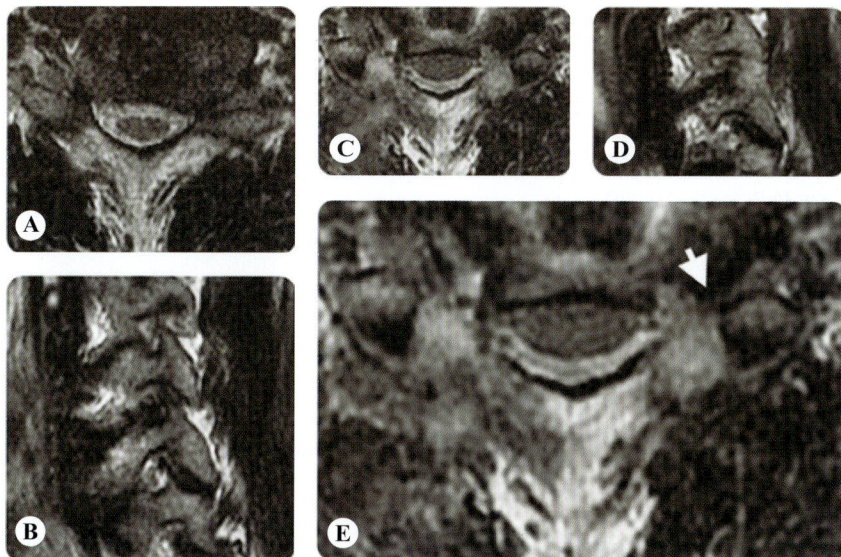

▲ 图 16-1 45 岁男性患者的内镜下减压不彻底和后路内镜颈椎椎间盘切除术（PECD）的说明性病例

由于患者症状没有改善，因此将术前轴向（A）和矢状（B）MRI 与术后轴向（C）和矢状（D）扫描进行了对比。这些术后扫描显示手术在神经孔更外侧的残留压迫性病变（C 和 D）。患者使用管状撑开系统进行了 2 次经后路颈椎减压（E）

鉴于缺乏颈椎内镜减压不充分的文献，但我们能预估这一问题的存在，本章的作者未能找到任何关于颈椎内镜减压不充分的文献。随着这种超微小脊柱手术技术受到年轻一代外科医生的青睐，其患者自我反馈和临床结果数据越来越可接受，颈椎内镜对外科医生技能水平的依赖程度或通过两种内镜入路之一处理潜在颈椎病变的复杂性可能会变得更清楚。当然，存在学习曲线，建议不断改进减压技术，直到全面地掌握减压过程，并了解如何克服困难，以取得持续的临床进步。

七、血管损伤

前路内镜需要通过气管食管沟的内容物，需要连续扩张和最终放置内镜工作套管，其间使颈动脉鞘、气管和食管的内容物处于受伤风险中。扩张器应呈锥形以避免意外卡住和随后切割各种扩张管之间的重要结构。内镜工作套管的斜面尖端可能充当切割刀片，并像我们的病例一样对重要结构造成伤害，应非常小心且缓慢地插入，以确保不会意外夹住或切割软组织。作者建议仅在一个手术水平上进行前路内镜手术。理论上多节段内镜减压是可能的，但会增加穿过手术区域的颈动脉或颈静脉系统分支损伤的可能性。此外，作者建议仅对软性突出进行内镜椎间盘切除术，并提醒外科医生在多节段减压的情况下要格外谨慎。术前应在诊室对患者进行仔细检查，以确保能够触诊颈动脉搏动，尤其是颈部短粗的患者。每位外科医生应根据自己良好的判断，来决定患者是否可行前路内镜椎间盘切除。考虑到潜在的危及生命的伤害和严重的后果，如果前路内镜椎间盘切除术不能安全进行或在手术过程中会受到任何无法容易控制的额外危险因素的困扰，应考虑在手术过程中对患者进行备选手术。

本章的 2 位作者（XiJ 和 SH）在他们的颈椎内镜脊柱手术过程中不得不处理血管损伤。以 47 岁女性为例，她因颈椎病入院，主诉为颈部、肩部和左上肢疼痛不适 1 年，加重 1 个月。入院时体格检查显示颈椎曲度变直，没有明显的后凸畸形、脊柱侧弯、斜颈或任何其他关于颈椎的畸形，没有四肢肌萎缩。双侧颈部、肩部和颈后部有轻微压痛。左侧侧屈和旋转引起左侧上臂麻木和感觉迟钝，放射到前臂桡侧、拇指、食指和中指。左侧肱二头肌反射明显减弱。左侧臂丛神经牵拉试验、左侧椎间孔挤压试验、椎间孔分离试验、轴向压缩试验均为阳性。双侧巴宾斯基征阴性。其他上运动神经元体征，包括霍夫曼征、踝和髌阵挛，也是阴性的。

X 线片显示颈椎生理曲度减小变直。C_5 和 C_6 椎体前后方骨赘形成（图 16-2），椎间隙变窄。颈椎 MRI 在 T_2 加权像上显示多个椎间盘的信号降低（图 16-3）。$C_{4\sim5}$ 和 $C_{6\sim7}$ 椎间盘轻度突出。然而，有一个大的 $C_{5\sim6}$ 椎间盘突出导致前硬膜囊受压。症状的持续时间为 1 年。然而，最近的功能减退和上个月症状的恶化促使了患者外科就诊。根据体格检查和影像学研究结果，主治医生得出结论：$C_{5/6}$ 水平的脊髓前方受压需要减压，计划进行前路 $C_{5/6}$ 内镜手术。

行 $C_{5\sim6}$ 颈椎前路内镜椎间盘切除术：患者仰卧位，使用前后位透视，平 $C_{5\sim6}$ 水平线和中线交点外 2.5cm 处插入穿刺针，选择正确的方法，将气管食管沟推开。穿刺定位针与躯干矢状面成 30°，与水平面成 10°，横向推开颈动脉。针慢慢地插入椎间盘。切开一个 4mm 的小皮肤切口，钝性分离外侧胸锁肌和

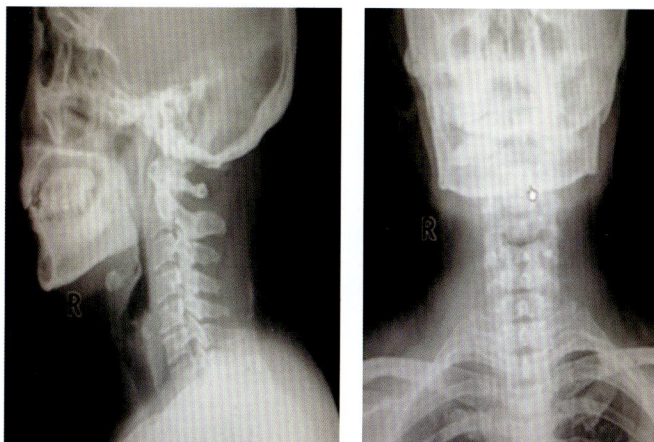

▲ 图 16-2　颈椎系列 X 线片

显示颈椎变直和生理曲度消失。$C_{5/6}$ 水平存在退行性改变，前方伴有骨赘

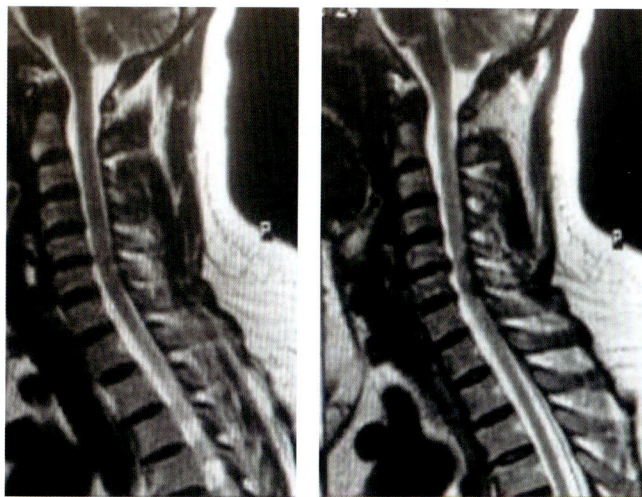

▲ 图 16-3　矢状位 T_2 加权像 MRI 证实了颈椎生理曲度的消失

$C_{4\sim5}$ 和 $C_{6\sim7}$ 椎间盘水平有较小的椎间盘突出。较大的 $C_{5\sim6}$ 椎间盘突出导致前硬膜囊受压

内侧气管之间的间隙，直至到达颈椎前部。建立手术通道后，将内镜工作套管通过连续扩张器插入髓核（图 16-4）。然后，在直视下进行椎间盘突出机械切除、神经松解和低温等离子射频消融。患者的术后结果令人满意，症状几乎完全消失。

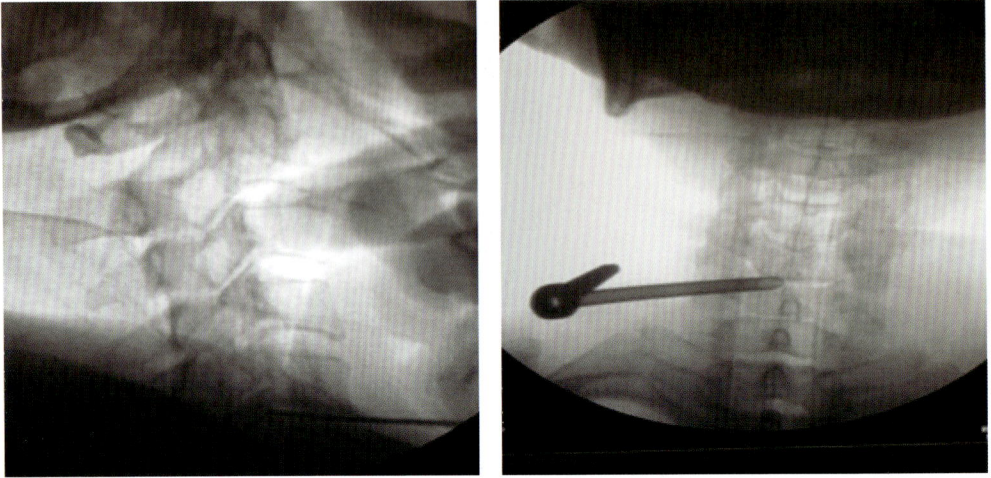

▲ 图 16-4　在 $C_{5\sim6}$ 颈椎前路内镜下椎间盘切除术中内镜工作套管的术中定位

　　移除工作套管后，从手术切口中迅速喷出鲜红色的血液。通过压迫逐渐控制出血。然而，患者经历了严重的呼吸困难并出现心动过速，进而心搏骤停。由于压迫性血肿积聚在颈前部阻塞气管，因此立即对患者进行插管和正压机械通气复苏。对患者进行抢救并进行胸部按压。患者进行通气直至心肺功能充分恢复且面部肿胀减轻。病情稳定后，行血管计算机断层扫描血管造影（CTA）检查（图 16-5）提示右侧颈动脉损伤。此外，后纵隔和右胸腔有积血。立即进行了探查性手术，并进行了血管修复。该患者的颈总血管在甲状腺上动脉的发出处被发现有损伤。颈总动脉有一个 2mm 的小穿孔，由血管团队修复。

　　目前尚无关于颈椎内镜手术导致颈前部严重血管损伤的文献报道。因此，关于如何处理这种具有潜在破坏性的并发症的讨论也很少。根据本章 1 位参与作者（XiJ）对颈动脉损伤管理的观察和讨论，提出几项关键建议。在插入连续扩张器或环钻之前，应反复验证术中穿刺定位，因为它可能移位。穿刺过程中容易损伤颈部血管。置入导丝后连续扩张和斜面工作套管的放置也可能导致颈动脉损伤，特别是如果套管放置在颈总动脉分叉上方时。斜角尖端可用作类似于圆规的切削刀。颈动脉的损伤很可能发生在内镜工作套管的斜面尖端推进到颈椎前部的过程中。内镜工作套管也可能堵塞了颈总动脉的穿孔损伤，在手术结束将其移除时立即开始出血。因此，作者建议外科医生的中指位于颈动脉鞘内侧，放置穿刺针后，中指脉搏仍应可触及搏动。然而，即使对于有经验的外

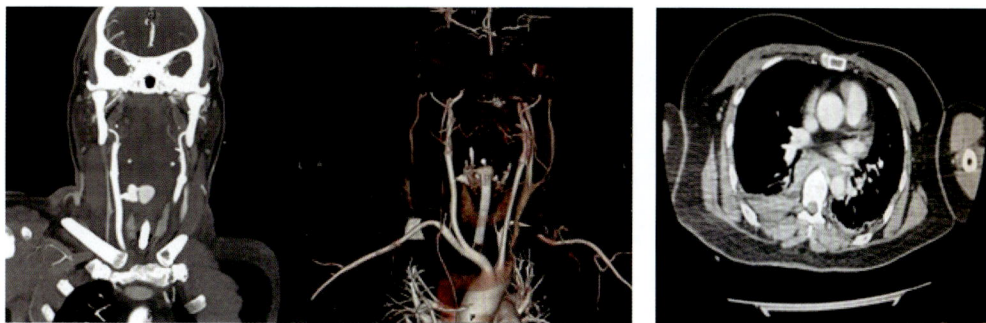

▲ 图 16-5　术后颈部血管 CTA 和胸部 CT 检查显示后纵隔和右侧胸腔有血肿

科医生来说，在其分叉上方的颈动脉触诊也可能具有挑战性，并且应该在仔细的连续扩张过程中进行检查。在本文介绍的病例中，在颈前区的开放探查过程中，在甲状腺上动脉的起始处对颈总动脉的损伤进行了定位和修复。在颈部短而粗的肥胖患者中，皮肤和颈动脉鞘之间较大的距离可能是颈前路内镜下椎间盘切除术的相对禁忌证。

八、脊髓损伤

前路或后路内镜减压后颈脊髓刺激或损伤导致的神经功能缺损是一种毁灭性的并发症。文献中没有与颈椎内镜手术相关的报道。许多最新的脊柱内镜出版物暂未报道这种损伤 [55-57]。然而，其他常见的颈椎手术也有脊髓损伤风险的报道。人们不得不假设，由于颈椎常见疼痛退行性疾病的手术率较高，因此脊柱内镜手术最终会出现此类报道。本章的资深作者在前路内镜颈椎椎间盘切除术后出现了神经功能恶化（图 16-6）。幸运的是，该患者的手指背伸及握力无力几乎完全恢复。问题是哪些因素可能导致这种术后神经功能恶化，是否有任何术前预测指标可以帮助降低其发病率？首先，需要考虑疾病进程中的严重程度。已显示晚期脊髓型颈椎病患者在颈前路椎间盘切除术和融合术后出现神经功能缺损的发生率高于疾病阶段较轻的患者 [58]。白髓综合征（white cord syndrome）在文献中被广泛描述为一种罕见但灾难性的并发症，可能与早期或延迟发作的缺血和再灌注损伤有关 [59-70]。这可能发生在我们的说明性病例中。与内镜技术相关的其他因素——特别是冲洗液的使用，以及通过小型内镜通路推进的小型器械也可能是相关的。使用激光时可能会发生热损伤 [71]。虽然它现在已经较少应用，并且仅与现代颈椎内镜设备一起使用 [72, 73]，但激光椎间盘切除术是内镜

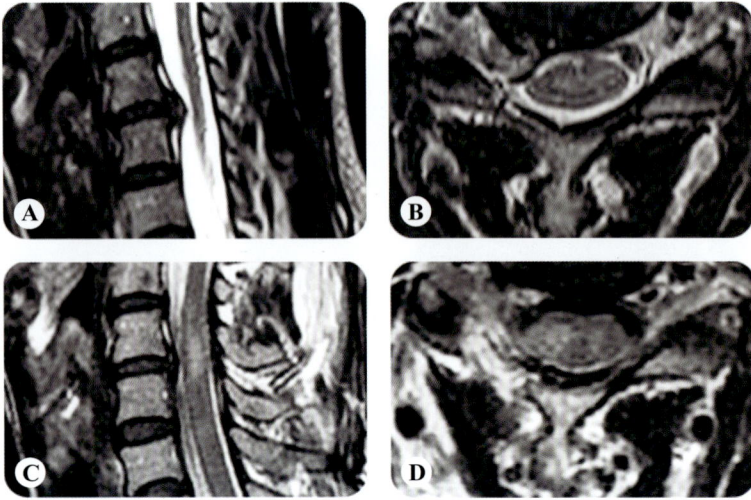

▲ 图 16-6　45 岁女性患者的后路内镜颈椎椎间盘切除术（PECD）减压的说明性病例

术前 MRI 矢状位（A）和轴位（B）与术后矢状位（C）和轴位（D）在手术水平显示脊髓内水肿进行比较。患者因右侧颈部、肩部和手臂疼痛而接受了颈椎椎间盘切除内镜术。术后患者手指外展和握力只有 2/5 级，但在术后 3 个月几乎完全恢复

颈椎椎间盘切除术的起点，如今激光在颈椎中使用相关的并发症罕见 [74, 75]。

　　颈椎内镜手术后神经功能损伤的处理可能与并发症本身一样有争议，并且取决于神经功能完全或不完全丧失的临床表现。没有经过验证的特定方案用于颈椎内镜术后脊髓损伤管理仍有争议。通过采用美国脊髓损伤协会（American Spinal Injury Association，ASIA）分级及其相关的临床治疗指南，是否适合将创伤性脊髓损伤相同的原则应用于颈椎内镜手术后神经功能丧失，仍有待观察和需要进一步的临床研究。但是，本章作者仍提出了脊柱内镜外科医生在颈椎内镜手术后遇到令人不快的问题时的一些建议。

　　第一，需要进行全面而彻底的临床检查，以充分记录和了解神经功能损伤的程度——它是完全的四肢瘫痪或不完全的，与手术节段平面相关或是更远的平面，预示着可能存在的进展。第二，脊柱外科内镜医生应保持高度警惕，如果内镜手术是在门诊手术中心进行的，需将严重神经功能损害（ASIA A 级至 D 级）的患者快速转移到重症监护病房（intensive care unit，ICU）。第三，必须进行术后高级影像学检查，包括增强 MRI，以直观地证明脊髓对手术损伤的反应。第四，如果患者被诊断出患有"白髓综合征（white cord syndrome）"，主治医生应

迅速组建多学科护理团队，这种综合征可能经历一个完全不可预测的术后病程，病情可能快速恶化，如多器官衰竭，更不幸的是，伴有低血压的心律失常可能最终导致呼吸循环衰竭[64]。最后，如许多作者所倡导的，应尽快实施大剂量的甲泼尼龙治疗和积极的术后康复计划[62-65]。然而，不再推荐使用标准化的、经过验证的方案（类固醇治疗的用量或时间安排）——类似于应用于脊髓损伤患者的方案，其中不再推荐在损伤后 8h 类固醇治疗方案，这与以前的国家急性脊髓损伤研究（National Acute Spinal Cord Injury Study，NASCIS）方案相反[76]，已不存在[77-80]。因此，本章的作者建议，内镜脊柱外科医生可能不得不处理颈椎减压后出现神经功能损伤的患者，采用其所在地区的护理标准，采用其所在社区中接受的脊髓损伤治疗方案，如他们主流的脊柱学会和专业医生组织认可的类固醇治疗。

对于任何在颈椎内镜手术后出现神经功能损伤的患者，外科医生应迅速尝试了解是否存在导致神经功能恶化的潜在问题，以及是否可以迅速解决该问题以逆转功能丧失。例如，椎管或咽后间隙内的血肿可能导致神经功能异常需要紧急减压。硬脊膜撕裂导致脑脊液漏伴随相关的神经根或脊髓疝出也需要尽早修复[65]。有偏瘫或部分功能障碍的晚期脊髓病患者，他们可能更适合考虑采用其他减压技术，但不知道这是否真的会降低总体手术风险[59]。术前决策可能会涉及其他相关因素，特别是如果患者计划在门诊手术中心进行治疗，并在手术后数小时内出院回家。缺乏处理潜在并发症的条件可能是考虑在其他医疗机构中进行常规手术的主要原因。

小结

颈椎内镜减压手术后，常见的疼痛性退行性疾病并发症很少见，后遗症更为常见，通常具有良好的术后转归，长远来讲通过早期支持性治疗和积极康复可恢复与神经失用相关的功能。在减压不彻底的情况下可能会出现治疗失败，这些情况，通常可以通过二期手术或其他减压手术得到很好的处理。一旦发现任何血管损伤，都需要尽快修复，如有必要，在当时内镜手术中及时进行修复。延迟的、进行其他诊断或影像学检查可能会使患者面临血流动力学不稳导致死亡的风险。不幸的是，在评估颈椎内镜手术的围术期并发症风险方面，没有涉及脊髓损伤和神经功能的快速恶化的处理策略。在最坏的情况下，白髓综合征（white cord syndrome）的患者可能因呼吸循环衰竭或缺氧性脑缺血而导致四肢瘫痪或死亡。最后，外科医生因素也很重要，外科医生的技能水平可能有很大差异，并且必须通过规范化培训。只有那些接受过足够培训和临床经验并有能力处理术后问题的外科医生才能尝试颈椎内镜手术。

参考文献

[1] Epstein NE. A Review of Complication Rates for Anterior Cervical Diskectomy and Fusion (ACDF). Surg Neurol Int 2019; 10: 100. [http://dx.doi.org/10.25259/SNI-191-2019] [PMID: 31528438]

[2] Skovrlj B, Gologorsky Y, Haque R, Fessler RG, Qureshi SA. Complications, outcomes, and need for fusion after minimally invasive posterior cervical foraminotomy and microdiscectomy. Spine J 2014; 14(10): 2405-11. [http://dx.doi.org/10.1016/j.spinee.2014.01.048] [PMID: 24486472]

[3] Platt A, Gerard CS, O'Toole JE. Comparison of outcomes following minimally invasive and open posterior cervical foraminotomy: description of minimally invasive technique and review of literature. J Spine Surg 2020; 6(1): 243-51. [http://dx.doi.org/10.21037/jss.2020.01.08] [PMID: 32309662]

[4] Eicker SO, Steiger HJ, El-Kathib M. A Transtubular Microsurgical Approach to Treat Lateral Cervical Disc Herniation. World Neurosurg 2016; 88: 503-9. [http://dx.doi.org/10.1016/j.wneu.2015.10.037] [PMID: 26525426]

[5] Fessler RG, Khoo LT. Minimally invasive cervical microendoscopic foraminotomy: an initial clinical experience. Neurosurgery 2002; 51(5) (Suppl.): S37-45. [http://dx.doi.org/10.1097/00006123-200211002-00006] [PMID: 12234428]

[6] Kim CH, Kim KT, Chung CK, et al. Minimally invasive cervical foraminotomy and diskectomy for laterally located soft disk herniation. Eur Spine J 2015; 24(12): 3005-12. [http://dx.doi.org/10.1007/s00586-015-4198-1] [PMID: 26298479]

[7] Kim KT, Kim YB. Comparison between open procedure and tubular retractor assisted procedure for cervical radiculopathy: results of a randomized controlled study. J Korean Med Sci 2009; 24(4): 649-53. [http://dx.doi.org/10.3346/jkms.2009.24.4.649] [PMID: 19654947]

[8] Uehara M, Takahashi J, Kuraishi S, et al. Mini Open Foraminotomy for Cervical Radiculopathy: A Comparison of Large Tubular and TrimLine Retractors. Asian Spine J 2015; 9(4): 548-52. [http://dx.doi.org/10.4184/asj.2015.9.4.548] [PMID: 26240713]

[9] Winder MJ, Thomas KC. Minimally invasive versus open approach for cervical laminoforaminotomy. Can J Neurol Sci 2011; 38(2): 262-7. [http://dx.doi.org/10.1017/S0317167100011446] [PMID: 21320831]

[10] Hutton B, Salanti G, Caldwell DM, et al. The PRISMA extension statement for reporting of systematic reviews incorporating network meta-analyses of health care interventions: checklist and explanations. Ann Intern Med 2015; 162(11): 777-84. [http://dx.doi.org/10.7326/M14-2385] [PMID: 26030634]

[11] Poveda-Montoyo I, Belinchón-Romero I, Romero-Pérez D, Ramos-Rincón JM. Topics and PRISMA Checklist Compliance for Meta-analyses in Dermatology: Journal Case Study. Acta Dermatovenerol

Croat 2019; 27(4): 275-7. [PMID: 31969243]

[12] Cook DA, Reed DA. Appraising the quality of medical education research methods: the Medical Education Research Study Quality Instrument and the Newcastle-Ottawa Scale-Education. Acad Med 2015; 90(8): 1067-76. [http://dx.doi.org/10.1097/ACM.0000000000000786] [PMID: 26107881]

[13] Fang W, Huang L, Feng F, et al. Anterior cervical discectomy and fusion versus posterior cervical foraminotomy for the treatment of single-level unilateral cervical radiculopathy: a meta-analysis. J Orthop Surg Res 2020; 15(1): 202. [http://dx.doi.org/10.1186/s13018-020-01723-5] [PMID: 32487109]

[14] Herkowitz HN, Kurz LT, Overholt DP. Surgical management of cervical soft disc herniation. A comparison between the anterior and posterior approach. Spine 1990; 15(10): 1026-30. [http://dx.doi.org/10.1097/00007632-199010000-00009] [PMID: 2263967]

[15] Ruetten S, Komp M, Merk H, Godolias G. Full-endoscopic cervical posterior foraminotomy for the operation of lateral disc herniations using 5.9-mm endoscopes: a prospective, randomized, controlled study. Spine 2008; 33(9): 940-8. [http://dx.doi.org/10.1097/BRS.0b013e31816c8b67] [PMID: 18427313]

[16] Wirth FP, Dowd GC, Sanders HF, Wirth C. Cervical discectomy. A prospective analysis of three operative techniques. Surg Neurol 2000; 53(4): 340-6. [http://dx.doi.org/10.1016/S0090-3019(00)00201-9] [PMID: 10825519]

[17] Alvin MD, Lubelski D, Abdullah KG, Whitmore RG, Benzel EC, Mroz TE. Cost-utility analysis of Anterior Cervical Discectomy and Fusion With Plating (ACDFP) versus Posterior Cervical Foraminotomy (PCF) for patients with single-level cervical radiculopathy at 1-year follow-up. Clin Spine Surg 2016; 29(2): E67-72. [http://dx.doi.org/10.1097/BSD.0000000000000099] [PMID: 26889994]

[18] Cho TG, Kim YB, Park SW. Long term effect on adjacent segment motion after posterior cervical foraminotomy. Korean J Spine 2014; 11(1): 1-6. [http://dx.doi.org/10.14245/kjs.2014.11.1.1] [PMID: 24891864]

[19] Dunn C, Moore J, Sahai N, et al. Minimally invasive posterior cervical foraminotomy with tubes to prevent undesired fusion: a long-term follow-up study. J Neurosurg Spine 2018; 29(4): 358-64. [http://dx.doi.org/10.3171/2018.2.SPINE171003] [PMID: 29957145]

[20] Foster MT, Carleton-Bland NP, Lee MK, Jackson R, Clark SR, Wilby MJ. Comparison of clinical outcomes in anterior cervical discectomy versus foraminotomy for brachialgia. Br J Neurosurg 2019; 33(1): 3-7. [http://dx.doi.org/10.1080/02688697.2018.1527013] [PMID: 30450995]

[21] Korinth MC, Krüger A, Oertel MF, Gilsbach JM. Posterior foraminotomy or anterior discectomy with polymethyl methacrylate interbody stabilization for cervical soft disc disease: results in 292 patients with monoradiculopathy. Spine 2006; 31(11): 1207-14. [http://dx.doi.org/10.1097/01.brs.0000217604.02663.59] [PMID: 16688033]

[22] Lin GX, Rui G, Sharma S, Kotheeranurak V, Suen TK, Kim JS. Does the neck pain, function, or range of motion differ after anterior cervical fusion, cervical disc replacement, and posterior cervical foraminotomy? World Neurosurg 2019; 129: e485-93. [http://dx.doi.org/10.1016/j.wneu.2019.05.188] [PMID: 31150858]

[23] Mansfield HE, Canar WJ, Gerard CS, O'Toole JE. Single-level anterior cervical discectomy and fusion

versus minimally invasive posterior cervical foraminotomy for patients with cervical radiculopathy: a cost analysis. Neurosurg Focus 2014; 37(5): E9. [http://dx.doi.org/10.3171/2014.8.FOCUS14373] [PMID: 25491887]

[24] Mok JK, Sheha ED, Samuel AM, *et al.* Evaluation of current trends in treatment of single-level cervical radiculopathy. Clin Spine Surg 2019; 32(5): E241-5. [http://dx.doi.org/10.1097/BSD.0000000000000796] [PMID: 30762836]

[25] Scholz T, Geiger MF, Mainz V, *et al.* Anterior cervical decompression and fusion or posterior foraminotomy for cervical radiculopathy: results of a single-center series. J Neurol Surg A Cent Eur Neurosurg 2018; 79(3): 211-7. [http://dx.doi.org/10.1055/s-0037-1607225] [PMID: 29132169]

[26] Selvanathan SK, Beagrie C, Thomson S, *et al.* Anterior cervical discectomy and fusion *versus* posterior cervical foraminotomy in the treatment of brachialgia: the Leeds spinal unit experience (2008-2013). Acta Neurochir (Wien) 2015; 157(9): 1595-600. [http://dx.doi.org/10.1007/s00701-015-2491-8] [PMID: 26144567]

[27] Tumialán LM, Ponton RP, Gluf WM. Management of unilateral cervical radiculopathy in the military: the cost effectiveness of posterior cervical foraminotomy compared with anterior cervical discectomy and fusion. Neurosurg Focus 2010; 28(5): E17. [http://dx.doi.org/10.3171/2010.1.FOCUS09305] [PMID: 20568933]

[28] Witiw CD, Smieliauskas F, O'Toole JE, Fehlings MG, Fessler RG. Comparison of anterior cervical discectomy and fusion to posterior cervical foraminotomy for cervical radiculopathy: utilization, costs, and adverse events 2003 to 2014. Neurosurgery 2019; 84(2): 413-20. [http://dx.doi.org/10.1093/neuros/nyy051] [PMID: 29548034]

[29] Lin Y, Rao S, Li Y, Zhao S, Chen B. Posterior percutaneous full-endoscopic cervical laminectomy and decompression for cervical stenosis with myelopathy: a technical note. World Neurosurg 2019; S1878-8750 (19): 30051-8. [http://dx.doi.org/10.1016/j.wneu.2018.12.180] [PMID: 30648610]

[30] Papavero L, Kothe R. Minimally invasive posterior cervical foraminotomy for treatment of radiculopathy : An effective, time-tested, and cost-efficient motion-preservation technique. Oper Orthop Traumatol 2018; 30(1): 36-45. [http://dx.doi.org/10.1007/s00064-017-0516-6] [PMID: 28929274]

[31] Deng ZL, Chu L, Chen L, Yang JS. Anterior transcorporeal approach of percutaneous endoscopic cervical discectomy for disc herniation at the C4-C5 levels: a technical note. Spine J 2016; 16(5): 659-66. [http://dx.doi.org/10.1016/j.spinee.2016.01.187] [PMID: 26850173]

[32] Yang J, Chu L, Deng Z, *et al.* Clinical study of single-level cervical disc herniation treated by fullendoscopic decompression *via* anterior transcorporeal approach. Zhongguo Xiu Fu Chong Jian Wai Ke Za Zhi 2020; 34(5): 543-9. [PMID: 32410418]

[33] Chu L, Yang JS, Yu KX, Chen CM, Hao DJ, Deng ZL. Usage of bone wax to facilitate percutaneous endoscopic cervical discectomy *via* anterior transcorporeal approach for cervical intervertebral disc herniation. World Neurosurg 2018; 118: 102-8. [http://dx.doi.org/10.1016/j.wneu.2018.07.070] [PMID: 30026139]

[34] Xiao CM, Yu KX, Deng R, *et al.* Modified K-hole percutaneous endoscopic surgery for cervical foraminal stenosis: partial pediculectomy approach. Pain Physician 2019; 22(5): E407-16. [PMID: 31561650]

[35] Choi KC, Ahn Y, Kang BU, Ahn ST, Lee SH. Motor palsy after posterior cervical foraminotomy: anatomical consideration 2013. [http://dx.doi.org/10.1016/j.wneu.2011.03.043]

[36] Youn MS, Shon MH, Seong YJ, Shin JK, Goh TS, Lee JS. Clinical and radiological outcomes of twolevel endoscopic posterior cervical foraminotomy. Eur Spine J 2017; 26(9): 2450-8. [http://dx.doi.org/10.1007/s00586-017-5017-7] [PMID: 28337706]

[37] Lee U, Kim CH, Chung CK, et al. The recovery of motor strength after posterior percutaneous endoscopic cervical foraminotomy and discectomy. World Neurosurg 2018; 115: e532-8. [http://dx.doi.org/10.1016/j.wneu.2018.04.090] [PMID: 29689395]

[38] Dindo D, Demartines N, Clavien PA. Classification of surgical complications: a new proposal with evaluation in a cohort of 6336 patients and results of a survey. Ann Surg 2004; 240(2): 205-13. [http://dx.doi.org/10.1097/01.sla.0000133083.54934.ae] [PMID: 15273542]

[39] Shao T, Qiu W, Yang W. Anatomical variations of the recurrent laryngeal nerve in Chinese patients: a prospective study of 2,404 patients. Sci Rep 2016; 6: 25475. [http://dx.doi.org/10.1038/srep25475] [PMID: 27146369]

[40] Cernea CR, Hojaij FC, De Carlucci D Jr, et al. Recurrent laryngeal nerve: a plexus rather than a nerve? Arch Otolaryngol Head Neck Surg 2009; 135(11): 1098-102. [http://dx.doi.org/10.1001/archoto.2009.151] [PMID: 19917921]

[41] Jung A, Schramm J. How to reduce recurrent laryngeal nerve palsy in anterior cervical spine surgery: a prospective observational study. Neurosurgery 2010; 67(1): 10-5. [http://dx.doi.org/10.1227/01.NEU.0000370203.26164.24] [PMID: 20559087]

[42] Kulekci M, Batioglu-Karaaltin A, Saatci O, Uzun I. Relationship between the branches of the recurrent laryngeal nerve and the inferior thyroid artery. Ann Otol Rhinol Laryngol 2012; 121(10): 650-6. [http://dx.doi.org/10.1177/000348941212101005] [PMID: 23130539]

[43] Dankbaar JW, Pameijer FA. Vocal cord paralysis: anatomy, imaging and pathology. Insights Imaging 2014; 5(6): 743-51. [http://dx.doi.org/10.1007/s13244-014-0364-y] [PMID: 25315036]

[44] Haller JM, Iwanik M, Shen FH. Clinically relevant anatomy of recurrent laryngeal nerve. Spine 2012; 37(2): 97-100. [http://dx.doi.org/10.1097/BRS.0b013e31821f3e86] [PMID: 21540775]

[45] Miscusi M, Bellitti A, Peschillo S, Polli FM, Missori P, Delfini R. Does recurrent laryngeal nerve anatomy condition the choice of the side for approaching the anterior cervical spine? J Neurosurg Sci 2007; 51(2): 61-4. [PMID: 17571036]

[46] Thomas AM, Fahim DK, Gemechu JM. Anatomical variations of the recurrent laryngeal nerve and implications for injury prevention during surgical procedures of the neck. Diagnostics (Basel) 2020; 10(9): E670. [http://dx.doi.org/10.3390/diagnostics10090670] [PMID: 32899604]

[47] Oh LJ, Dibas M, Ghozy S, Mobbs R, Phan K, Faulkner H. Recurrent laryngeal nerve injury following single- and multiple-level anterior cervical discectomy and fusion: a meta-analysis. J Spine Surg 2020; 6(3): 541-8. [http://dx.doi.org/10.21037/jss-20-508] [PMID: 33102890]

[48] Fountas KN, Kapsalaki EZ, Nikolakakos LG, et al. Anterior cervical discectomy and fusion associated complications. Spine 2007; 32(21): 2310-7. [http://dx.doi.org/10.1097/BRS.0b013e318154c57e] [PMID: 17906571]

[49] Kilburg C, Sullivan HG, Mathiason MA. Effect of approach side during anterior cervical discectomy and fusion on the incidence of recurrent laryngeal nerve injury. J Neurosurg Spine 2006; 4(4): 273-7. [http://dx.doi.org/10.3171/spi.2006.4.4.273] [PMID: 16619672]

[50] Lied B, Sundseth J, Helseth E. Immediate (0-6 h), early (6-72 h) and late (>72 h) complications after anterior cervical discectomy with fusion for cervical disc degeneration; discharge six hours after operation is feasible. Acta Neurochir (Wien) 2008; 150(2): 111-8. [http://dx.doi.org/10.1007/s00701-007-1472-y] [PMID: 18066487]

[51] Nanda A, Sharma M, Sonig A, Ambekar S, Bollam P. Surgical complications of anterior cervical diskectomy and fusion for cervical degenerative disk disease: a single surgeon's experience of 1,576 patients. World Neurosurg 2014; 82(6): 1380-7. [http://dx.doi.org/10.1016/j.wneu.2013.09.022] [PMID: 24056095]

[52] Yang Y, Ma L, Hong Y. The application of Zero-profile implant in two-level and single level anterior cervical discectomy and fusion for the treatment of cervical spondylosis: a comparative study. Int J Clin Exp Med 2016; 9: 15667-77.

[53] Liu KX, Massoud B. Endoscopic anterior cervical discectomy under epidurogram guidance. Surg Technol Int 2010; 20: 373-8. [PMID: 21082589]

[54] Ahn Y, Lee SH, Shin SW. Percutaneous endoscopic cervical discectomy: clinical otcome and radiographic changes. Photomed Laser Surg 2005; 23(4): 362-8. [http://dx.doi.org/10.1089/pho.2005.23.362] [PMID: 16144477]

[55] Kim CH, Chung CK, Kim HJ, Jahng TA, Kim DG. Early outcome of posterior cervical endoscopic discectomy: an alternative treatment choice for physically/socially active patients. J Korean Med Sci 2009; 24(2): 302-6. [http://dx.doi.org/10.3346/jkms.2009.24.2.302] [PMID: 19399274]

[56] Ramírez León JF, Rugeles Ortíz JG, Martínez CR, Alonso Cuéllar GO, Lewandrowski KU. Surgical treatment of cervical radiculopathy using an anterior cervical endoscopic decompression. J Spine Surg 2020; 6 (Suppl. 1): S179-85. [http://dx.doi.org/10.21037/jss.2019.09.24] [PMID: 32195426]

[57] Zhang C, Li D, Wang C, Yan X. Cervical endoscopic laminoplasty for cervical myelopathy. Spine 2016; 41 (Suppl. 19): B44-51. [http://dx.doi.org/10.1097/BRS.0000000000001816] [PMID: 27656783]

[58] Goh GS, Liow MHL, Ling ZM, *et al.* Severity of preoperative myelopathy symptoms affects patient-reported outcomes, satisfaction, and return to work after anterior cervical discectomy and fusion for degenerative cervical myelopathy. Spine 2020; 45(10): 649-56. [http://dx.doi.org/10.1097/BRS.0000000000003354] [PMID: 31809467]

[59] Antwi P, Grant R, Kuzmik G, Abbed K. "White Cord Syndrome" of acute hemiparesis after posterior cervical decompression and fusion for chronic cervical stenosis. World Neurosurg 2018; 113: 33-6. [http://dx.doi.org/10.1016/j.wneu.2018.02.026] [PMID: 29452319]

[60] Carey EM, Foster PC. The activity of 2′,3′-cyclic nucleotide 3′-phosphohydrolase in the corpus callosum, subcortical white matter, and spinal cord in infants dying from sudden infant death syndrome. J Neurochem 1984; 42(4): 924-9. [http://dx.doi.org/10.1111/j.1471-4159.1984.tb12692.x] [PMID: 6321664]

[61] Chin KR, Seale J, Cumming V. "White cord syndrome" of acute tetraplegia after anterior cervical decompression and fusion for chronic spinal cord compression: a case report. Case Rep Orthop 2013; 2013: 697918. [http://dx.doi.org/10.1155/2013/697918] [PMID: 23533882]

[62] Epstein NE. Reperfusion injury (RPI)/White Cord Syndrome (WCS) due to cervical spine surgery: a diagnosis of exclusion. Surg Neurol Int 2020; 11: 320. [http://dx.doi.org/10.25259/SNI_555_2020]

[PMID: 33093997]

[63] Jun DS, Baik JM, Lee SK. A case report: white cord syndrome following anterior cervical discectomy and fusion: importance of prompt diagnosis and treatment. BMC Musculoskelet Disord 2020; 21(1): 157. [http://dx.doi.org/10.1186/s12891-020-3162-3] [PMID: 32164644]

[64] Kalidindi KKV, Sath S. "White cord syndrome" of acute tetraplegia after posterior cervical decompression and resulting hypoxic brain injury. Asian J Neurosurg 2020; 15(3): 756-8. [http://dx.doi.org/10.4103/ajns.AJNS_240_20] [PMID: 33145248]

[65] Liao YX, He SS, He ZM. 'White cord syndrome', a rare but disastrous complication of transient paralysis after posterior cervical decompression for severe cervical spondylotic myelopathy and spinal stenosis: A case report. Exp Ther Med 2020; 20(5): 90. [http://dx.doi.org/10.3892/etm.2020.9218] [PMID: 32973939]

[66] Mathkour M, Werner C, Riffle J, et al. Reperfusion "White Cord" syndrome in cervical spondylotic myelopathy: does mean arterial pressure goal make a difference? additional case and literature review. World Neurosurg 2020; 137: 194-9. [http://dx.doi.org/10.1016/j.wneu.2020.01.062] [PMID: 31954909]

[67] Papaioannou I, Repantis T, Baikousis A, Korovessis P. Late-onset "white cord syndrome" in an elderly patient after posterior cervical decompression and fusion: a case report. Spinal Cord Ser Cases 2019; 5(1): 28. [http://dx.doi.org/10.1038/s41394-019-0174-z] [PMID: 31240122]

[68] Papaioannou I, Repantis T, Baikousis A, Korovessis P. Late-onset "white cord syndrome" in an elderly patient after posterior cervical decompression and fusion: a case report. Spinal Cord Ser Cases 2019; 5: 28. [http://dx.doi.org/10.1038/s41394-019-0174-z] [PMID: 31240122]

[69] Sepulveda F, Carballo L, Carnevale M, Yañz P. White cord syndrome in a pediatric patient: A case report and review. Radiol Case Rep 2020; 15(11): 2343-7. [http://dx.doi.org/10.1016/j.radcr.2020.08.047] [PMID: 32994838]

[70] Vinodh VP, Rajapathy SK, Sellamuthu P, Kandasamy R. White cord syndrome: A devastating complication of spinal decompression surgery. Surg Neurol Int 2018; 9: 136. [http://dx.doi.org/10.4103/sni.sni_96_18] [PMID: 30090668]

[71] Haufe SM, Mork AR. Complications associated with cervical endoscopic discectomy with the holmium laser. J Clin Laser Med Surg 2004; 22(1): 57-8. [http://dx.doi.org/10.1089/104454704773660985] [PMID: 15117488]

[72] Ahn Y, Moon KS, Kang BU, Hur SM, Kim JD. Laser-assisted posterior cervical foraminotomy and discectomy for lateral and foraminal cervical disc herniation. Photomed Laser Surg 2012; 30(9): 510-5. [http://dx.doi.org/10.1089/pho.2012.3246] [PMID: 22793668]

[73] Jeon HC, Kim CS, Kim SC, et al. Posterior cervical microscopic foraminotomy and discectomy with laser for unilateral radiculopathy. Chonnam Med J 2015; 51(3): 129-34. [http://dx.doi.org/10.4068/cmj.2015.51.3.129] [PMID: 26730364]

[74] Siebert W. Percutaneous laser discectomy of cervical discs: preliminary clinical results. J Clin Laser Med Surg 1995; 13(3): 205-7. [http://dx.doi.org/10.1089/clm.1995.13.205] [PMID: 10150647]

[75] Chiu JC, Clifford TJ, Greenspan M, Richley RC, Lohman G, Sison RB. Percutaneous microdecompressive endoscopic cervical discectomy with laser thermodiskoplasty. Mt Sinai J Med 2000; 67(4): 278-82. [PMID: 11021777]

[76] Bracken MB, Holford TR. Neurological and functional status 1 year after acute spinal cord injury: estimates of functional recovery in National Acute Spinal Cord Injury Study II from results modeled in National Acute Spinal Cord Injury Study III. J Neurosurg 2002; 96(3) (Suppl.): 259-66. [PMID: 11990832]

[77] Miekisiak G, Kloc W, Janusz W, Kaczmarczyk J, Latka D, Zarzycki D. Current use of methylprednisolone for acute spinal cord injury in Poland: survey study. Eur J Orthop Surg Traumatol 2014; 24 (Suppl. 1): S269-73. [http://dx.doi.org/10.1007/s00590-014-1422-3] [PMID: 24496913]

[78] Evaniew N, Noonan VK, Fallah N, *et al.* RHSCIR Network. Methylprednisolone for the treatment of patients with acute spinal cord injuries: a propensity score-matched cohort study from a canadian multi-center spinal cord injury registry. J Neurotrauma 2015; 32(21): 1674-83. [http://dx.doi.org/10.1089/neu.2015.3963] [PMID: 26065706]

[79] Teles AR, Cabrera J, Riew KD, Falavigna A. Steroid use for acute spinal cord injury in latin america: a potentially dangerous practice guided by fear of lawsuit. World Neurosurg 2016; 88: 342-9. [http://dx.doi.org/10.1016/j.wneu.2015.12.045] [PMID: 26732969]

[80] Liu Z, Yang Y, He L, *et al.* High-dose methylprednisolone for acute traumatic spinal cord injury: A meta-analysis. Neurology 2019; 93(9): e841-50. [http://dx.doi.org/10.1212/WNL.0000000000007998] [PMID: 31358617]

相　关　图　书　推　荐

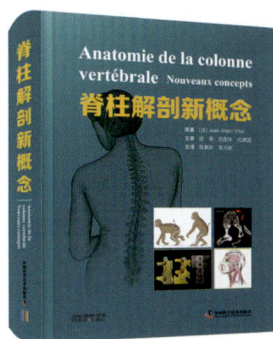

主译　陈其昕　李方财
定价　328.00 元

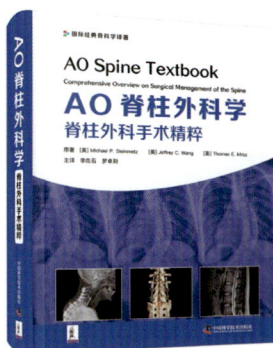

主译　李危石　罗卓荆
定价　498.00 元

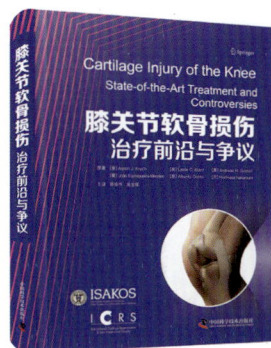

主译　陈疾忤　庞金辉
定价　198.00 元

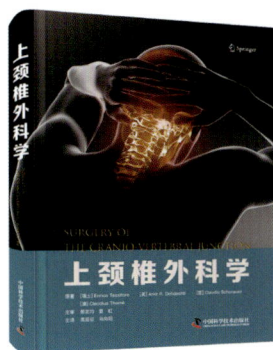

主译　高延征　马向阳
定价　368.00 元

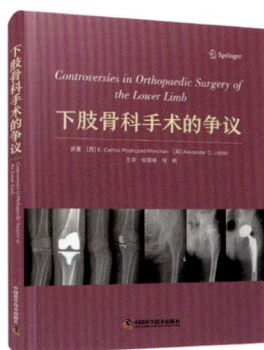

主译　张国强　倪　明
定价　158.00 元

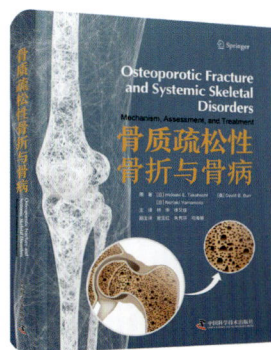

主译　林华　徐友佳
定价　358.00 元

相 关 图 书 推 荐

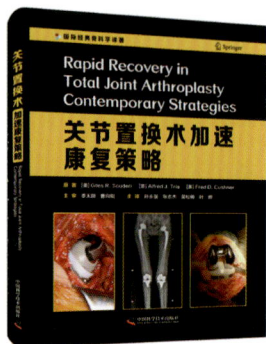

主译 孙永强 张志杰
　　 吴松梅 叶 晔
定价 228.00 元

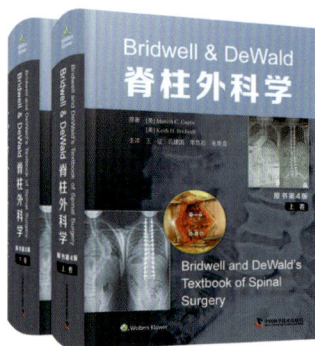

主译 王 征 仉建国
　　 李危石 毛克亚
定价 1198.00 元

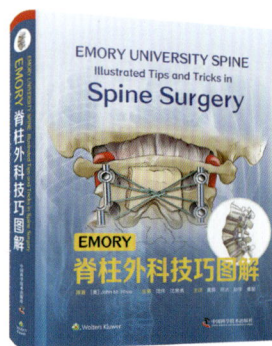

主译 黄 霖 何 达
　　 赵 宇 秦 毅
定价 398.00 元

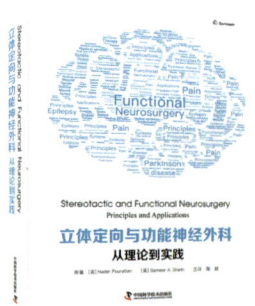

主译 陶 蔚
定价 280.00 元

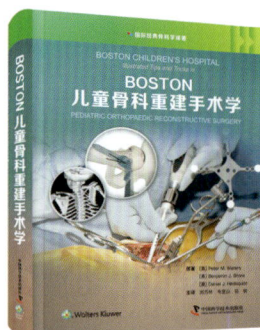

主译 刘万林 韦宜山 白 锐
定价 358.00 元

出版社官方微店